常见皮肤病的中医特色治疗

主　编　白彦萍　王红梅

副主编　李元文　杨志波　李红毅　周冬梅

编　委（按姓氏笔画排序）

王　英　王　磊　史月君　白冬洁

吕景晶　刘久利　刘红霞　刘爱民

闫小宁　李　凯　李　铭　李领娥

李福伦　杨素清　杨皓瑜　张晓杰

周　涛　单筠筠　徐景娜　蔡文墨

人民卫生出版社

U0235658

图书在版编目（CIP）数据

常见皮肤病的中医特色治疗 / 白彦萍，王红梅主编
. —北京：人民卫生出版社，2020
ISBN 978-7-117-29867-4

Ⅰ. ①常…　Ⅱ. ①白…②王…　Ⅲ. ①皮肤病 – 中医
治疗法　Ⅳ. ①R275

中国版本图书馆 CIP 数据核字（2020）第 038270 号

人卫智网	**www.ipmph.com**	医学教育、学术、考试、健康，购书智慧智能综合服务平台
人卫官网	**www.pmph.com**	人卫官方资讯发布平台

常见皮肤病的中医特色治疗

主　　编：白彦萍　王红梅
出版发行：人民卫生出版社（中继线 010-59780011）
地　　址：北京市朝阳区潘家园南里 19 号
邮　　编：100021
E - mail：pmph @ pmph.com
购书热线：010-59787592　010-59787584　010-65264830
印　　刷：三河市博文印刷有限公司
经　　销：新华书店
开　　本：710×1000　1/16　印张：15
字　　数：277 千字
版　　次：2020 年 6 月第 1 版　2020 年 6 月第 1 版第 1 次印刷
标准书号：ISBN 978-7-117-29867-4
定　　价：49.00 元
打击盗版举报电话：010-59787491　E-mail：WQ @ pmph.com
质量问题联系电话：010-59787234　E-mail：zhiliang @ pmph.com

秦序

祖国传统医药学历史悠久，是中国古代科学的瑰宝，祖国文化遗产的重要组成部分，对中华民族的生存繁衍起着重大作用，被称为打开中华文明宝库的钥匙。中医皮肤病学术体系，萌芽于秦汉，发端于晋唐，发展于宋元，兴盛于明清。在近现代取得了长足的进步，逐步发展成为一门独立学科。在数千年的发展过程中，中医皮肤病学的内涵及其科学性、实用性，在理论和实践两方面不断充实与进步，成为祖国传统医药学宝库中独具特色的重要组成部分，在许多慢性及疑难性皮肤病的治疗中，中医药治疗确有其独到的方法和优势。

中医皮肤科历史悠久，源远流长，古代属于中医外科范畴。医学古籍记载了医学从萌芽到成熟不断壮大的历史，回顾历史可以追溯中医皮肤科外治发展的点点滴滴。安阳出土的殷商时期文字——甲骨文中就有"疕""疥""癣"等最早的皮肤病病名记载。《山海经》中记载："有草焉，名曰薰草，麻叶而方茎，赤华而黑实，臭如蘼芜，佩之可以已疠。"这应该是芳香疗法中佩香法的较早记载，又记载："其上多乔木，其阴多铁。有草焉，其名曰黄蘿……浴之已疥。"这应该是最早的药浴治疗皮肤病的记载。《周礼·天官》《五十二病方》都有非常多的皮肤病外治的方剂，说明在先秦时期皮肤病中医外治方法已经普遍应用。汉唐时期，随着科技文化的发展，中医外治方法不断成长壮大，张仲景的《伤寒杂病论》是我国第一部集"理法方药"于一体的书籍，详细记载了急性女阴溃疡、眼—口—生殖器综合征、色汗、色素沉着皮肤病、脂溢性皮炎、荨麻疹、皮肤角化性病变、湿疹、脱发、红斑狼疮等皮肤病，有些是世界上最早的皮肤病报道，其中"坐药"及外阴冲洗的方法开女性外阴病外治之先河。晋代葛洪的《肘后备急方》是我国最早的急救手册，记载了 40 多种皮肤病，以及丸、膏、散、酒、栓、洗等 10 余种外治方法，约 300 多个方剂。孙思邈的《千金方》中论述了 140 余种皮肤病，治疗皮肤病的复方、单验方 234 首，涉及药物 230 种，有汤、散、丸、膏、糊、汁、酒、澡豆等多种剂型和熨、坐导、浴、沐、烟熏、蒸熏等多种给药途径，记载了 20 多个常用针灸穴位和多种灸法以及众多的美容方法。到了宋代，工业发达，金元四大家的出现，有力推动了医学的发展，中医外治也更加丰富。《卫济宝书》《外科精要》《外科精义》等外科专著的问世，发展了外治方法，如刷法、隔物灸、贴熁法、封疗法等，同时提出了经皮给药的学术观点，"治外者，由外以通内，膏熨蒸浴粉之类，借于气达者也"。到了明清时代，中医药发展到了成熟时期,中医外治逐渐发展成外治理论体系。清末吴尚先著《理瀹骈文》刊于1870年;是我国第一部外治法专著。"医者理也,药者瀹也"。该书收集了我国清末以前千余年的外治法,包括贴、涂、熨、敷、洗、点、灸、照、烧、爆、熏、蒸、糁、掺、扑、抹等百余种,对古代外治法进行了系统总结。

当今,皮肤科继承了古代中医外治的方法,创新应用到现代医学的临床。拓展了应用范围,改良了治疗方法,临床取得了非常好的疗效。例如应用火针治疗的疾病包括:痤疮、白癜风、湿疹、神经性皮炎、扁平疣、寻常疣、带状疱疹、丹毒等;同时将走罐、艾灸、埋线等方法用来治疗银屑病。近年来,中医外治法在皮肤科的应用风靡全国,中医特色治疗方法在皮肤科应用得越来越广泛。

中国中西医结合学会皮肤性病专业委员会特色治疗组,在白彦萍主任的带领下,秉承中医学的博大精深,深入临床实践,在传承中医皮肤科特色治疗方面做了很多工作,致力于研究、探索、推广皮肤病中医外治的经验。为了整理近年来皮肤病中医外治的经验以及研究成果,推广到基层医院应用,特色治疗组的诸位专家撰写了本书。本书回顾了中医皮肤病外治方法的发展历史,阐述了各种外治方法的操作流程,同时对于应用外治方法疗效好的疾病进行了整理,详细介绍了各个疾病的外治方法以及研究成果,在每一章节的后面都有参考文献,可见该书编辑的严谨性。最后介绍了有特色的皮肤科,是对各位同仁工作的肯定,正是不断挖掘中医治疗的特色,才有皮肤科今天的百花争荣,香飘各地。

送人玫瑰,手留清香。书成之日,邀余做序。该书的特点是传统与现代相结合,理论与实践相结合。此书的出版,必将推动中西医结合皮肤病特色治疗的发展与创新,为中医学事业的发展增砖添瓦。

中国中西医结合学会皮肤性病专业委员会名誉主任委员　秦万章
2018年春

温序

中医治法可以分为两大类：内治法和外治法，内治法就是口服药物治疗的方法，而口服药物以外的治疗方法，统称为外治法，外治法包括：针灸、刮痧、拔罐、刺血、烙熨、膏贴、洗涤、蒸照、熏渍等方法。皮肤病中医外治法是我国劳动人民和古代医家长期与疾病作斗争中总结出来的一种独特的、行之有效的治疗皮肤病的方法，在防治皮肤病中有很高的价值，不仅与内治法有着同等重要的地位，而且在某些方面还优于内治法。

由于皮肤病发生于体表，有形可见，易于觉察，很大一部分使用外治法就可以痊愈；而且外治法作用迅速，易学易会，有"简、便、廉、验"的特点，安全，毒副作用少，乐为患者所接受。对于很多皮肤病患者，中药外治与内服药有异曲同工之处，若能内外治疗结合，更能很好提高临床疗效。

中国中西医结合学会皮肤性病专业委员会特色治疗组，致力于挖掘、推广皮肤病特色治疗的方法。为了总结近年来皮肤科特色治疗方法，推广到临床应用，为广大患者提供更多的便捷治疗方法，组织全国知名医院皮肤科专家，将临床行之有效的中医治疗皮肤病的外治方法进行总结，写成本书。

本书博采众长，突出中医特色，对于临床有很好的指导作用，是皮肤科医生临床的实用指南。

中国中西医结合学会皮肤性病专业委员会名誉主任委员　温海
2018 年春

顾序

近年来，中医特色治疗方法在皮肤科应用方兴未艾，火针、走罐、敷贴、针灸、埋线等方法广泛应用到皮肤科临床，为难治性皮肤病的治疗开拓了新的有效的治疗方法。火针结合拔罐治疗带状疱疹可以明显缩短病程，缓解疼痛；火针治疗白癜风，显著促进色素岛的产生，使白癜风患者看到治愈的曙光；银屑病的治疗更是多种多样，药浴、火针、走罐、针灸、割耳、埋线等，这些方法惠及范围广，可以明显减轻银屑病的皮损，不失为治疗银屑病的好方法；此外火针治疗疣、痒疹，刮痧治疗黄褐斑都取得了很好的疗效。总之，越来越多的特色治疗方法广泛应用到皮肤病的治疗中，为皮肤病的治疗提供了很好的新方法。同时，针对特色治疗方法也进行了深入的科学研究。例如皮肤 CT 研究发现，针灸治疗银屑病可以明显减轻真皮乳头的炎症细胞浸润，减少毛细血管的增生、扩张，使增生的表皮细胞恢复正常，这说明中医学博大精深，古代劳动人民在实践中总结出来的医学理论、治疗方法是科学、有效的。

中国中西医结合学会皮肤性病委员会特色治疗组自成立以来做了大量工作以推动特色治疗方法在皮肤科的应用，如组织特色治疗专场，普及特色治疗方法，听者云集，常常满座，为特色治疗方法在国内各级医院普及开展起到了很好的推动作用。继承就是最好的发展，他们也注重总结古籍中的特色治疗资料，从古籍中吸取营养，不断拓展、开发新的治疗方法，年年有新的特色治疗方法应用到临床。

为了更好地总结近年来皮肤病特色治疗的方法，向基层医院推广，专家们百忙中抽出时间，撰写本书。书中详细介绍了目前比较成熟的特色治疗操作方法、多种皮肤病的详细的特色治疗方法，以供大家学习。

感谢特色治疗组各位专家的努力，使得中医特色治疗得以总结，并不断传承。并期盼新的关于中医特色治疗的方法与资料不断出现，为临床提供更好的治疗手段。

"忽如一夜春风来，千树万树梨花开"，希望中西医结合硕果累累，前程似锦！

中国中西医结合学会皮肤性病专业委员会主任委员　顾军
2018 年春

前言

近年来，中医特色治疗在皮肤科广泛应用，取得了非常好的临床效果。针灸、刮痧、拔罐、刺血、火针、埋线等方法，既继承了中医辨证施治的学术思想，又结合现代皮肤病的病理。同时也开发、拓展了许多新的治疗方法和治疗思路，如火针治疗白癜风、埋线治疗银屑病等。这些特色治疗方法简、便、廉、验，不但治疗皮肤病疗效好，而且易于在基层医院推广使用，得到了广大医生和患者的一致好评。

作为中国中西医结合学会皮肤性病委员会领导的特色治疗学组，自 2011 年成立，在组长白彦萍教授的带领下，以推广、应用中医特色治疗为宗旨，历年来利用年会学术活动、网站宣讲中医特色治疗在皮肤科的应用，取得了宣传、推广中医特色治疗的效果。为了更好地总结近年来皮肤科中医特色治疗的经验，我们选取了中医特色治疗效果显著的疾病，组织国内知名医院的专家撰写相关的章节，以便更快、更好地将中医特色治疗在皮肤科的应用推广到基层，更好地为广大患者服务。

本书分为三章，第一章回顾了古代皮肤病中医特色治疗的发展历史沿革，第二章详细介绍了皮肤病特色治疗操作方法，第三章具体介绍 34 种皮肤病的中医特色治疗方法、研究进展。文末附有中医院皮肤病特色治疗简介表。

本书读者对象为广大皮肤科医生，包括中医及西医，同时还包括研究生、进修生及医学院学生，可以作为工作和学习的参考书。

皮肤科中医特色治疗的方法，像一朵来自远古的鲜艳小花，带着远久的古代芳香，盛开在现代的大地上，适宜的气候，肥沃的土壤，让它迅速生根、繁衍，变成一片花海。使这些特色治疗方法在基层医院推广应用，解除广大皮肤病患者的病痛，是我们编写本书的主要目的。星星之火可以燎原，愿我们的书可以进一步推动特色治疗在国内各级医院的应用。

本书编写过程中，得到了特色治疗学组各位专家的支持，他们在繁忙的医疗、教学、科研之余参与撰写，在此表示衷心的感谢。

由于时间仓促，编者专业水平有限，书中疏漏和不足之处，恳请广大读者批评指正。

白彦萍　王红梅
2018 年春

目录

第一章
古代皮肤病中医特色治疗概述

中医特色疗法是中医治疗学的重要组成部分，是我国劳动人民几千年与疾病斗争经验的总结，包括针灸、刮痧、拔罐、刺血、烙熨、膏贴、洗涤、熏蒸、熏渍等方法，是一种独特、有效的治疗方法。在古代，中医皮肤科属于中医外科范畴，中医外科的疾病以疮疡、痈疽疾病为主，随着古代医家对皮肤病认识的深入，中医特色治疗从治疗疮疡、痈疽逐渐扩展到治疗多种皮肤病，并且取得了显著疗效。纵览中医外科相关的古籍可以看出，几千年来，伴随中医外科学的不断发展，中医皮肤病特色治疗也逐渐形成了独立的治疗体系。

原始社会，人类在与自然灾害、虫兽的斗争中，用泥土、灰烬、捣烂的植物包扎伤口、压迫止血，可以认为是中医皮肤病外治最早的实践活动。殷墟出土的甲骨文中，有"疕""疥""癣"等，是我国现存最早的皮肤病病名记载。

春秋时期已有专科医生的雏形，如《周礼·天官冢宰》记载，周王室设有宫廷医药的官职，并设有疾医、疡医、食医和兽医，疡医就是后世的外科医生，掌管疮疡、折伤、金疮的诊断和治疗，部分皮肤病也在其掌管范围之内。书中记载"凡疗疡，以五毒攻之"，后世解释"五毒"指五种金石药炼制的药物。

马王堆汉墓帛书《五十二病方》乃迄今已知的我国最古老的医书，据考证成书于春秋战国时期。其中涉及皮肤病有10余种，包括巢者（体臭）、身疕（顽固性皮肤病，如银屑病）、白处（白癜风）、疣及马疣（寻常疣）、夕下（腋下湿痒类皮肤病，如多汗症、湿疹等)，有的病名沿用至今，如漆疮、疕、疣等。《五十二病方》是一本以外科疾病治法为主的医学著作，其中涉及皮肤病的外治方52个，涉及的外治法主要有敷贴法、熏蒸法、熨法、角法、药浴、掺按法、砭法、摩法、灸法、刮痧法等，应该是关于皮肤病最早的外治方法记录。"角法"包括了后世的拔罐、刮法及揩拭等外治法。如治疗牡痔"一，牡痔居窍旁，大者如枣……以小角角之，如孰（熟）二斗米顷，而张角，絮以小二四四绳，剖以刀。其中有如兔，若有坚血如拍末而出者，即已"。"灸法"就是现代温灸的雏形，书中用灸法治疗疣的记载："取敝蒲席若藉之弱（蒻），绳之，即燔其末，以久（灸）尤（疣）末，热，即拔尤（疣）去之。"我国皮肤科迄今所见的第一首美容处方"一，白礜、白衡、菌桂、枯畺（姜）、薪（新）雉，凡五物等。已治五物□□□取牛脂□□□细布□□，并以金铫煏桑炭，毚（才）弟（沸），发钓（歊），有（又）复煏弟（沸）……即取水银靡（磨）掌中，以和药，敷。且以濡浆细□□□之□□□□□。敷药毋食□蠚肉、鱼及女子。已，面类□□者"。由硝石所组成的"洒痏"方，不论在药物成分、适应证还是具体用法上，都类似于现代"硫酸镁"溶液湿敷，同时《五十二病方》是已知最早记录用水银、雄黄等治疗疥癣类皮肤病的文献。

《黄帝内经》已形成较为系统的病因、病机、诊断、治疗理论，提出了辨证治疗的思想，为皮肤病特色治疗的发展确定了理论依据。"皮毛者，肺之合也，皮毛先受邪气，邪气以从其合也。"在《黄帝内经》中皮肤统称"皮毛"，书中出现的皮肤病相关病名近30种，如痱、秃、皮痹疽、痤、皶（酒渣鼻）、骚（狐臭）、疠风（麻风）、毛拔（斑秃）等。关于皮肤病的治疗，采取"毒药攻其中，石针艾治其外"的方法，并重视内治，如"汗之则疮已"，"其有邪者，渍形以为汗"等，就是内治思想的集中反映。在《黄帝内经》中涉及皮肤病的外治方法包括洗浴、外敷、包扎、追饰、砭石、铍针、切开排脓和发汗。书中针刺治疗"疠风""大风"（类似现代的麻风病），应该是针刺治疗麻风的最早记录，《灵枢·四时气》指出："疠风者，素刺其肿上，已刺，以锐针针其处，按出其恶气，肿尽乃止。常食方食，无食他食。"

东汉张仲景的《伤寒杂病论》是第一部理法方药完备的著作，其辨证论治的理论不仅影响了中医学的发展，也奠定了皮肤病临床治疗的基础。《伤寒论》中记载的皮肤病有些是世界上最早报道的，如急性女阴溃疡、眼—口—生殖器综合征、色汗、色素沉着皮肤病、脂溢性皮炎、荨麻疹、皮肤角化性改变、湿疹、秃发、红斑狼疮等。书中也记载了多种皮肤病的特色治疗方法。"少阴脉滑而数者，阴中即生疮，阴中蚀疮烂者，狼牙汤洗之。"这可能是世界上关于急性女阴溃疡最早的记载，书中概括了本病的病机、脉证、治法、方药等。特别是狼牙汤的使用，介绍"以绵缠筋如茧"以便"浸汤沥阴中"的治疗方法。同时"将蛇床子与白粉和，合如枣大，棉裹纳于阴中"，实为阴道栓剂之雏形，开后世外治法之先河。"狐惑之为病，状如伤寒，默默欲眠，目不得闭，卧起不安，蚀于喉为惑，蚀于阴为狐，不欲饮食。"狐惑病的症状描述与咽喉、口腔、前后二阴部蚀烂性溃疡及眼部损害的白塞综合征十分接近。针对该病的治疗既有内服的药物，又有外用的洗剂、熏剂。"蚀于下部。则咽干。苦参汤洗之。苦参汤方　苦参（一升）　以水一斗。煎取七升。去滓熏洗。日三服。蚀于肛者。雄黄熏之。雄黄　上一味。为末。筒瓦二枚。合之烧。向肛熏之。"书中提到的"浸淫疮"可能是对急性湿疹的最早记述，同时记载黄连粉外用治疗浸淫疮，"浸淫疮，黄连粉主之"。

由此可见，汉代以前，中医皮肤病学的病名、临床特点、病机以及治疗方法已经初步建立，形成了多种行之有效的外治方法，有些方法一直沿用至今，皮肤病的中医外治方法也不断丰富。

220—589 年是我国历史上的三国、两晋、南北朝时期，这一时期名医辈出，医方众多，皇甫谧、王叔和、葛洪都是这一时期的著名医家。对皮肤病的认识更加深入，皮肤病的病种更多，医家积累了许多简便的治疗皮肤病的方法，如《针灸甲乙经》中记载针灸治疗皮肤病的方法，"面肿目眩，刺陷谷出血，立已"，"疽，窍阴主之"。而且外治法更加丰富，如敷贴法、洗渍法、涂擦法、搐鼻法、熏法、药浴法、滴耳法、塞法、枕法、吹芦法、取嚏法、角法、发疱法、蜡疗、外摩法、针刺法、灸法、薄贴法、汤洗法、针烙引流法、药浴法等多种外治方法，同时也增加了多种介质来调外用药，如酒、姜汁、猪胆汁、鸡子白等，这是外治方法多样性的表现；外治方法也开始体现中医阴阳辨证的思维，如根据病症的不同分别应用"冷薄"与"热贴"治疗皮肤病；鲜药治疗皮肤病的描述，有些方法一直沿用至今，如羊蹄根捣碎外涂治疗湿疹的糜烂渗出，鲜马齿苋外用治疗蜈蚣等毒虫咬伤。

《肘后备急方》与《刘涓子鬼遗方》是魏晋南北朝时期中医外科的代表著作。《肘后备急方》又称《肘后方》，系东晋时期葛洪所撰。《肘后方》共 8 卷，记载了魏晋南北朝时期急症诊治方法与经验。书中涉及的皮肤病 40 余种，包括：头疮、恶疮、漆疮、妇人颊上疮、病疮、白秃、面上粉刺、癞病、白癫、鼠瘘、面生炮疮、酒皶、疬疡、面䵟黑、令面白、发落、发黄、发少、粉刺、狐臭、股下湿臭作疮等，并第一次记载了恶脉病（类似于急性淋巴管炎）、恶核病（类似于急性淋巴结炎）、恶肉病（类似于皮肤新生物）。《肘后方》记载有皮肤病的多种外治方法，如敷贴法、洗渍法、涂擦法、搐鼻法、熏法、药浴法、滴耳法、塞法、枕法、吹芦法、取嚏法、角法、发疱法、蜡疗、水疗等，多种治疗方法简单易行，如疬疡风（麻风病溃疡）用乌贼骨敷之；白驳风（白癜风）取鳗鱼脂敷之；白秃（头癣）用藜芦、猪油擦之；漆疮（接触性皮炎）用汗椒汤洗之。《肘后方》的这些皮肤病治疗方法是皮肤病治疗经验积累到一定程度的结果，体现了皮肤病治疗的精细化。《肘后方》首次记载了"蜡疗"的治疗方法，"取灶中热灰，以粉疮，敷之，姚同。又方，火炙蜡，以灌疮中，姚同。"同时，在这本书中载有 161 条熏洗方，说明熏洗方法治疗皮肤病已形成完整的理论体系。书中特别提到用淋洗法治疗阴囊湿痒、阴疮和斑秃："葛疗阴囊下湿痒，皮剥。乌梅十四枚，钱四十文，三指撮盐，苦酒一升，于铜器内总渍九日，日洗之。""疗人阴生疮，脓出白方。高昌白矾一小两，捣细，麻仁等分……作汤以洗疮上。""疗人须鬓秃落不生长方，桑白皮锉三二升，以水淹煮五六沸，去滓，以洗须鬓，数数为之，即自不落。"这些外洗方对现代皮肤病的治疗都有一定的借鉴作用。《肘后方》所载敷法不计其数，敷剂形式多样，其中多为将药物或其他物体煎煮后制成膏剂、糊剂或去滓取其药液敷于患处，也有将药物磨成粉剂敷于患处。"妇人颊上疮，瘥后每年又发。甘家秘方涂之，永瘥。黄矾石二两，烧令汁尽。胡粉一两，水银一两半。捣、筛，矾石，胡粉更筛，先以片许猪脂，于瓷器内，熟研水银令消尽，更加猪脂，并矾石，胡粉，和使粘稠，洗面疮以涂上，又别熬胡粉，令黄，涂膏讫，则敷此粉，数日即瘥，甘家用大验。"同时，《肘后方》记载了多种鲜药治疗皮肤病的方法，常用的药物有生菟丝、白楸叶、白头翁根、青蒿、蓖麻仁、柳白皮、胡麻、桑白皮、冬瓜、柏叶、扁豆、麻子仁、白桐叶等，用以治疗粉刺、痈肿、秃发、蜂蜇咬、阴痒、鼠瘘、恶疮、热肿等。还用到很多矿物药如胡粉(铅粉)、水银、硫黄、雄黄、雌黄、丹砂、矾石等，这些药物被证实有杀虫止痒疗疥癣的作用。美容方剂是《肘后方》的特色，涉及面生疱疮、酒齇、痱疡、面䵟黑、令面白、发落、发黄、发少、粉刺、狐臭、股下湿臭作疮等病症，以及香体、生发、清洁、护肤、护发等多个方面。如："疗人面体䵟黑，肤色粗陋，皮厚状丑，细捣羚羊胫骨，鸡子白和敷；面干以白粱米泔汁洗之。三日如素，神效。"这可能是最早的面膜治疗方法；"莘豆香藻法。莘豆一升，白附，芎劳，白芍药，水栝蒌，当陆，桃仁，冬菰人各二两，捣、筛，和合。先用水洗手面，然后敷药粉饰之也。"这可能是最早的关于洁面产品的记载；"疗人须鬓秃落不生长方。麻子仁三升，秦椒二合，置泔汁中一宿，去滓，日一沐，一月长二尺也。"这可能是关于固发洗剂最早的记载。

《刘涓子鬼遗方》是我国现存最早的外科专著，据《医籍考》，此书约成于齐永元年(499年)，距今有1400多年历史。该书对化脓性感染等外科疾病有突出贡献。书中首次记载以局部有无"波动"作为辨脓的指征，对已形成脓肿者，十分重视切开引流的时机。针烙引流法是书中独特的治疗方法，脓肿病变浅表者以针刺排脓，病变较深者则用火针。书中记载针刺"看脓"，如果针刺无脓就不必施烙针，这种"看脓"的见解与现代医学"先穿刺"而后切开的主张是吻合的，同时，也是应用火针治疗外科疾病的先例。书中创造性的记载了"以纸捻引流"的方法："以白纸作纴，纴入针孔"。这一方法被后世医家发展成药捻，是中医外科换药常用的方法之一。《刘涓子鬼遗方》外科治疗的手段更加丰富，包括外摩法、针刺法、灸法、薄贴法、汤洗法、针烙引流法、药浴法等方法。值得提出的是，"膏药"在本书中已大量采用，"凡破痈之后，病人便连绵欲死，内寒热肿，自有似痈而非者，当以手按肿上无所连，是风毒耳。勿针，可服升麻汤，外摩膏破痈口当合流下三分，近一分针，唯今极热，便不痛。"除痈疽的治法外，《刘涓子鬼遗方》还记载了治疗"诸疮""疥癣"等的丰富外用剂型和药物。如治热疮的生地黄膏方："生地黄、白蔹、白芷、黄连、升麻、黄芩、大黄(以上各十两)……以猪脂一升半，微火煎成膏，绞去滓，敷疮，日四五。""治病疥癣恶疮，散热，水银膏方。水银、矾石、蛇床子、黄连(各一两)。上四物两度筛，以腊月猪脂七合和，并水银搅，令调打数万过不见银，膏成敷疮。"其中用水银膏方治疗皮肤病，是对《五十二病方》应用汞剂的继承和发展，在当时处于世界领先水平。另外,《刘涓子鬼遗方》还涉及了皮肤美容学内容,记载的治面䵟疱方、灭瘢方、洗发泽发的洗发膏白芷膏方等,都有一定的实用或研究价值。

隋唐时期,经济文化繁荣昌盛,科学技术进步,中外交流频繁,是中国历史上的鼎盛时期。这一时期,我国第一部病因证候学著作《诸病源候论》、临床百科全书《备急千金要方》《千金翼方》、世界上第一部国家药典《新修本草》以及《外台秘要》相继问世,医学著作全面综合整理了以前的医学成就,基础理论和临床医学都有了新的发展。孙思邈《备急千金要方》《千金翼方》中总结了很多皮肤病中医治疗的方法,是当时的临床代表著作。

《千金方》中论述了 140 余种皮肤病,治疗皮肤病的复方、单验方 234 首,涉及药物 230 种,有汤、散、丸、膏、糊、汁、酒、澡豆等多种剂型和熨、坐导、浴、沐、烟熏、蒸熏等多种给药途径,记载了 20 多个常用针灸穴位和多种灸法。孙思邈还善于"面脂手膏,衣香澡豆"之类护肤悦面药的应用,书中记载了面药(美容方)百余首,其中护肤及美容悦方有 43 首。另外还记载了生发护发剂及唇膏。孙思邈擅长外治,方法多样,外治之法有许多独到之处。书中记载有敷贴法、熏法、扑粉法、摩擦法、坐浴坐药法、溻渍法、热熨法、浸洗法、吹法、含漱法、枕法、解冻法等外治方法,还收集了大量外用方,记录了水溶液剂、酊剂、软膏剂、薄贴剂、散剂、熏洗剂、醋剂、沥剂 8 种外治剂型,还有各种油膏等赋形剂,极大丰富了皮肤科的治疗方法。《备急千金要方》首次提及了热熨法"治疽似痈而小有异,脓如小豆汁,今日去明日满者方:用芸薹熟捣,湿布袋盛之,埋热灰中更互熨之,不过二三度安瘥,冬用干者。"封包疗法也是在本书首次提到,"治反花疮并治积年诸疮方:取牛蒡根熟捣,和腊月猪脂封上,瘥止。""治蝮蛇毒方……又方 紫苋捣取汁,饮一升,以滓封疮上,以少水灌之。"以摩擦的方法治疗荨麻疹更是书中亮点,"治风瘙瘾疹方 酪和盐熟煮摩之,随手即消,良。""治瘾疹百疗不瘥者方:景天一升,一名慎火草,细捣取汁敷上,热炙手摩之,日三度,瘥。"《千金方》中不仅论述了现在皮肤病临床应用广泛的毫针刺法,还论述了刺血法、火针、温针法三种特殊的刺法。"若身体有风处皆作粟肌出,或如麻豆粒,此皆为风毒出也。可以铍针刺溃去之,皆黄汁,出尽乃止。""凡人初发宜急与续命汤,困急时但度灸穴,便火针针之无不瘥者,初得针竟便灸最良,灸法次列于后。"灸法分为直接灸和间接灸。"治小儿疳湿疮方:……灸第十五椎挟脊两旁七壮,未瘥加七壮。""治小儿患瘾疹八腹……又方 灸曲池二穴,小儿随年壮。发即灸之,神良。"扑粉法是指将药物研成细粉,撒扑于患处,以治疗疾病的方法。"治散发疮痛不可忍方:冷石(即滑石)三两,治下筛,粉疮上,日五六度,即燥,须臾痛亦定。"在敷贴法中,治疗唇炎外用方,"治冬月唇干坼、血出方。捣桃仁,以猪脂和,敷之。"治疗湿疹、痒疹等瘙痒剧烈的皮疹,"治风热赤疹,搔之随手作疮方。青羊脂(四两) 甘草 芎药(各三两) 寒水石 白芷 白及 黄芩 防风 黄芪 升麻(各四分) 竹叶(切) 石膏(各一升) 上十二味㕮咀,先以水八升,煮石膏,竹叶,取四升,去滓,浸诸药,以不中水猪脂二升合煎,膏成敷病上,良。"治疗湿疹专方,"苦瓠(一两) 蜂房 蛇蜕(各半两) 大豆(半合) 梁上尘(一合) 上五味治下筛,以粉为粥和敷纸上,贴之,日三。"《备急千金要方》的外治方法,简便易行,贴近临床,对现代临床都有很好的指导作用。《备急千金要方》是我国历代方书中较早、较完整记录美容理论和美容方药的医学著作。书中记录了大量的美容方药和方法,反映了当时的医学美容水平,对后世医学影响很大,以致宋代官修医籍《圣济总录》《太平圣惠方》、清代宫廷药方,都受《备急千金要方》美容方药影响。孙思邈除了强调使用外用方药之外,还重视内服丸、散、膏、丹等方药,并提倡采用食疗、针灸、按摩、气功、冷冻、磨削等综合美容方法,如"太冲,主面尘黑","天突、天窗,主面皮热","清旦初以左右手摩交耳,从头上挽两耳又引发,则面气通流。如此者令人头不白耳不聋。又摩掌令热以摩面,从上向下二七过,去皯气,令人面有光"。这些美容理论和方法值得深入研究,指导临床应用。

宋代是我国科技文化发展的重要阶段,这一时期,中医皮肤科的内容不断丰富,治疗方法不断更新。《小儿卫生总微论方》记载"疣","以针或小刀子决疣子四面微微出血,取患疮人疮中脓汁傅之,莫得近水,三日外脓溃,其根动自落"。这是血清免疫方法的进一步改进,并且有艾灸治疗"疣"的记录,"治疣子连续生十数个者,以艾炷一枚,如麦豆大,灸最生者一个,名疣母,余即自消,核大者稍增艾炷。"这一时期,外治方法在以前的治疗方法之上增加药物而施治,对于"灸法"的应用更加注重,如隔姜灸、"骑竹马灸法",认为灸法治疗外科疾病的机制是使"毒气发泄,然后解散"。新的外治方法也不断增加,如砭镰法、贴熁法、溻渍法、追蚀法等。这一时期中医外科的代表著作是《卫济宝书》《集验背疽方》《外科精要》《外科精义》。

《卫济宝书》是现存较早的中医外科专著,本书第一次明确使用"癌"字记录疾病。书中记载的外治方法多在散剂的基础上加佐料而施治,如傅、贴、涂、刷、洗、掺、熏等,有的一法单用,有的则多法联用。书中提到了"刷法","治脓出不快,肢体闷痛,寒热无时,口苦舌干,不思饮食……如大肿赤疼痛,用麦门冬五钱捣烂热调令清,以鹅毛刷在瘭肿瘿上。""油捻子引流"是本书记载的排脓引流的独特方法。"又有肉里痛一证,在好肉之里有脓当决之,否则成附骨。决而以油捻子塞之,良久乃出,可以尽毒。"本书也重视灸法,详细描述了骑竹马量灸法,这是后世常用的灸法。"去瘀肉法:淡醋一碗,入盐一字,以鸡羽轻轻拂瘀肉处,少顷,用竹片夹缚作一摘,镊子摘去瘀肉,以药掺之。"这是早期的外科清创消毒术,同时对切开引流术和手术麻醉术也有记载,"又有肉里痛一证,在好肉之里有脓当决之,否则成附骨。决而以油捻子塞之,良久乃出,可以尽毒。应行肉里,针须量其人平日饮量,以酒调药,乘其服药酒后而决之"。

《集验背疽方》是论治外科背疽的专书,提出了用隔蒜灸的方法治疗早期背疽,脓溃后再用神异膏贴之,病可即日而安。神异膏的使用方法是,"先用苦参汤温洗后,以药擦疮疖上神效"。书中还有用琥珀犀角膏方治疗口腔真菌病的记载。

《外科精要》又名《外科宝鉴》,系南宋医家宋代陈自明所著。该书重视"灸法"在痈疽治疗中的作用。有10篇专论灸法的功用与操作,强调在痈疽初期及早使用灸法,"治初生痈疽发背,神效灸法"。痈脓成用针,疽脓成用烙,盖灸法能消毒散结、促痈成脓、促脓早溃。"夫痈疽发背,其灸法正在不痛者灸至痛,痛者灸至不痛"。指出不同灸法各有特点,如"骑竹马灸法"能适用所有痈疽,"不问男女,一见此疾,皆可即便用此法灸之",指出灸法的作用是"使心脉流通,毒气有路发泄";隔蒜灸,"亦使毒气有出路,不致内攻";灸足三里,"乃此热就下故也"。还指出"初发痈疽既灸之后服药以护脏腑"。

《外科精义》为元代御药院外科太医齐德之于元统三年(1335年)撰成的现存较早的外科著作。在治疗上较全面地总结了灸法、针烙法、砭镰法、贴熁法、渍法、追蚀法等在外科临床的应用。灸疗发展了隔物灸,如豉、硫黄、赤皮蒜等。"若其疮痒,宜隔豉饼子灸之,其饼须以椒姜盐葱相和,烂捣捏作饼子,厚薄如折三钱以来,当疮头豉饼子上灸之……若诸疮经久不瘥,变成瘘者,宜用硫黄灸法灸之。其法:硫黄一块,可疮口大小安之,别取少许硫黄,于火上烧,用钗尖挑起,点硫黄令著三五遍,取脓水干差为度。若其发背初生,即宜上饼灸法灸之。初觉背上有疮疼痒颇异,认是发背,即取净土水和捻作饼子,径一寸,厚二分,贴著疮上,以艾作炷灸之,一炷一易饼子。其疮粟米大时,可灸五、七炷;其疮如钱许大,日夜不住灸,以瘥为度。"提出贴熁法(敷贴)的治疗方法。"若疮肿初生,似有头者,即当贴温热药,引出其热,毒火就燥之义也;于四畔赤焮处,捣生寒药贴熁之,折伏其热势,驱逐其邪恶,扑火之义也。""追蚀法"(直接将腐蚀药撒于患处,腐蚀疮疡恶肉的方法),"夫疮疡生于外,皆由积热蕴于内……盖疮疽脓溃烂之时,头小未破,疮口未开,或毒气不出,疼痛难任者,所以立追蚀脓之方法,使毒外泄,而不内攻,恶肉易去,好肉易生也。若其疮纤,其血出不止者,则未可纤;于疮上糁追蚀之药,待其熟可纤方纤。"封疗法,《外科精义·卷下·刘守真疮论》"治疗疮生于四肢,其势微者,先以好醋调药涂上,以纸封之,次服内托里之药,其疗自旋出根。巴豆仁(五分)　白僵蚕　轻粉　硇砂(以上各二钱五分)　上为细末,醋调用之。天丁散　治一切疗疮及诸恶疮初生,以药涂之,急服托里内消。山丹花蕊　香白芷(以上各二钱)牛蒡子根(春采去皮)　天丁(乃皂角刺)　苍耳芽　大力子(以上各五钱)　雄黄（一两）　上五月五日，受气修合，为细末，每用好醋涂纸，封之疗疮上。"淋洗法，"白金散　治风攻注毒遍身，及手足生热疮疼痛，有黄水出。桂府滑石　上为细末，先用虎杖、甘草、豌豆各等分，约半两许，二碗水煎上项三味至一碗，去渣，微热淋洗疮，水冷拭干，上糁滑石末，令通，便睡至明，决愈。如圣散，治浑身搔痒，抓之成疮及瘾疹之类。蚕砂（一升）上用水二斗，煎至一斗，滤去渣，夜卧避风处淋洗，水冷即拭干，便睡。"

明代科学技术和文化水平的发展迅速，医学知识进一步普及，医学人才素质也相应提高，医学知识也更加系统化、理论化，出现了很多名医和医学专著。清代中医学的理论体系已趋于成熟，实践经验空前丰富。中医外科发展至清代形成三大学派：正宗派、全生派、心得派。明清时期，一些中医外科专著相继问世，如《外科发挥》《疡疮机要》《外科理例》《解围元薮》《疡科证治准绳》《外科启玄》《外科正宗》《霉疮秘录》《外科大成》《外科秘录》《外科证治全生集》《医宗金鉴·外科心法要诀》《疡医大全》《疯门全书》《疡科心得集》《理瀹骈文》等，这些书籍很好地总结了明清以前的中医特色治疗的方法、方剂，广泛应用于临床，这一时期，关于中医外治的理论更加成熟。

《理瀹骈文》初名《外治医说》，清末吴尚先著，刊于1870年，是我国第一部外治法专著。他精心研究前人外治经验，对外治法进行了系统整理与探索，在积累了丰富的临床经验的基础上，历时二十载著成。"理瀹"，"医者理也，药者瀹也"；"骈文"，指对偶式的骈俪文体。该书的问世标志着中医外治法理论体系的建立。"病先从皮毛入，药即可由此进"。经皮吸收理论是该书的一大创新，认为许多疾病通过皮肤途径给药，同样可以达到口服给药的效果。该书收集了我国清末以前千余年的外治法，包括贴、涂、熨、敷、洗、点、灸、照、烧、爆、熏、蒸、糁、掺、扑、抹等百余种，对古代外治法进行了系统总结。

明清时代，外治方法更加注重灸法和针法的应用。《外科理例》中，汪机善于灸法，提出借助火烙以及隔蒜灸的火力，使毒气有处可散，脓瘀有处可泄。"东垣云：若不针烙，则毒气无从而散，脓瘀无从而泄，过时不烙，反攻于内，故治毒者必用隔蒜灸……一人足患疔已十一日，气短，灸五十余壮，更以托里药而愈。黄君腿痛，脓清脉弱，一妇臂结一块，溃不收敛。各灸以豆豉饼，更饮托里药而愈。一人胸肿一块，半载不消，明灸百壮方溃。与大补药不敛，复灸以附子饼而愈。一人发背焮痛如灼，隔蒜灸三十余壮，肿痛悉退，更服托里消毒而愈。一人发背疮，头甚多，肿硬，色紫，不甚痛，不腐溃，以艾铺患处灸之……大概蒜用大者，取其散毒有力，用著艾炷多者，取其火力透也。"隔蒜灸应用非常广泛，"取蒜切片如三钱厚，安头上，用大艾炷灸之，三壮换一蒜片。痛者灸至不痛，不痛者灸至痛。早觉早灸为上，一日二日，十灸十活，三日四日六七活，五六日三四活。过十数日不可灸。若有十数头作一处者，用蒜研成膏，作薄饼铺头上,聚艾烧之,亦能活也。若初发赤肿,中间有一黄粟米头,便用独蒜切去两头,取中间片厚薄,安头上,著艾灸十四壮,多至四十九壮。"运用针法治疗疮疡,"疮疡一科,用针为贵。用之之际,须视其溃之浅深,审其肉之厚薄。若皮薄针深,反伤良肉,益增其溃;肉厚针浅,脓毒不出,反益其痛。至于附骨疽、气毒、流注,及有经久不消,内溃不痛,宜燔针开之。"

药罐拔提法,类似现代的拔罐方法,是指排出杯罐内空气以产生负压并使其吸附体表的方法。《外科正宗》介绍,"一男子年五十余,背心生疽十三日矣。汤水全然不入,坚硬背如负石,烦闷不语,请视之,疮势虽重,皮色亦紫,喜其根脚交会明白,毒尚结局于此,未经入内,故可治之。须行拔法,使毒气外发,不致内攻为要。随煮药筒提拔二次,共去恶血碗许。""煮拔筒方　拔筒奇方羌独活,紫苏蕲艾石菖蒲,甘草白芷生葱等,一筒拔回寿命符。治发背已成将溃时,脓毒不得外发,必致内攻,乃生烦躁,重如负石,非此法拔提毒气难出也。羌活　独活　紫苏　蕲艾　鲜菖蒲　甘草　白芷(各五钱)　连须葱(二两)预用径口一寸二三分新鲜嫩竹一段,长七寸,一头留节,用力划去外青,留内白一半,约厚一分许,靠节钻一小孔,以栅木条塞紧,将前药放入筒内,筒口用葱塞之,将筒横放锅内,以物压勿得浮起。"

清代陈士铎所著《洞天奥旨》记载了封脐疗法:"去湿生肌散　岐天师传方。治落脐后生疮。茯苓(一钱)　贝母(三分)　枯矾(三分)　草纸灰(五分)雄黄(二分)　三七(三分)　共为末,入在脐内,用纸包之即愈。"封包疗法,《洞天奥旨》"红潮散　治湿毒臁疮。红萝(一个)　真轻粉(三钱)　潮脑(一钱)共捣烂,填满疮内,外用布包定,七日开看,疮平面愈。"并详细介绍了阴道纳药的方法,"桃仁(二十一粒,研烂)　雄黄末(二钱)　白薇末(二钱)　炙甘草(五分)　各研细末,蘸鸡肝内,纳阴户中,日三易之,先用针刺鸡肝无数孔,纳之。""止痒杀虫汤　仲景夫子传。妇人阴中生疮长虫,痛痒难受。蛇床子(一两)　苦参(一两)　甘草(五钱)　白薇(五钱)　水五碗,煎二碗,将阴户内外洗之。另用绫一尺,缝如势一条,将药渣贮于中,乘湿纳于阴之内,三时辰虫尽死矣。"

总之,中医皮肤病学萌芽于秦汉,发端于晋唐,发展于宋元,兴盛于明清。在数千年的发展过程中,中医皮肤病学不断丰富其内涵,在理论和实践两方面不断发展,外治方法也逐渐形成独特的体系,成为祖国传统医药学宝库中独具特色的重要组成部分,值得我们后人继承、发扬、光大。

(王红梅　李娟娟　李煜　林鹏)

第二章
皮肤病特色治疗方法介绍

第一节 涂擦疗法

【概述】

中药涂擦治疗是在中医理论指导下,将具有治疗作用的中药配制成所需剂型,涂于局部皮肤,从而起到治疗疾病的作用。在临床实践中,外用药物涂擦体表治疗皮肤病,使用恰当的治疗方法不但可以缩短病程,还能提高疗效,否则不但疗效欠佳,甚至发生激惹而使病情加重。因此一定要根据皮损的部位、范围、性质以及患者皮肤的耐受情况辨证论治,合理地选择有针对性的药物和剂型,并向患者详细说明用药方法和注意事项,否则就达不到应有的效果或适得其反。

【中医机制】

中医学历来十分重视外用药的作用和用药剂型,如《外科精义》记载:"夫疮肿之生于外者,内热毒之气蕴结于内也……深浅不同,用药有忌,是以不可不辨也。"吴尚先在《理瀹骈文》中指出:"外治之理即内治之理,外治之药亦即内治之药,所异者法耳,医理药性无二,而法则神奇变幻。"徐大椿指出:"汤药不足尽病,人之疾病,由外入内,其流行于经络脏腑,必服药乃驱之,若其病既有定所,在皮肤筋骨之间可按而得者,用汤浸之,闭塞其气,使药性从毛孔而入其腠理,通经贯络,或提而出之,或攻而散之,较服药尤有力。"皮肤病发于体表,外用药物贴近皮肤,通彻于肌肉纹理之中,将药物的气味透达皮肤,以至肌肉纹理而直达经络,传入脏腑,以调节脏腑气血阴阳,扶正祛邪,从而治愈疾病。在临床实践中,外用药治疗皮肤病,可缩短疗程,提高疗效,要根据皮损的部位、范围、性质以及患者皮肤的耐受情况辨证分型,合理选择有针对性的药物和剂型。

【现代机制】

皮肤是人体最大的器官,分布有丰富的神经末梢及感受器,可与外界进行物质交换。中药涂擦疗法发挥治疗作用主要基于经皮吸收理论:中药制剂中所含有效成分可以通过皮肤动脉通道、角质层转运(包括细胞内扩散、细胞间质扩散)和表皮深层、真皮转运而被皮肤乳头层中的毛细血管网吸收,从而进入血液循环,发挥治疗作用。

中药外涂,可以在局部形成一种汗液难以蒸发扩散的密闭状态,皮层经水合作用后,可膨胀成多孔状态,易于药物穿透。与别处皮肤相比,穴位处皮肤阻抗低、电容大、电位高,更有利于药物透皮吸收。因此,可选择相对应具有治疗作用的穴位涂擦药物,以期发挥更强的药效。

透皮促进剂的作用,如中药之薄荷、丁香等可促使被动扩散的吸收,增加表皮类脂膜对药物的透过率。它们可能是通过增加类脂骨架无序性而增加皮肤的非均匀性来打开新的渗透途径,从而促进药物渗透。芳香性药物有着更明显的促进作用。现代离体皮肤试验表明:芳香性药物(丁香等)敷于局部,可使皮质类固醇透皮能力提高 8~10 倍。

人体表的不同部位角质层厚薄不一,其吸收药物的程度不同,据报道,人体体表吸收率由大到小依次为:耳后、阴囊、腹股沟、额、腋下、头皮、背、手掌、前臂。分子量小、熔点低、油 / 水分配系数接近 1 的分子型外用药物易于透过皮肤。近年来,随着中药提取工艺的成熟应用及透皮给药系统的建立,使用现代方法对中药透皮吸收进行系统的定性、定量研究也日趋增多与完善。

综上,中药涂擦疗法是中药制剂中的有效成分通过皮肤各层细胞渗透至真皮,并被毛细血管等组织吸收进入体循环发挥治疗作用。不同部位及不同中药成分会影响药物的吸收速率及程度,相对薄层皮肤和芳香类中药有助于药物吸收。

【分类】

中药涂擦治疗大致可按照药物的剂型分为三类:液体类、半固体类和固体类。液体类包括:水剂、洗剂、酊剂、油剂;半固体类包括:油调剂;固体类包括:软膏剂、硬膏剂。水剂适用于慢性或亚急性湿疹类皮肤病,既可清洁皮肤,又可达到治疗作用,但水温不宜过高;洗剂常用于急性和亚急性表浅皮肤病,适合于大面积涂擦,不适宜用在毛发部位或湿润糜烂的皮损表面;酊剂作用深入,渗透性较水剂强,但其具有较强的刺激性,不适用于面部等皮肤薄嫩部位;油剂作用缓和表浅,一般无刺激性,可清除鳞屑,软化痂皮,清洁皮肤上的药垢,并对粗糙的皮肤有润泽作用。油调剂是用植物油或药油和粉剂而成,临床使用可随调随用,作用表浅,适用于浅在性急性炎症或有轻度糜烂渗出性皮肤病。软膏剂和硬膏剂则多用于慢性、局限性、肥厚性、角化性、结节性皮肤病,对一些急性炎症和糜烂渗出性皮肤病禁用。

【操作方法】

1. 医护人员洗手、备物 涂擦所用药物、纱布、棉签。

2. 涂擦过程 首先用清洁纱布清洁患处;将半固体或固体药物轻轻挤出在手指尖,然后用手指将药物轻轻涂抹在患处皮肤并充分揉搓至皮肤将药物吸收。具体药物用量可参考指尖单位测量法(finger tip unit,FTU)。一个指尖单位是指药物挤出后从食指指尖覆盖到第一指间关节的软膏或乳膏的量,相当于1g软膏。一个指尖单位可以覆盖约2%的体表面积,约两个手掌大小。如药物为液体,则可用棉签蘸取适量药物后用同样的方法涂抹在患处直至药物被充分吸收。

3. 操作完毕,整理用物,洗手。

【注意事项】

1. 注意保暖,避免受寒、吹风。

2. 注意涂抹药物时要充分,避免药物浮于皮肤表面。

3. 药液如需保存,应存放冰箱,以免发生变质,影响治疗效果。

4. 治疗过程中观察局部皮肤反应,如出现苍白、红斑、水疱、痒痛或破溃等症状,立即停止治疗。

5. 用药期间忌食辛辣、刺激、生发之物。

【临床应用举例】

1. **慢性湿疹**　皮肤粗糙肥厚,瘙痒明显,用楮桃叶500g,水5000ml,煮沸20分钟,冷却后涂擦患处。

2. **急性湿疹**　表现为皮肤潮红、轻度肿胀,粟疹成片或水疱密集,渗液流津,瘙痒无休。用雄黄解毒散洗剂:雄黄解毒散10g,炉甘石面10g,滑石面10g,甘油5ml,加水到100ml,充分混匀后外涂。

3. **白癜风**　局部色素减退,用补骨脂酊:补骨脂20g,75%酒精100ml充分浸泡24小时后外涂。

4. **毛囊炎**　可用紫草油:紫草10g,植物油100ml,煮沸20分钟,冷却后外涂辅助痂皮脱落。

5. **银屑病**　局部红斑,上覆厚层鳞屑,可用普连膏:黄芩末1份,黄柏末1份,凡士林8份,混匀外用,点滴型尤为适宜。

(白彦萍　齐潇丽)

第二节　中药熏蒸疗法

【概述】

中药熏蒸疗法又叫蒸汽治疗疗法、汽浴治疗疗法、中药雾化透皮治疗疗法,是以中医理论为指导,利用药物煎煮后所产生的蒸汽,通过熏蒸机体达到治疗目的的一种中医外治法。

【中医机制】

《黄帝内经》云:"善治者治皮毛,其次治肌肤……"认为疾病乃邪气由外入侵所致,对疾病的治疗也应从外而解。同时还提出"其有邪者,渍形以为汗","除其邪则乱气不生"。这里的渍形即是熏蒸疗法,并记载使用椒、姜、桂和酒煮沸熏蒸治疗疾病。张从正在《儒门事亲》中从理论上对熏蒸疗法做了系统的论述,将熏蒸归于汗法,认为凡宜解表或汗者皆宜用。吴师机在《理瀹骈文》中记载:"熏蒸渫洗之能汗,凡病之宜发表者,皆可以此法。"熏蒸的基本作用是:"枢也,在中兼表里者也,可以转运阴阳之气也"。

【现代机制】

熏蒸过程的热效应是由源源不断的热药蒸汽以对流和传导的方式直接作用于人体的。而药疗效应的发挥,则或是由熏蒸药物中逸出的中药粒子作用于体表直接产生杀虫、杀菌、消炎、止痒、止痛等作用;或是经透皮吸收入体,通过激动组织细胞的受体或参与调节新陈代谢水平等生化过程。中药熏蒸过程中,丰富热能和对症药物持续作用于人体,便出现一系列生理、药理效应。

1. 周身体表毛细血管网被充分扩张、开放,外周血容量迅速增多,导致体内储血重新分布,进而引发全身血液大循环。

2. 低密度、流速快、热卡高、传导效果好的热药蒸汽作用于人体可有效清洁机体内环境、维护机体健康。

3. 药物的体表治疗与引药入体的持续作用。熏蒸药物的有效成分可直接在接触的肌肤部位产生药效或在向体内转运的透皮吸收过程中发挥其抑菌消炎、杀虫止痒、消肿止痛等作用。

【分类】

广义的熏蒸疗法包括烧烟熏、蒸汽熏和药物熏蒸三法。狭义的熏蒸即药物熏蒸,指在中药煎煮或燃烧时趁热行药气熏疗,或间有洗浴。熏蒸疗法又可分为熏法和蒸法,前者是利用药物的气味作用于人体达到治病目的,也有"闻吸疗法"之称,后者是利用一定温度的药物蒸汽作用于人体达到治病的目的。现代的熏蒸疗法又称为中药汽雾透皮疗法,具有发汗解表、散寒止痛、活血通脉等功效,其理法方药与内治疗法一致。

【操作方法】

1. 机器预热,根据患者的证型选择适宜的方剂放入汽疗仪专用药物器中,加水适量,适当煎煮,同时患者沐浴,洗去体表污垢,促进周身的血液循环。

2. 舱内温度达 37℃时,将舱体调节成立姿,扶患者进入舱体,坐在一次性消毒垫上,将头部暴露在舱体外,关好舱门,调节舱体角度,使患者达到舒适的体位后锁定,进行熏蒸治疗。

3. 根据患者的耐受能力调节温度,一般为 39~42℃之间,时间为 20 分钟,隔日 1 次,2 周为 1 疗程。

4. 每次治疗完毕后,及时擦干身体上残留的药液,更换衣服,并饮用约

300ml 温开水。

【注意事项】

1. 注意保暖,避免受寒、吹风,熏蒸完毕后立即拭干皮肤,换穿干净衣服后稍事休息 10 分钟。

2. 熏蒸时温度适宜,以免烫伤。

3. 如熏蒸无效或者病情反而加重者,则应立即停止,改用其他治疗方法。

4. 饭前饭后 30 分钟内不宜熏蒸,空腹易发生低血糖休克,饭后饱腹洗浴影响食物消化吸收。

5. 如患者发生头晕及不适时,应停止熏蒸,卧床休息。

6. 女性经期、孕期;冠心病、高血压患者等身体不适者不宜进行。

【临床应用举例】

1. 黄褐斑

气滞血瘀证:斑色灰褐或黑褐色,伴舌黯或舌下瘀点、瘀斑。桃仁 15g,红花 15g,川芎 15g,当归 10g,生白术 15g,白芷 10g,白僵蚕 10g。

2. 寻常痤疮

湿毒夹瘀证:红斑、丘疹颜色偏黯,面部出油较多。僵蚕 10g,山奈 10g,绿豆 10g,姜黄 10g,茯苓 10g。

3. 荨麻疹

风寒束表证:风团色白,遇冷或风吹后加重,得暖则减。桂枝 10g,麻黄 6g,荆芥 10g,防风 10g,川芎 10g。

风热犯表证:风团色红,灼热巨痒,遇热加重,得冷则减。牛蒡子 10g,浮萍 10g,石膏 40g,白蒺藜 10g,蝉蜕 10g。

（白彦萍　张天博）

第三节　熏药疗法

【概述】

熏药疗法是我国劳动人民在长期临床实践中,在灸法的基础上发展起来的治疗外科、皮肤科疾病的一种外治法。本章节提及的熏药疗法即指中药烟熏疗法,根据患者的病情选用不同的药物,将药物饮片碾成粗末,借助粗草纸制成纸卷,点燃进行局部皮损的熏烤,在灸法的基础上使得药物发挥作用。除了具有灸法温经通络、升阳举陷、行气活血、祛寒逐湿、消肿散结、回阳救逆等作用外,还有软坚散结、消炎、润肤、止痒等作用,适用于各种肥厚、瘙痒、非急性期炎症性皮损的治疗。

【中医机制】

灸法,又称艾灸。指以艾绒为主要材料,点燃后直接或间接熏灼体表穴位的一种治疗方法,也可在艾绒中掺入少量辛温香燥的药末,以加强治疗作用。《灵枢》言:"脉中之血,凝而留止,弗之火调,弗能取之",亦言"陷下者,脉血结于中,血寒,故宜灸之"。灸法应用其温热刺激,起到温经通痹的作用。通过热灸对经络穴位的温热性刺激,可以温经散寒,加强机体气血运行,达到临床治疗目的。灸法中的药锭灸,是将多种药物研末或溶化在一起,用它制成药锭,放在一定的穴位上施灸,从而达到为人体治疗疾病的目的。熏药疗法与药锭灸功用相似,并在《五十二病方》中有对于燃烧熏治的熏剂治疗外伤疾病的记载,在《金匮要略》中也有用雄黄熏治狐惑病的记载。

【现代机制】

熏药点燃后有效成分随烟而出,中药特有的有效成分在热力的作用下可直接作用于皮肤表面,透达肌肤,发挥局部治疗效果,并可以透过皮肤、毛孔等直接吸收,进入血络经脉,输布全身,加快药物的运转和利用。熏烤烟雾的温热作用使皮肤附属器如汗腺、毛囊、皮脂腺等开放,促使炎性致病介质和代谢产物排出,增加药物穿透、吸收的通道,加速提高中药活性离子透皮功效,能迅速改善或消除临床症状。药物在不充分燃烧的同时,易在皮损局部形成一层烟油,使得中药中的有效成分能较长时间维持药效。

综上,熏药疗法是通过药物与物理温热双重作用而产生效果,使得药物借助微热作用更好地发挥治疗作用。

【操作方法】

将中药饮片碾粗末,用厚草纸将药物粗末制成纸卷,点燃一端至燃烧出现烟雾后在距离皮损 3~5cm 处熏烤,温度以患者耐受为度,每次 15~30 分钟,1~2 次 / 天。

【注意事项】

1. 适用于各种肥厚、瘙痒、非急性期炎症性皮损的治疗。

2. 过程中应经常用手试温,以免引起烧伤。

3. 皮损较大而且粗糙变厚者,熏疗时应建议浓烟温度高一点,但也不能过高,一般 50~70℃为宜。

4. 对于病损比较局限的患者,根据其耐受情况适当缩短熏疗时间。

5. 由于药味组成中大都是祛湿杀虫的药物,因此在药烟中也含有一些刺激性臭味,对呼吸道黏膜、眼结膜有一定的刺激,个别人可出现轻度头痛、咳嗽及眼结膜的不适,停止烟熏后症状很快就会消失。

6. 严重高血压、孕妇和体质较弱的患者慎用或禁用。

7. 急性炎症性皮损禁用。

【临床应用举例】

1. 银屑病

血虚风燥证:症见皮疹色淡,鳞屑较多,病程较久。鸡血藤 30g,当归 30g,楮桃叶 50g,生地 30g,地肤子 30g,蛇床子 30g,大枫子 30g,碾成粗末,粗草纸卷成纸卷局部熏烤,一日两次,每次 15~30 分钟。

血瘀证:症见皮损呈肥厚性斑块,颜色黯红。鸡血藤 30g,丹参 30g,当归 20g,莪术 15g,红花 12g,紫草 15g,鬼箭羽 20g,桃仁 12g,赤芍 15g,牡丹皮 15g,半枝莲 15g,地肤子 30g,蛇床子 30g,大枫子 30g,碾成粗末,粗草纸卷成纸卷局部熏烤,一日两次,每次 15~30 分钟。

2. 神经性皮炎

风湿郁阻证:症见皮损成片,以丘疹为主,呈淡红或淡褐色,粗糙肥厚,阵发剧痒,抓搔后迅速苔藓样变。全虫 6g,皂刺 15g,苦参 15g,炒槐米 15g,威灵仙 15g,白鲜皮 15g,当归 10g,赤芍 10g,川芎 10g,生甘草 6g,白鲜皮 15g,大枫子 30g,碾成粗末,粗草纸卷成纸卷局部熏烤,一日两次,每次 15~30 分钟。

血虚风燥证:症见皮损经久不愈,日渐加重,局部皮损增厚粗糙,色淡或浅褐,表面干燥有鳞屑,剧烈瘙痒,入夜尤甚。当归 10g,白芍 15g,生地 20g,制首乌 15g,玉竹 10g,防风 15g,苦参 12g,白鲜皮 15g,刺蒺藜 15g,甘草 6g,地肤子 30g,蛇床子 30g,大枫子 30g,碾成粗末,粗草纸卷成纸卷局部熏烤,一日两次,每次 15~30 分钟。

3. 足癣

血虚风燥证:症见足底皮肤肥厚、干燥、脱屑、皲裂,有不同程度的瘙痒。伸筋草 30g,透骨草 30g,黄精 20g,桃仁 20g,红花 10g,皂角 20g,地肤子 30g,蛇床子 30g,大枫子 30g,碾成粗末,粗草纸卷成纸卷局部熏烤,一日两次,每次 15~30 分钟。

(白彦萍　万全)

第四节　中药封包疗法

【概述】

中药封包法是将药物涂抹于皮损部位后,采用无渗透作用的薄膜,或其他材料如保鲜膜、塑料袋、绷带、手套、医用敷料,对涂敷药物的患处表面进行封闭式包裹,从而促进药物的吸收及伤口愈合。该法利用中药活血化瘀、祛风止痒、养血润肤等作用配以封包,加强药物的渗透,提高疗效。中药封包的药物在渗透过程中,促使皮肤微血管扩张,促进血液循环,直达病灶,使炎症浸润易于消散,提高皮肤的耐受力和自身免疫功能,使局部皮肤表皮角质软化,可以加强营养及药物的吸收,起到消除病灶、防治疾病的作用。

【中医机制】

早在《肘后备急方》已有记载,"葛氏,毒肿卒起,急痛方。取大芜菁根,削皮,煮熟捣烂,苦酒(醋)混和如泥,煮三沸后,急搅之出,敷于肿上,以帛裹上。日再三易。""痈肿未成脓。取牛耳垢以封之,即愈。""疮中突出恶肉者。捣烂,以扁豆,封,痂落即愈。"中药封包法将传统医学与现代医学的治疗理念相结合,利用中药祛风止痒、活血化瘀、养血润肤的作用,再配合封包加强药物的渗透,提高疗效。

【现代机制】

1. 可以阻止皮肤表面扩散水的丢失,增加局部皮肤湿度,增加角质层水合作用,可使角质层的含水量由 10%~25% 增加到 50%,水含量提高使角质形成细胞膨胀,同时促进水分进入细胞间质。封包增加了脂溶性、非极性分子的穿透,但对极性分子的作用较弱,亲脂性增加使封包诱导的吸收有明显增加的趋势。

2. 封包引起的水合作用在药物穿透比率中起到贮库作用,可形成相对封闭的水合微系统,防止药物挥发,增加药物持续作用时间,因而提高药物效能;并能防止患处及涂敷药物所致的污染;亦可防止药物被意外拭去或洗脱,使皮肤维持较高药物实用量。此外,通过加薄膜封包保湿,可以减少药物干燥后对皮肤刺激而产生的过敏反应。

3. 封包使皮肤表面温度升高,促进皮肤微血管扩张,血流增加,从而提高皮肤对药物的吸收;促进血液循环,直达病灶,使炎症浸润易于消散,提高皮肤的耐受力和自身免疫功能。

综上,中药封包法是在患处表面涂敷药物后,进行封闭式的包裹,从而促进药物的吸收及皮肤愈合。该法将传统医学与现代医学的治疗理念相结合,利用中药祛风止痒、活血化瘀、养血润肤的作用,再配合封包加强药物的渗透,提高疗效。患处通过封包形成相对封闭的环境,可以防止汗液和药物的挥发,增加局部皮肤和药物的湿度,使局部皮肤表皮角质软化,提高药物的吸收及持续作用时间;封包使皮肤表面温度升高,促进皮肤微血管扩张、血流增加,亦能提高皮肤对药物的吸收,使炎症浸润易于消散。

【操作方法】

以温水或生理盐水清洗患处后,均匀涂敷中药药膏、霜剂或糊剂,涂药的厚度约 1mm,轻轻按摩数分钟,先用封包材料贴封,再用绷带包裹;亦有直接用封包材料包裹者。封包时间不宜过长,一般 5 小时内即可(由于夏季温度高、湿度大、皮肤出汗较多,因此,通常夏季较少采用封包法治疗皮肤病;或夏季可在 PE 保鲜膜上扎透气孔,封包时间为 30~60 分钟,以皮肤有潮热感为宜),1~2 次/日,疗程 15 天以内,期间完全康复者可随时停止治疗。封包时应注意松紧适度,既要达到密封效果,又要保证局部血液循环畅通,使患者无明显不适感。

【注意事项】

1. 封包前应询问患者有无塑料薄膜过敏史,同时观察评估皮损局部是否适合此疗法,如皮损处于急性炎症期,有糜烂、渗出者,严禁使用该方法。

2. 应用封包法治疗皮肤病时,一般一次不超过体表面积的 30%。另外,因面部血管丰富,药物吸收迅速,加之皮肤薄嫩,容易产生面部皮炎,故一般不宜应用于面部。

3. 保鲜膜的大小要适宜,一般以超过皮损边缘 2cm 为宜,既可让保鲜膜与皮损充分接触,又避免了正常皮肤发生浸渍。

4. 操作时,尽量将保鲜膜下的空气排空,让保鲜膜与皮损及药物充分接触,保证疗效。

5. 封包时间不可过长,特别是夏季,以 30 分钟至 1 小时为宜。

6. 封包通过加薄膜保湿,可以减少药物干燥后对皮肤刺激而产生的过敏反应。但局部角质层水含量增加也是导致刺激性接触性皮炎发生的一个危险因素。因此,治疗中需要注意封包松紧适度,若发现不适应立即停止。

7. 首次约 1 小时后揭除药膏和薄膜,观察有无不适,以后可酌情将时间延长至 3~5 小时。

【临床应用举例】

1. **慢性湿疹**　症见皮损增厚、浸润,棕红色或色素沉着,表面粗糙,覆少量糠秕样鳞屑,或因抓破而结痂,个别有不同程度的苔藓样变,自觉瘙痒剧烈。

(1) 青鹏软膏:一日 2 次,患处外涂,上午以塑料薄膜封包,封包时间一般为 4 小时,封包面积小于体表面积的 30%,晚睡前外涂青鹏软膏一次,并按摩 5 分钟。

(2) 青鹏软膏联合三黄粉:三黄粉组成为大黄 6g,黄芩 6g,黄连 6g,黄柏 6g,苦参 6g,百部 6g。先将 2 支青鹏软膏全部挤出装于一白色调药盒内,再将三黄粉倒于调药盒中,青鹏软膏与三黄粉剂量比约为 1:1,三黄粉与青鹏软膏调糊搅匀,涂于患处,再用聚乙烯塑料薄膜包裹患处,封包 2 小时后可将聚乙烯塑料薄膜取掉。每日上午封包 1 次,封包结束 6 小时后再次将药物涂于患处,15 天为一疗程。

(3) 硫黄软膏:①敷药:根据皮损大小,取面积大小合适的纱布将 10% 硫黄软膏均匀平摊于纱布,厚度如一元硬币,四周反折包裹好后,敷于患处;②封包:使用保鲜膜包裹,上下左右范围超过敷药纱布,用 1ml 注射器扎多个小孔,紧紧覆盖药膏,同时以胶布或绷带固定;③局部皮肤加热:采用 TDP-CQ 型特定电磁波治疗器,在其辐射场作用下,通过温度调节开关,将治疗部位皮肤的温度控制在 38~40℃之间，时间为 15~20 分钟；④封包治疗时间：首次约 1 小时后揭除药膏和薄膜，以后可酌情将时间延长至 3~5 小时。

2. 银屑病静止期　症见皮损较厚，无新皮损出现，炎症较轻，鳞屑较多的静止期银屑病；或各型银屑病皮损干燥脱屑者，或拒绝使用含有糖皮质激素类药膏的患者。

（1）紫色膏：由紫草、紫参、荆芥穗、草红花各 15g，丹参、赤芍各 30g，当归 60g，蜂蜡 120g，香油 640g 组成。将油放于锅内加温，开后离火，将前种药粉加入油内，混匀再入蜂蜡使其完全熔化，冷却时搅匀成膏外涂后，用塑料薄膜根据皮损大小扩大 2~3cm 裁定封包。如皮损面积过大，两块薄膜之间可间隔 2~3cm，且用针在薄膜上扎孔，以利皮肤局部透气，减少不适感；封包时间为 4 小时，每日 2 次，7 天为 1 疗程。

（2）普连膏、紫连膏或青黛散油膏：取适量药膏均匀涂擦患处后，外用保鲜膜进行封包，松紧适度，2 次 / 日，夏季时可在保鲜膜上扎透气孔，封包时间约 1~2 小时，以皮肤有潮热感为宜，利于药物的吸收。

3. 跖疣　皮损为易发生于足部压力点的淡黄色或褐黄色胼胝样斑块或扁平丘疹，表面粗糙，界限清楚，边缘绕以稍高的角质环，去除角质层可见毛细血管破裂形成的小黑点。

具体操作为乌梅和蜈蚣研末以 1∶1 用水调成糊状，制成乌梅蜈蚣散，取一小块胶布，中间剪一圆洞，比疣体稍大，贴于患处，以适量乌梅蜈蚣散敷于胶布孔洞内，然后用一块较大胶布快速覆盖固定，对于脚汗多者加用胶布环绕固定，封包后要注意不宜触水。

4. 下肢丹毒　典型皮损为下肢水肿性红斑，表面紧张发亮，伴明显下肢疼痛。

采用中药金黄散外敷加红外线治疗：天花粉 10 份，姜黄 5 份，陈皮 5 份，天南星 2 份，黄柏 5 份，白芷 5 份，甘草 2 份，大黄 5 份，厚朴 2 份，苍术 2 份组成。上述药粉碎成细末混合均匀，每次取 50~100g，用蜂蜜或食醋调匀后敷贴于患处，然后用保鲜膜封包患处。1 次 / 天，每次 5 小时。然后采用红光治疗仪，照射患处，将红光对准需治疗部位，窗口距人体部位 6cm，照射 30 分钟，1 次 / 天。

（白彦萍　牛晓雨）

第五节　中药溻渍疗法

【概述】

中药溻渍疗法是通过湿敷、淋洗、浸泡对患处的物理作用，以及不同药物对患部的药效作用而达到治疗目的的一种方法。渍是将患处浸泡在药液中，大致同中药泡洗;溻是将饱含药液的纱布湿敷患处,主要适用于皮肤潮红、肿胀、糜烂、渗出等急性皮肤炎症过程。

【中医机制】

齐德之《外科精义》中记载:"夫溻法者,宣通行表发散邪气使疱内消也。盖汤水有药涤之功……此谓疏导腠理,通调血脉,使无凝滞也。如药二两用水二升,为则煎取一升半,以净帛或新棉蘸药水稍热溻其患处,渐渐洗溻沐浴之。"皮肤病病位在表,湿敷之法与药浴之方法机制十分相似,均是使药物入腠理而达病所,且腠理开,宣通行气,使邪从表散,以发挥其效。

【现代机制】

人体的皮肤既是人体防御外邪侵袭的屏障,又是与外界进行交换的器官。中药湿敷既清除患处表面的污垢或刺激物,有助于皮肤防御功能重建,又可以经皮吸收中药中所含的有效成分,发挥治疗作用。

除此之外,中药相对于人体组织液而言为高渗溶液,局部湿敷可产生高渗透压,由于渗透压平衡原理,使肿胀部位组织水肿液或外渗液在短时间内吸出、消肿,从而减轻水肿对局部组织的损伤,起到局部治疗作用,可用于治疗皮损渗出液较多或皮肤局部水肿的急慢性皮肤炎症。

湿敷药液的温度对治疗也有一定的影响。低于体温的药液可以使毛细血管收缩,降低毛细血管通透性,减轻细胞间及细胞内水肿,减少炎症因子渗出所导致的细胞变性坏死,促进组织修复。高于体温的药液可以使皮肤附属器如汗腺、毛囊、皮脂腺等开放,增加药物透皮功效,扩张毛细血管,使血流量增大,改善血液淋巴循环,促进机体恢复。温度变化还可以减少末梢神经的冲动而达止痒作用。

综上,湿敷是使药物作用于患处,通过提高渗透压吸出多余的组织液,消除组织水肿;通过药液温度调节使皮肤血管的收缩或扩张达到消炎、止痒、抑制渗出或改善血液循环的作用;并经局部皮肤吸收有效成分,发挥治疗作用。

【分类】

湿敷分为冷湿敷和热湿敷,冷湿敷以 10℃左右为宜,热湿敷可达 40~60℃。冷湿敷可以消肿止痛,清热解毒,可用于急性湿疹、荨麻疹、带状疱疹等热性皮肤病。热湿敷则有温经散寒,活血化瘀的功效,可用于治疗冻疮等寒性皮肤病。

【操作方法】

1. 医护人员洗手、备物　煎药锅、中药(无纺布包)、盛放药液的容器、纱布。

2. 湿敷过程　将扎紧的中药无纺布袋放入煎药机或煎药锅内煎煮 20 分钟,得到中药液 0.5~1L。将煎好的药液倒入容器内,凉至适当的温度(冷湿敷可低至10℃左右,热湿敷可高达60℃)。用镊子取6~8层纱布,在药液中浸透然后取出稍加拧挤至不滴水为度,覆盖于患处,大小宜与病损相当。每次湿敷2~3次,每次20~40分钟,过程中如纱布变干,可用镊子另取纱布浸湿药液淋在敷于皮肤的纱布上,若温度变化,可更换纱布。

3. 操作完毕,用干净纱布轻拭湿敷部位,整理用物,洗手。

【注意事项】

1. 注意保暖,避免受寒、吹风。

2. 注意敷布要与皮肤紧密接触,湿敷过程中要保持一定的湿度及温度,及时更换,天气热、渗出多时应更换勤一些。

3. 药液如需保存,应存放冰箱,以免药汤发生变质,影响治疗效果,发生不良反应。

4. 治疗过程观察局部皮肤反应,如出现苍白、红斑、水疱、痒痛或破溃等症状时,立即停止治疗。

5. 用药期间忌食辛辣、刺激、生发之物。

【临床应用举例】

1. **急性湿疹**　表现为皮肤潮红,轻度肿胀,粟疹成片或水疱密集,渗液流津,瘙痒无休。用马齿苋30g,水1000ml,煮沸20分钟,冷却后湿敷。

2. **慢性湿疹**　皮肤粗糙肥厚,瘙痒明显,可见抓痕、血痂、色素沉着等。用苍肤水剂:苍耳子15g,地肤子15g,土槿皮15g,蛇床子15g,苦参15g,百部15g,枯矾6g,水3000ml,煮沸20分钟,冷却后湿敷。

3. **荨麻疹**　风团色红灼热剧痒,遇热皮损加重,骤然发生,迅速消退。用楮桃叶100g,水1000ml,煮沸30分钟,冷却后湿敷。

4. **带状疱疹**　局部皮损鲜红,疱壁紧张,灼热刺痛,用龙葵30g,水1000ml,煮沸20分钟,冷却后湿敷。

5. **冻疮**　局部充血性红斑,自觉痒痛,皮肤苍白或紫黯,严重时可生水疱,继而溃疡。可用冬瓜皮、川椒、祁艾、桂皮等煎水湿敷。

(白彦萍　杨皓瑜)

第六节　中药药浴疗法

【概述】

中药药浴是以中医学整体观念和辨证论治理论为指导,根据患者的病情选用不同的药物进行洗浴,采用温热作用使药物透过皮肤、穴位等直接进入经络、血脉,分布至全身,具有发汗解表、活血通络、清热解毒、散风祛湿止痒、养血润肤止痒、祛腐生肌等功效。由于药物不经肠胃破坏,直接作用于皮肤,并经过透皮吸收进入血液,故较之内服药液疗效快且舒适,也不会增加肝脏负担。

【中医机制】

中药外治药物通过皮肤孔窍腧穴等部位直接吸收,进入血络经脉,输布全身而发挥治疗作用。皮肤病病位在表,以药浴之方法治疗使药物入腠理、经经络而达病所,以发挥其效。正如吴尚先《理瀹骈文》所谓:"就病以治病,皮肤隔而毛窍通,不见脏腑恰直达脏腑也。"

【现代机制】

中药药浴治疗是通过药物与物理温热双重作用而产生效果。一方面,中药特有的有效成分透过皮肤、孔窍、腧穴等部位直接吸收,进入血络经脉,输布全身。同时药浴的温热作用使皮肤附属器如汗腺、毛囊、皮脂腺等开放,促使炎性致病介质和代谢产物排出,增加药物穿透、吸收的通道,加速提高中药活性离子透皮功效,迅速改善或消除临床症状。另一方面,人体皮肤有丰富的神经和静脉网络,药物外用于皮肤,刺激周围神经,可使血流量增大,促进血液淋巴循环,且又可通过皮肤角质层、毛囊、皮脂腺及汗腺等途径进入血液,加快药物的运转和利用。另外,通过躯体—内脏反射作用,药物产生的刺激冲动,可由感觉神经传至脊髓前根至自主神经节交换神经元,再传至内脏引起反应,改善组织器官的功能活动,致使机体恢复。

综上,药浴是借药物热浴作用于全身肌表、局部、患处,并经皮肤吸收,循行经络血脉,内达脏腑,由表及里,从而对机体发挥治疗效应。借药物的温暖之气,通透润燥,温通经络,畅通气血,祛风散寒,软坚散结,活血化瘀等;热的作用体现在疏启汗孔,使药力得以渗透深入,兴奋神经,促进血液循环,增加皮肤的新陈代谢,改善皮肤的营养状况,改善相应各组织器官的活动以增强机体的抗病和修复能力,而达到治愈疾病的目的。

【分类】

中药药浴又分为局部药浴和全身药浴两种,局部药浴多选用足部、小腿为浸泡部位。足部乃运行气血、联系脏腑、沟通内外上下经络的重要起止部位,足三阳经与足三阴经均交接于此,而小腿的角质层较薄,且血管、神经、肌肉丰富,更利于药物透皮吸收。全身药浴是浸泡和熏蒸除头颈部外全身其他部位,作用面积更大,药物利用度更高,适合用于皮损部位广泛的皮肤病。

【操作方法】

1. 全身药浴

(1) 治疗前进行评估:医护人员首先对患者目前的意识状态、体温、脉搏、呼吸、血压的准确数值进行评估,是否可以进行药浴。患者对药浴的认知程度以及是否合作。评估患者皮损部位、皮肤瘙痒的程度、有无感染情况、有无活动受限及生活自理能力等。告知患者药浴的方法及注意事项。

（2）药浴前准备:医护人员洗手、备物,用消毒液刷洗浴盆。物品:煎药机或煎药锅、浴缸(内置浴袋一人一用)、中药(无纺布包装)、热水、毛巾、拖鞋。

（3）药浴过程:将扎紧的中药无纺布袋放入煎药机或煎药锅内煎煮20分钟。浴室开灯,打开排风扇,浴袋放入浴缸内,铺好并放入少量冷水,待药煎好后将药液倒入浴缸内,浴缸加入适量温热水至60~70L(水量根据患者体型大小判断,以药液能浸泡全身为度),水温调至40℃左右;患者将躯体及四肢浸泡于药液中,浴时可用软布或毛巾拭洗,禁用肥皂等碱性洗涤剂及化工药品等;避免强力搓洗;患者浸浴时间为20~30分钟;药浴过程中,询问患者有无不适,以便及时调节药浴温度或停止洗浴;药浴完毕后,用温水冲去药液,拭干。

2. 足部药浴　患者坐位,将煮好的中药药液倒入木桶中,加温水调节温度至40℃左右,水位至足踝或小腿处,浸泡20~30分钟。

【注意事项】

1. 注意保暖,避免受寒、吹风,药浴完毕后立即拭干皮肤,换穿干净衣服后稍事休息10分钟。

2. 药浴时室温、水温均宜适宜,药温保持在40℃左右,应反复向患者交代温度以耐受为宜,不能过烫,以免烫伤;不使药汤太冷,以免产生不良刺激。

3. 药液如需保存,应存放冰箱,以免药汤发生变质,影响治疗效果,发生不良反应。

4. 如药浴无效或者病情反而加重者,则应停止药浴,改用其他治疗方法。

5. 饭前饭后30分钟内不宜药浴,空腹洗浴易发生低血糖休克,饭后饱腹洗浴影响食物消化吸收。

6. 药浴时间不宜过长,控制为30分钟。

7. 药浴过程中如患者发生头晕等不适时,应立即停止药浴,卧床休息。

8. 用药期间忌食辛辣、刺激、生发之物。

9. 女性经期、孕期不宜进行洗浴。

10. 注意浴室、浴盆的清洁,浴袋一人一用,避免交叉感染。

11. 严重的心脑血管系统疾患、神经精神系统疾患、出血倾向及体质虚弱的患者不宜进行药浴治疗。

【临床应用举例】

1. 足癣

湿热下注证:症见足部密集水疱,甚至足部红肿,瘙痒难耐,气味腥臭。苦参30g,白鲜皮30g,蛇床子20g,黄柏30g,百部15g,地肤子15g,土槿皮15g,白矾10g,枯矾5g,半枝莲15g,煎水足浴,一日一次。

血虚风燥证:症见足底皮肤肥厚、干燥、脱屑、皲裂,有不同程度的瘙痒。伸筋草30g,透骨草30g,黄精20g,桃仁20g,红花10g,皂角20g,大枫子30g,

明矾 10g,煎水足浴,一日一次。

2. 银屑病

血热证:症见皮疹鲜红,多呈点滴状,鳞屑较多,表层易剥离,基底有点状出血,瘙痒明显。生槐花 30g,紫草 30g,丹皮 30g,马齿苋 30g,大青叶 30g,侧柏叶 30g,生地榆 30g,土茯苓 30g,白英 30g,煎水浸浴,一日一次。

血虚风燥证:症见皮疹色淡,鳞屑较多,病程较久。鸡血藤 30g,当归 30g,楮桃叶 50g,生地 30g,玄参 20g,桃仁 10g,伸筋草 30g,威灵仙 30g,煎水浸浴,一日一次。

血瘀证:症见皮损呈肥厚性斑块,颜色黯红。鸡血藤 30g,丹参 30g,当归 20g,莪术 15g,红花 12g,紫草 15g,鬼箭羽 20g,桃仁 12g,赤芍 15g,牡丹皮 15g,半枝莲 15g,煎水浸浴,一日一次。

3. 湿疹

湿热证:症见皮损潮红灼热,丘疱疹密集,瘙痒剧烈。黄柏 30g,苦参 30g,地肤子 30g,荆芥 12g,野菊花 30g,马齿苋 30g,蒲公英 30g,煎汤洗浴,一日一次。

血虚风燥证:症见皮损肥厚粗糙、脱屑,表面有抓痕、血痂,颜色黯红或色素沉着,阵发性瘙痒。蛇床子 30g,威灵仙 30g,紫草 30g,当归 30g,楮桃叶 30g,煎汤洗浴,一日一次。

4. 结节性痒疹

湿毒瘀结证:症见皮肤黯褐色结节,表面粗糙,质地坚硬,瘙痒剧烈。皂角 15g,没药 15g,莪术 10g,黄柏 15g,苦参 20g,蛇床子 15g,花椒 15g,艾叶 10g,威灵仙 30g,秦艽 20g,煎汤洗浴,一日一次。

（白彦萍　白冬洁）

第七节　火针疗法

【概述】

火针疗法是将一种特殊质料制成的粗细针在火上烧红后迅速刺入人体一定穴位和部位的治疗方法。《黄帝内经》称"大针""燔针";《伤寒论》亦称"烧针";《资生经》称"白针"。明清以来,在《针灸聚英》《针灸大成》《针灸集成》中谓"火针"。现代研究认为火针具有祛寒除湿、消瘤散结、益肾壮阳、宣肺定喘、除麻止痒及清热解毒等作用,不仅适用于寒证、痛证的治疗,还可借助温热之力,引动火毒热邪外出,也适用于热证的治疗。

【中医机制】

火属阳,可助阳制阴、温补机体阳气,故《针灸聚英》云:"针假火力,无邪则温补。火不虚人，以壮人为法也。"火针借其温热之性能散寒止痛、祛湿消肿，促进气血运行使血运通畅、气机调和，故《素问·调经论》曰："血气者，喜温而恶寒，寒则涩不能流，温则消而去之。"张景岳云："燔针，烧针也，劫刺，因火气而劫散寒邪也。"火针具有引邪外出的作用，《针灸聚英》云："盖火针大开其孔穴，不塞其门，风邪从此而出"，"若风寒湿之气在于经络不出者，宜用火针以外发其邪"。同时火性炎上，善升散，故火针可引热、毒之邪外出，有"火郁发之""以热引热"之义。火针还可以通过刺络放血达到消瘾散结排脓的作用。贺普仁总结火针疗法具有针和灸的双重作用，既有针的刺激又有灸的温热刺激，火针通过温热刺激穴位和部位增强人体阳气、鼓舞正气、调节脏腑、激发经气、温通经脉、活血行气，因此火针具有助阳补虚、升阳举陷、消瘾散结、生肌排脓、除麻止痉、祛痛止痒等作用。刘百生等认为火针治疗疾病是通过借火助阳、以热引热、开络止血、借火化物来实现。

【现代机制】

现代有关临床研究报道指出，以火针刺激病位及反射点，能迅速消除或改善局部组织水肿、充血、渗出、粘连、钙化、挛缩、缺血等病理变化，从而加快循环，旺盛代谢，使受损组织和神经重新恢复。火针点刺具有消坚散肿、促进慢性炎症吸收作用，可将病变组织破坏，激发自身对坏死组织的吸收。红外热像图观察表明：火针治疗后，病变部位的平均温度升高 0.2397℃，表明局部血液循环改善和局部组织代谢加强，这种反应有利于炎症等病理反应的消失和肌肉皮肤等正常组织的营养。张晓霞等认为，火针对机体的灼热刺激可以在皮肤上形成局部充血或是有红、热、痛及轻微的水肿现象，这种热力的刺激伤及了表皮与真皮，甚至深达肌层，进而使该部位附近的血管扩张，血管壁的渗透性增强，血浆由血管壁内渗出，从而使机体的应激性增强。

综上，中医认为，火针疗法具有散寒止痛、促进气血运行使血运通畅、引邪外出、增强人体阳气、消瘾散结、生肌排脓、除麻止痉等治疗作用。现代研究发现火针具有加快局部血液循环、促进慢性炎症吸收、增强机体应激性等作用。

【分类】

皮肤科常使用四种火针，即尖头盘龙柄火针、毫火针、平头火针及多头火针。根据不同病证、不同部位、患者不同体质选取不同规格的火针。如：毫火针、细火针多用于面部、额部等皮肤薄嫩的部位及年老体弱、儿童等耐受力差的患者，适用于带状疱疹、痤疮、白癜风等疾病；中粗火针、粗火针多用于四肢躯干部皮肤丰厚、肌肉坚实处或皮肤角化严重的部位，适用于银屑病、神经性皮炎、慢性湿疹等疾病；平头火针多用于皮疹表浅的部位，适用于扁平疣、老年斑等疾病；多头火针多用于皮损面积较大的非面部皮损，适用于带状疱疹及带状疱疹后遗神经痛、银屑病、慢性湿疹、皮肤瘙痒症等疾病。

【操作方法】

1. 部位选择 根据病证选取皮损部位或皮损周围、腧穴、血络、体表阳性反应点或反应点周围等部位，可在选定针刺部位处加以标记，以确保针刺的准确性。

2. 体位选择 根据患者病情及针刺部位，可选择患者舒适安全，医生便于操作的体位，选穴定位后嘱患者不要更改体位，避免影响取穴的准确性、烫伤正常的组织。

3. 消毒 进针前做好消毒工作，主要包括：针具器械、医者双手、患者的施术部位等。

4. 施术方法 操作者左手持酒精灯（酒精灯内酒精装 1/3 以下即可），使火焰靠近患者皮损部位，并距先前选定的针刺部位 10~15cm，烧不同粗细的针，火焰离皮肤的距离应不同。烧针角度宜针体与火焰水平成 45°，右手拇、食、中指持针柄，置针于火焰的外焰，先加热针体烧至发红，再加热针尖烧至发白，进行点刺法、密刺法、散刺法、围刺法、刺络法等。针刺深度取决于皮损深度。以针尖透过皮肤病变组织，未接触正常组织为宜，不超过皮损基底部。

【注意事项】

1. 烧针时注意防止火焰或燃烧的酒精滴下灼伤患者。

2. 施术时应注意安全，施术环境远离易燃物，防止烧伤或火灾等事故发生。

3. 施针时应避开大的神经、血管以免引起大出血或损伤神经；避开关节或骨凸部位；避开皮肤严重破溃、糜烂处。

4. 年老体弱者、围产期妇女及婴幼儿慎用。

5. 糖尿病患者或过敏体质者慎用。

6. 精神过于紧张、饥饿、疲劳患者不宜用，避免晕针。

7. 针刺后不宜使用化妆品涂抹。

8. 针孔处当天不宜着水，以防感染。

9. 针孔局部若出现微红、灼热、轻度疼痛、瘙痒等症状属正常现象，不宜搔抓，待其局部结痂后自然脱落。针后结痂处应注意防晒，避免色素沉着。

10. 饮食要清淡合理，少食辛辣、厚腻之品。保持心情舒畅。

【临床应用举例】

1. 急性期带状疱疹 皮损特点多为绿豆大小的水疱，簇集成群，疱壁较紧张，基底色红，常排列成带状；严重者，皮损可表现为血性，或可见坏疽性损害。取穴：皮疹区、肝俞、阳陵泉、脾俞、大椎。针法：找准穴位，用指甲按压做好标记消毒，将针身烧红，利用腕力，将针快速垂直刺入腧穴，疾速出针，针刺深度根据腧穴而定，一般为 2~5mm，隔日 1 次，5 次为 1 疗程。间隔 3 日继续下一疗程。

2. 斑块型银屑病　皮损为黯红色斑块,增殖较厚、白色鳞屑多,证候属于血瘀者采取局部火针疗法。①取穴:局部皮损部。②操作方法:常规皮肤消毒;操作者左手持酒精灯,尽可能接近施术部位,置针于火焰的中焰,先加热针体,再加热针尖,把针烧至发白;快速垂直刺入皮损,然后迅速出针。点刺深度不超过皮损基底部,根据病变范围不同,针间距为 0.5~1cm,稀疏均匀,由病变外缘环向中心点刺,施术完毕后用干棉球封闭针孔,再次常规消毒。③疗程:7 天治疗 1 次,治疗 8 周共 8 次。

3. 寻常痤疮　皮损主要表现为粉刺、丘疹、脓疱、结节、囊肿等,部分遗有瘢痕,好发于面颊、额部,其次是胸背部及肩部,对称分布,常伴皮脂溢出。取穴:阿是穴。取每个皮损顶部中央,较大的结节或囊肿取皮损顶部和基底部。充分暴露皮损部位,选择好进针点。常规消毒后,用左手持酒精灯,右手持火针针柄,将针置于火焰的外焰,将针体前 2/3 烧至发红后,垂直快速刺入皮损顶部。若皮损为粉刺、丘疹、脓疱,常规点刺一下即可,用消毒棉签稍挤压,把皮损中的脂栓、脓栓、脓血清除;若皮损为结节或囊肿,则在其中心和周围多处点刺,稀疏均匀,结节坚硬者切忌挤压,以防炎症扩散;若为囊肿,刺破囊壁时则有落空感,用消毒棉签轻轻挤出囊内脓血、脓栓。5 天治疗 1 次,共 4 次。

(白彦萍　张丽雯)

第八节　针 刺 疗 法

【概述】

针刺疗法是在中医理论指导下,将针具刺入人体某一穴位,运用捻转和提插等针刺手法调节神经系统的功能,从而达到治疗疾病的目的,并且针刺手法如刺激轻重、捻转角度的大小、捻动的快慢、捻转的方向和时间的长短,都会影响到治疗效果。

【中医机制】

针刺手法具有多种形式,但其作用机制大同小异·《灵枢·海论》记载:"十二经脉者,内属于脏腑,外络于肢节。"人体的腧穴是人体脏腑经络之气反映于体表的特殊部位,与经络、脏腑、气血的关系非常密切。《灵枢·九针十二原》说:"欲以微针通其经脉,调其血气,营其逆顺出入之会。"通过对人体外部腧穴的刺激,可以起到通经活络、调理气血、增强脏腑的作用,从而达到治疗疾病的目的。

【现代机制】

皮肤是人体最大的器官,分布有丰富的神经末梢,有触觉、温度觉、痛觉等感受器。而皮肤病皮肤的表现与内脏功能及节段性神经分布密切相关,通过针刺皮肤,可以诱导外周神经系统和中枢神经系统产生兴奋性或者抑制性调节反应,进而影响机体的体液、内分泌、免疫等系统,最终使人体产生局部或整体的良性调节效应,使各组织器官的生理功能趋向正常,从而达到治疗目的。

综上,中医认为针灸可使瘀阻的经络通畅,促进气血运行,从而改善机体病理状态,能够通过调节局部神经功能状态,进而调节机体整体的神经内分泌网络,从局部到整体发挥治疗作用。

【分类】

针刺治疗又分为常规针刺疗法、皮肤针疗法、耳针疗法等,常规针刺疗法是在中医理论尤其是经络学说指导下,辨证选穴,进而确立针刺治疗方法的治疗方案。皮肤针疗法则是运用皮肤针,如"梅花针""七星针"等,叩刺人体一定部位或穴位,激发经络功能,调整脏腑气血,以达到治疗目的的治疗方法。耳针疗法是在相应的耳穴上采用针刺治疗的方法。

【操作方法】

1. 常规针刺疗法

(1)针具和体位选择:针刺时,应根据患者的性别、年龄、形体的肥瘦、体质的强弱、病情的虚实、病变部位的表里深浅和腧穴所在位置,选择长短、粗细适宜的针具和体位。

(2)消毒:进针前做好消毒工作,主要包括:针具器械、医者双手、患者的施术部位等。

(3)进针手法:操作时,应双手协同操作,紧密配合。

(4)行针和得气:进针后,采用提插法和捻转法,也可同时配合辅助手法,使患者产生相应的针刺反应。

2. 皮肤针疗法 将针具与叩刺部位常规消毒,以右手持针,运用腕部力量弹刺,使针尖叩刺皮肤后,立即弹起,如此反复进行叩刺。

3. 耳针疗法 首先定准耳穴,然后进行消毒。进针时,医者左手拇、食指固定耳郭,中指托着针刺部的耳背,然后用右手拇、食指持针,用快速插入的速刺法或慢慢捻入的慢刺法进针均可。

【注意事项】

1. 严格消毒,防止感染。

2. 过度疲劳、精神高度紧张、饥饿者不宜针刺;年老体弱者针刺应尽量采取卧位,取穴宜少,手法宜轻。

3. 怀孕妇女针刺不宜过猛,腹部、腰骶部及能引起子宫收缩的穴位如合谷、三阴交、昆仑、至阴等禁止针刺。

4. 有出血性疾病的患者,或常有自发性出血,损伤后不易止血者,不宜针刺。

5. 皮肤感染、溃疡、瘢痕和肿瘤部位不予针刺。

6. 皮肤针操作时,叩击时针尖与皮肤必须垂直,弹刺要准确,强度要均匀,可根据病情选择不同的刺激部位或刺激强度。

【临床应用举例】

1. 银屑病

针刺疗法:取穴:风池、风门、三阴交、阳陵泉、曲池、血海、天井、少海。施提插结合捻转补泻。瘙痒部位以皮肤针叩击 10 分钟。

2. 带状疱疹后遗神经痛

针刺疗法:①取相应脊髓节段的夹脊穴。疼痛发于面颊部的取颈 2~颈 4 夹脊穴,疼痛发于胸背部者取胸 4~胸 11 夹脊穴;发于腰腹部者取胸 10~腰 2 夹脊穴;发于上肢者取颈 5~胸 2 夹脊穴;发于下肢者取腰 1~腰 5 夹脊穴。以毫针向脊柱方向以 30° 进针 1 寸许,行提插泻法。②根据病变范围,对疼痛局部采取围刺法。以毫针于皮损边缘处以 30° 夹角进针,向中央斜刺 0.5 寸左右,围刺的针间距 1.5cm 左右,针法以提插泻法为主。得气后留针 30 分钟,日 1 次。

3. 神经性皮炎

针刺疗法:以曲池、大椎、血海为主穴,肝郁化火型加侠溪、行间;风湿蕴肤型加肺俞、阴陵泉;血虚风燥型加脾俞、外关。留针 30 分钟。皮肤针疗法:首先督脉自大椎至长强,连叩 3 遍,使之微微充血。然后用皮肤针沿背部膀胱经两条侧线循经叩刺 2~3 遍,再叩刺肺俞、肝俞、脾俞,使局部皮肤潮红、微渗血为度。

耳针疗法:主穴:肺、内分泌、皮质下、三焦。配穴:痒甚者加神门,热甚者加耳尖,因情志不畅者加心,病久不愈者加枕,热甚瘙痒剧烈者加耳尖放血。

4. 慢性荨麻疹

针刺疗法:主穴:曲池、合谷、血海、足三里、三阴交,均取双侧穴,行提插补泻手法,多补少泻。配穴:兼阳虚畏寒者加肺俞、脾俞、肾俞;兼腹痛者加足三里、天枢,兼烦躁失眠者加神门、印堂。留针 30 分钟,隔日 1 次。

（白彦萍 王菲菲）

第九节 火 罐 疗 法

【概述】

火罐是以罐为工具,利用燃烧排出罐内空气,形成负压,使罐吸附于施术部位,产生温热刺激并造成瘀血现象的一种疗法,外治皮肤,内调脏腑,达到行气化瘀,祛邪排毒,通痹止痛,清热消肿的功效。

【中医机制】

中医认为,人体是一个有机的整体,五脏六腑、四肢百骸各个部位都不是孤立存在的,而是内外相通、表里相应、彼此协调、相互为用的整体。拔罐疗法通过对皮肤、毛孔、穴位的吸拔作用,鼓舞全身气血运行,温煦皮毛,调整脏腑功能、扶正祛邪、平衡阴阳,达到行气活血、通经活络、消肿止痛、祛风散寒除湿的作用,对机体进行良性的刺激,促使机体恢复正常功能。

【现代机制】

现代医学研究认为,拔罐所产生的负压是疗效产生的主要因素。负压具有扩张血管,产生良性刺激的作用,加之其对皮肤有温热作用,促进局部血液循环,加强新陈代谢,使机体恢复正常功能状态。但负压应处于一定的水平范围内,一般认为 $-0.05\sim-0.03$MPa 的负压可以使拔罐部位的血流量显明显升高,产生显著的疗效,且不会破坏机体组织。另外,研究发现,拔罐疗法可以对人体的免疫功能进行双向调节,可使偏高或偏低的免疫球蛋白恢复到正常水平。并可通过体液免疫和细胞免疫以调整免疫功能,增强机体抵抗力,促使疾病好转。其次,拔罐疗法能减少经脂多糖诱导的腹膜炎老鼠模型腹腔液中的促炎介质 TNF-α 及 IL-6 的产生,说明拔罐可使体内抗炎及促消退脂质成分升高,促炎脂质减少,为其促进机体免疫自稳提供了科学依据。

综上,拔罐通过负压的吸吮和温热作用,改变局部毛细血管的通透性,刺激全身的免疫功能,从而改善局部或全身的血液循环及新陈代谢。

【分类】

火罐疗法分为闪罐法、留罐法和走罐法三种。闪罐法较其他方法温热作用更为显著,且其不需长时间附着于皮肤上、不留罐斑,适用范围更为广泛,更有按摩皮肤的作用。留罐法是临床最常用的罐法,也是最重要的方法,一般用于肌肉较丰厚部位,不用于骨骼凹凸处。走罐法一般选取膀胱经,《灵枢·经脉》曰:"足太阳膀之脉,起于目内眦……其直者,从巅入络脑……夹脊抵腰中,入循膂……"膀胱经肌肉丰厚且平坦,易于走罐,且膀胱经上分布有肺俞、脾俞、胃俞、肾俞、三焦俞、膀胱俞等背俞穴,可以增强拔罐的内脏调理作用。

【操作方法】

1. 施术前准备

(1)根据病证、操作部位选择不同型号罐具,罐具口应略大于皮损区,罐体应完整无碎裂,罐口内外应光滑无毛糙,罐内壁应擦拭干净。

(2)根据病证选择适当的治疗部位,选择肌肉丰富,富有弹性,无毛发及骨骼凹凸的部位,以防掉罐。

(3)根据患者病情及拔罐部位,可选择患者舒适安全且医生便于操作的体位,一般选择俯卧位、仰卧位或坐位。

(4)治疗环境应清洁卫生,环境温度适宜。

(5)医者双手先用肥皂水清洗干净,再用 75% 酒精擦拭。拔罐部位一般不需消毒。

2. 施术方法

（1）闪罐法：用镊子或止血钳夹住棉球，蘸取适量95%酒精，点燃棉球，将其伸入罐内，在罐内壁中段绕一圈后，迅速退出，然后迅速将罐罩在施术部位。将罐吸附于应拔部位，随即取下，再吸拔、再取下，反复吸拔至局部皮肤潮红，或罐体底部发热为度。动作要迅速而准确。

（2）留罐法：吸拔方法同闪罐法，将吸拔在皮肤上的罐具留置一定时间，使局部皮肤潮红，甚或皮下瘀血呈紫黑色后再将罐具取下。留罐时间通常为5~10分钟。起罐时一手握住罐体腰骶部向前倾，另一手拇指或食指按压罐口边缘的皮肤，使罐口与皮肤之间产生间隙，空气进入罐内，即可将罐取下。起罐后用酒精棉球或碘伏棉签擦拭拔罐处。

（3）走罐法：用于腰背、大腿等肌肉丰厚部位，可选用口径较大的罐，罐口必须光滑，先在欲拔部位或罐口涂抹适量凡士林或刮痧油等润滑剂，将罐吸拔于皮肤上，握住罐体，向上下或左右往返推动，推动过程中可将移动方向罐口稍向上抬，利于罐体移动。至所拔部位潮红、充血甚至瘀血时，将罐起下。本法适用于肥厚浸润型皮肤病，如斑块性银屑病、神经性皮炎等。

3. 施术后处理 拔罐后出现点片状紫红色瘀点、瘀斑，或兼微热痛感，或局部发红，片刻后消失，恢复正常肤色，属于拔罐后的正常反应。若由于拔罐时间过长出现水疱，可用毫针或一次性注射器针头等无菌针具刺破水疱放出液体，再常规消毒，水疱小者无须处理，可自然吸收。

【注意事项】

1. 注意保暖，避免受寒、吹风，拔罐结束后稍事休息10分钟。

2. 留罐时间不宜过长，通常为5~10分钟，可根据拔罐后皮肤状况、拔罐部位、患者年龄段等做出相应调整。

3. 操作中防止烫伤。蘸取酒精量以湿润棉球但不滴落为宜；操作过程中应避免火焰烧灼罐口；拔罐前应检查罐具，罐内不能留有酒精。

4. 棉球伸入罐内的位置，以罐口与罐底的外 1/3 与内 2/3 交界处为宜。

5. 饭前及饭后 30 分钟内不宜拔罐，空腹拔罐易发生低血糖休克，饭后饱腹拔罐影响食物消化吸收，及取仰卧位拔罐时易引起腹部不适感。

6. 拔罐过程中若出现头晕、胸闷、恶心欲吐、肢体发软、冷汗淋漓，甚至瞬间意识丧失等晕罐现象，应立即取罐，卧床休息，使患者呈头低脚高位，必要时可饮用温开水或温糖水等，密切关注其心率、血压变化，严重时按晕厥处理。

7. 老人、儿童、体质虚弱及初次接受拔罐者，拔罐数量宜少，留罐时间宜短。孕妇、产妇、女性经期及婴幼儿慎用。

8. 急性严重疾病、传染性皮肤病、皮肤肿瘤、严重的心脏病、心力衰竭、精神分裂、抽搐、高度神经质及不合作者、出血倾向及体质虚弱者,及皮肤过敏、破溃部位,急性外伤性骨折、中重度水肿部位不宜进行拔罐治疗。

【临床应用举例】

1. 银屑病

(1)寻常型银屑病:进行期可行闪罐法,取大椎、曲池、委中等穴位以泻热解毒;静止期行闪罐法或留罐法,取肺俞、脾俞、肾俞、三阴交等穴位以补气活血;退行期可选用留罐法,取血海、足三里、脾俞等穴位以加强养血活血、扶正祛邪功效。

(2)斑块型银屑病:通常选用走罐法,于皮损处往返推动 40 次左右,吸附力以罐内皮肤凸起 3~4mm 为宜,每周 2~3 次,两周为一疗程。

2. 慢性湿疹 对于慢性肥厚性皮损者,可选用留罐法,以局部皮损为主,以达到舒筋通络、行气活血的作用,每周 2~3 次,两周为一疗程。

3. 神经性皮炎 对于皮损浸润肥厚者,可选用留罐法或走罐法,以局部皮损部位为主,每周 2~3 次,两周为一疗程。

4. 带状疱疹及带状疱疹后遗神经痛 可使用闪罐法、火罐法、走罐法,以皮损部位阿是穴为主,以达到通络行气活血的功效,每日一次,10 日为一疗程。

5. 荨麻疹 取神阙穴,用大号玻璃罐拔之,先留罐 5 分钟,起罐后再拔 5 分钟,如此反复拔 3 次;也可用闪罐法反复拔罐至穴位局部充血。两日一次,10 日为一疗程。

(白彦萍　宋晓娟)

第十节　刺血拔罐疗法

【概述】

刺血拔罐疗法,又称刺络拔罐,是以中医基础理论中的经络学说和气血学说为基础,由刺络法和拔罐法相结合而成的。主要是使用三棱针、七星针或其他能刺血的针具等,在相应的穴位上,或者局部病患处叩刺或者点刺出血,同时在出血处加以拔罐治疗。该疗法有泄热解毒、消肿散结、疏通经络、祛瘀生新、调和气血、调整阴阳等功效。

【中医机制】

刺络拔罐的基础是放血疗法,《黄帝内经》就已经有较全面的论述,如《灵枢·九针十二原》提出了"满则泄之,菀陈则除之"的治疗原则,《素问·针解》则释之更详:"菀陈则除之,出恶血也",《素问·血气形志》认为"凡治病必先去其血"。后世在实践过程中将刺络放血法与拔罐法相结合,形成了刺络拔罐法。晋代葛洪《肘后方》有用"针角"治病的记载,把针刺与拔罐(拔罐古代又称为"角法")结合用于临床。该疗法可以通过皮肤针叩刺皮部和火罐的吸拔,直接排出血脉的瘀阻,以开窍泻热,温经活血,行气逐瘀,同时还可以激发调节脏腑经络功能,以疏通经络,调和气血,促使机体恢复正常。

【现代机制】

现代研究认为刺络拔罐可通过刺血破坏局部血管的完整性,改善局部微循环,并使血管内皮细胞活化,引起复杂的生理病理效应,从而产生细胞内、细胞间及血管局部和整体的调节反应;可通过拔罐的机械性刺激和温热治疗作用,使毛细血管扩张充血、破裂出血,并产生类组胺物质进入血液,增强血管壁的通透性,提高白细胞和网状细胞的吞噬能力,增强组织器官的活力,提高机体免疫力。此外,该疗法还可以通过刺激皮肤及血管的感受器而影响中枢神经系统的信号传入,进而调节兴奋与抑制过程,使患部皮肤相应的组织代谢旺盛,促进机体恢复原有功能,使疾病痊愈。

综上,该疗法不但可以改善微循环,还会刺激局部组织引起一些特有的生化改变,并通过神经—体液的调节,增强局部组织耐受性,提高相应各组织器官的活力,增强机体的抗病和修复能力,并使组织内的有害物质可随血流的加速而被清除,从而达到治愈疾病的目的。

【分类】

1. **局部叩刺拔罐** 在病变局部,由外围向中心叩刺,再在被扣部位拔罐。

2. **穴位叩刺拔罐** 在选定的某些穴位上叩刺后拔罐。

3. **循经叩刺拔罐** 取疾病与脏腑络属相关的经络或循行经过病处的经络为主进行叩刺拔罐。叩刺及拔罐的顺序应同经脉的循行路线相一致。

4. **整体叩刺拔罐** 根据病情需要,合理选择上述 2~3 种方法结合进行治疗。

【操作方法】

1. **治疗前进行评估** 医护人员首先应评估患者是否可以进行刺络拔罐治疗,告知患者刺络拔罐治疗的方法及注意事项。

2. **治疗前准备** 医护人员洗手、备物,用消毒液刷洗浴盆。物品:75% 酒精或碘伏、无菌棉签(带棉球)、三棱针、玻璃罐。操作前应检查罐口是否平整。

3. **治疗过程** 针刺部位或穴位处常规消毒后,用三棱针点刺出血或用皮肤针叩打,以皮肤红润稍有渗血为度,再迅速将火罐吸拔于点刺的部位,使之出血,留置时仔细观察出血多少决定拔罐的时间。一般每次留罐约 10 分钟。

4. **治疗后处理** 用无菌纱布擦拭血迹,并再次消毒针刺部位。每次除去火罐后遗留之瘀血斑可外涂活血化瘀药膏促进其消退。

该疗法一般每次取 3~5 穴为宜,3 天治疗 1 次,10 次为 1 个疗程,连续 2 个疗程后休息 1 周。若效果不理想,可联合其他疗法。

【注意事项】

1. 对患者交代病情,解释治疗操作,消除思想顾虑。

2. 过饱过饥、惊吓后、精神紧张者不可刺。

3. 注意保暖,避免受寒、吹风。

4. 严格消毒,防止感染。

5. 点刺手法宜轻、稳、准、快,不可用力过猛,刺入过深。

6. 勿伤及动脉,并控制出血量。

7. 医师注意戴手套,避免患者血液碰触自己,尤其伤口上。

8. 注意控制出血量,以数滴至 3~5ml 为宜。

9. 治疗过程中如患者发生头晕及不适时,停止治疗,卧床休息。

10. 用药期间忌食辛辣、刺激、生发之物。

11. 严重的心脑血管系统疾患、神经精神系统疾患、出血性疾患、恶性肿瘤、活动性肺结核、急性传染病、孕妇及体质虚弱的患者不宜进行刺血拔罐治疗。

【临床应用举例】

1. 寻常型银屑病

(1) 血热证:症见皮疹鲜红,多呈点滴状,鳞屑较多,表层易剥离,基底有点状出血,瘙痒明显。选取大椎穴、肺俞穴、膈俞穴、脾俞穴,进行刺血拔罐治疗,其中双侧肺俞穴、膈俞穴、脾俞穴交替进行治疗,3 天治疗一次。

(2) 血虚风燥证:症见皮疹色淡,鳞屑较多,病程较久。选取大椎穴、肺俞穴、脾俞穴进行刺血拔罐治疗,其中双侧肺俞穴、脾俞穴可交替进行治疗,3 天治疗一次。

(3) 血瘀证:症见皮损呈肥厚性斑块,颜色黯红。选取大椎穴、肺俞穴、肝俞穴、脾俞穴进行刺血拔罐治疗,其中双侧肺俞穴、肝俞穴、脾俞穴交替进行治疗,3 天治疗一次。

2. 痤疮

(1) 肺经风热证:多以丘疹损害为主,可有脓疱、结节、囊肿,伴口渴喜饮、大便秘结,小便短赤,舌苔薄黄,脉数。选取大椎穴、肺俞穴、膈俞穴进行刺血拔罐治疗,其中双侧肺俞穴、膈俞穴可交替进行治疗,3 天治疗一次。

(2) 脾胃湿热证:颜面皮肤油腻不适,皮疹有脓疱、结节、囊肿等,伴口臭、便秘,或有纳呆、腹胀、便溏等,舌苔黄腻,脉滑数。选取大椎穴、肺俞穴、脾俞穴、胃俞穴进行刺血拔罐治疗,其中双侧肺俞穴、脾俞穴、胃俞穴可交替进行治疗,3 天治疗一次。

(3) 冲任不调证:病情与月经周期有关,伴月经不调、痛经,舌质黯红,苔薄黄,脉弦细数。选取大椎穴、肝俞穴、脾俞穴、肾俞穴、膈俞穴进行刺血拔罐治疗,其中双侧肝俞穴、脾俞穴、肾俞穴、膈俞穴可交替进行治疗,3天治疗一次。

3. 带状疱疹后遗神经痛　带状疱疹后遗神经痛是由于亲神经性的带状疱疹病毒侵袭神经末梢,以刺痛、烧灼痛、撕裂痛、紧痛为主,少数患者伴有麻木或奇痒。治疗时可根据西医神经解剖定位,确定支配痛区的神经节段,取患侧相应的夹脊穴及局部穴位进行刺血拔罐治疗,一次取 3~5 穴为宜,隔天治疗一次。

（1）发于前额、面颊及耳部者:取颈 2~ 颈 4 夹脊穴。

（2）发于胸胁部:取胸 4~ 胸 8 夹脊穴。

（3）发于腰部者:取胸 8~ 胸 12 夹脊穴。

（4）发于上肢者:取颈 5~ 胸 2 夹脊穴、肩髃穴。

（5）发于下肢者:取腰 1~ 腰 5 夹脊穴、委中穴。

（6）病久者痛处取阿是穴。

4. 神经性皮炎

（1）肝郁化火证:证见皮损色红,心烦易怒或精神抑郁,失眠多梦,眩晕、心悸,口苦咽干,舌红,脉弦滑。选取皮损局部并配合大椎穴、肺俞穴、肝俞穴、脾俞穴进行刺血拔罐治疗,其中双侧肺俞穴、肝俞穴、脾俞穴可交替进行治疗,一次取 3~5 穴为宜,隔天治疗一次。

（2）血虚风燥证:证见皮损色淡或灰白,肥厚粗糙,素体虚弱、心悸怔忡,气短健忘,或月经不调,舌淡,脉沉细。选择皮损局部并配合其相应神经节段的夹脊穴进行刺血拔罐治疗,其中头、面、颈部及上肢皮炎选取颈夹脊穴及胸夹脊穴(胸 1~ 胸 12);下肢及腹部皮炎选取腰夹脊穴(腰 1~ 腰 5),皮损增厚明显处可稍密集性点刺,一次取 3~5 穴为宜,隔天治疗一次。

（白彦萍　押丽静）

第十一节　穴位埋线疗法

【概述】

穴位埋线疗法是以中医理论和经络学说为指导,在传统针灸医学的基础上,利用现代科学手段不断创新和发展出来的中西医结合的新疗法,是将可吸收性外科缝线置入穴位内,利用线对穴位产生的持续刺激作用以防治疾病的方法。具有以线代针、刺激持久、简便经济的特点,能够协调脏腑、平衡阴阳,疏通经络、调和气血,补虚泻实,扶正祛邪,通过双向调节作用使人体达到动态阴阳平衡。

【中医机制】

一方面,穴位埋线疗法保留了传统针灸的治疗作用,"疏其气血,令其条达",疏通经络,调节人体的营卫气血和脏腑功能,达到人体阴阳的动态平衡,以治愈疾病。另一方面,穴位埋线疗法是在留针的基础上发展起来的,可以对局部穴位形成持久而柔和的非特异性刺激,达到"催气、候气"的目的,加强协调脏腑、疏通经络、调和气血、补虚泻实的治疗作用。

此外,埋线时常常会刺破络脉,出现少量出血或渗血,具有一定的刺血效应。《素问·调经论》"血去则经隧通矣",可以改善局部的微循环,加强机体的防御机制。埋线前的局部麻醉相当于可以产生穴位封闭作用,对中枢及末梢神经具有一种综合作用。

【现代机制】

传统埋线疗法中的羊肠线进入人体后,经液化、吸收,可作为异种蛋白刺激、诱发体内的变态反应,提高人体的应激能力,增强人体的免疫功能,调节有关脏腑器官功能。在机体免疫功能亢进时,亦能负性调节,达到平衡。对机体的免疫功能具有双向调节作用。

同时,穴位埋线后,局部代谢增强,促使血液循环及淋巴回流,改善了局部的营养状态,并且通过神经—体液调节对疾病发挥治疗作用。

综上,穴位埋线疗法既保留了传统针灸疗法的作用,又对人体形成一种持久而柔和的非特异性刺激,同时通过刺血效应和穴位封闭效应,提高人体的应激能力及代谢水平,双向调节人体的免疫能力,最终达到协调脏腑、疏通经络、调和气血、补虚泻实的治疗作用。

【分类】

1. **注线法** 用镊子夹取一段已消毒备用的羊肠线(长短粗细根据病情和埋线部位确定),从针突孔放置在腰椎穿刺针套管的前端,从套管尾孔插入一段针芯。用右手拇、食指捏住针柄,左手用棉球夹住套管中下段,在皮丘处快速刺入皮下。然后边推针芯边退针管,将羊肠线推注进穴位皮下或肌层,针孔处敷盖消毒纱布或创可贴。

2. **植线法** 剪取一根 2~4cm 长的羊肠线,置于埋线针针尖缺口,两端用血管钳夹住线圈挂在缺口上,右手持针,左手持钳,针尖缺口向下以 15°~40° 刺入,当针头缺口进入皮内后,松开血管钳,右手持续进针直至羊肠线头完全埋入皮下,再进针 0.5cm(或刺至需要深度),随后把针退出,用棉球或纱布压迫针孔片刻,再外盖敷料。

3. **穿线法** 在穴位两侧或上下两端 1~2cm 处常规消毒局麻后,用拇指和食指捏起两皮丘间皮肤,用持针钳夹住穿有羊肠线的皮肤缝合针,从一侧局麻点刺入,穿过穴位下方的皮下组织或肌层,从对侧局麻点穿出,捏起两端羊肠线来回牵拉,使穴位产生酸、麻胀感后,将羊肠线贴皮剪断,放下两针孔间皮肤,使线头缩入皮内,用无菌纱布包扎 5~7 天。

4. 切埋法 穴位消毒局麻后,用手术刀尖切开穴位处皮肤 0.5~1cm,先将血管钳探到穴位深处,经浅筋膜达肌层探找敏感点按摩数秒钟,休息 1~2 分钟,然后用 0.5~1cm 长的羊肠线 4~5 根埋于肌层内。切口处用丝线缝合一针,盖上敷料,3~5 天后拆线。

5. 割埋法 在局麻皮丘上,用手术刀纵行切开皮肤 0.5cm,用特制的小拉钩,或钝性探针在穴位底部,上下左右拉动按摩,适当摘除脂肪或破坏筋膜,用力要轻柔,使之产生强烈刺激后,将羊肠线植入穴位底部,无菌包扎 5 天。

6. 扎埋法 在穴位两侧或上下各 1.5~2.5cm,局部麻醉,一侧用手术刀尖切开 0.3~0.5cm,用弯止血钳插入穴位深处进行按摩弹拨法,然后用持针器夹住穿有羊肠线的缝合针从切口刺入,穿过穴位深处,从对侧皮丘穿出,又从出口进针,较第一线浅,至切口出针,将线头适当拉紧,打结,剪断并埋入切口深处,包扎。

临床上穿线法、切埋法、扎埋法、割埋法由于创面较大、较深,引起疼痛较剧烈,患者不宜接受,注线法和植线法使用较多。

【操作方法】

1. 术前准备

(1)工具选择:根据病情需要和操作部位选择不同种类和型号的埋线工具和医用线。其中套管针一般可由一次性使用无菌注射针配适当粗细的磨平针尖的针灸针改造而成。或用适当型号的腰椎穿刺针代替,也可以选用一次性成品注射埋线针,或其他合适的替代物。

(2)穴位选择:根据患者病情选取适当的穴位,应根据不同穴位选择适当的深度和角度,埋线的部位不应妨碍机体的正常功能和活动。应避免伤及内脏、脊髓、大血管和神经干,不应埋入关节腔。

(3)体位选择:选择患者舒适、医者便于操作的治疗体位。

(4)环境要求:应注意环境清洁卫生,避免污染。

(5)消毒

1)器械消毒:根据材料选择适当的消毒或灭菌方法。

2)部位消毒:用 0.5% 的碘伏在施术部位由中心向外环形消毒。也可采用 2% 碘酒擦拭,再用 75% 乙醇脱碘的方法。

3)术者消毒:医生双手应用肥皂水清洗、流水冲净,再用 75% 乙醇或 0.5% 碘伏擦拭,然后戴无菌手套。

2. 施术方法

(1)套管针埋线法:对拟操作的穴位以及穴周皮肤消毒后,取一段适当长度的可吸收性外科缝合线,放入套管针的前端,后接针芯,用一手拇指和食指固定剂拟进针穴位,另一只手持针刺入穴位,达到所需的深度,施以适当的提插捻转手法,当出现针感后,边推针芯、边退针管,将可吸收性外科缝合线埋植在穴位的肌层或皮下组织内。拔针后用无菌干棉球(签)按压针孔止血。

(2)埋线针埋线法:在穴位旁一定距离处选择进针点,局部皮肤消毒后施行局部麻醉。取适当长度的可吸收性外科缝线,一手持镊将线中央置于麻醉点上,另一手持埋线针,缺口向下压线,以15°~45°刺入,将线推入皮内(或将线套在埋线针尖后的缺口上,两端用血管钳夹住,一手持针,另一手持钳,针尖缺口向下以15°~45°刺入皮内)。当针头的缺口进入皮内后,持续进针直至线头完全埋入穴位的皮下,再适当进针后,把针退出,用无菌干棉球(签)按压针孔止血,宜用无菌辅料包扎,保护创口3~5天。

(3)医用缝合针埋线法:在拟埋线穴位的两侧1~2cm处,皮肤消毒后,施行局部麻醉。一手用持针器夹住穿有可吸收性外科缝线的皮肤缝合针,另一手捏起两局麻点之间的皮肤,将针从一侧局麻点刺入,穿过肌层或皮下组织,从对侧局麻点穿出,紧贴皮肤剪断两端线头,放松皮肤,轻揉局部,使线头完全进入皮下。用无菌干棉球(签)按压针孔止血。宜用无菌敷料包扎保护创口3~5天。

3. 治疗间隔及疗程 主要根据病情和埋线方式。一般急性患者可3~5天埋线一次,慢性病可15~30天埋线一次。不同埋线方式羊肠线的吸收情况不同。注线法羊肠线吸收较快,刺激较弱,埋线频率可3~7天一次,2~5次为一个疗程,疗程间隔10~15天左右;植线法相对较长,可10~15天治疗一次,3~6次为一疗程,疗程间隔20~30天。穿线法、切割法、埋割法及扎埋法相对更长。

【注意事项】

1. 线在使用前可用适当的药液、生理盐水或75%乙醇浸泡一定时间,应保证溶液的安全无毒和清洁无菌。

2. 操作过程应保持无菌操作,埋线后创面应保持干燥、清洁、防止感染。

3. 若发生晕针应立即停止治疗,按照晕针处理。

4. 羊肠线不宜埋于脂肪组织之中,以防脂肪液化,流出渗液。

5. 不要伤及内脏、脊髓、大血管和神经,根据不同部位选择埋线的角度和深度。

6. 在一个穴位多次治疗,应偏离之前治疗的部位。

7. 穴位埋线后,拟留置体内的可吸收性外科缝线线头不应露出体外,如果暴露体外,应给予相应处理。具体处理方法为:如果采用套管针埋线,可将线头抽出重新操作;如果采用的是缝合线埋线,有一端线头暴露,可用持针器将暴露的线头适度向外牵拉,用剪刀紧贴皮肤剪断暴露的部分,再用一手手指按住未暴露一端的线头部位,另一手提起剪断线头处的皮肤,可使线头置于皮下,如果两端线头均暴露在外,可先用持针器将一端暴露的线头适度向外牵拉,使另一端线头进入皮下后,再按照上述方法操作,使两端线头均进入皮下。

8. 埋线后应进行定期随访,并及时处理术后反应。具体处理方法为:①在术后 1~5 天内,由于损伤及线的刺激,埋线局部出现红、肿、热、痛等无菌性炎症反应,少数病人反应较重,伤口处有少量渗液,此为正常现象,一般不需要处理。若渗液较多,可按疖肿化脓处理,行局部的排脓、消毒、换药,直至愈合。②局部出现血肿一般先予以冷敷止血,再行热敷消瘀。③少数病人可有全身反应,表现为埋线后 4~24 小时内体温上升,一般约在 38℃左右,无局部感染现象,持续 2~4 天后体温可恢复正常。如出现高热不退,应酌情给予消炎、退热药物治疗。④由于埋线疗法间隔较长,宜对埋线患者进行不定期随访,了解患者埋线后的反应,及时给出处理方案。⑤如病人对线过敏,治疗后出现局部红肿、瘙痒、发热等严重反应,甚至切口处脂肪液化,线体露出,应适当做抗过敏处理,必要时切开取线。

9. 存在以下情况时应慎用埋线疗法　①孕妇的小腹部和腰骶部,以及其他一些慎用针灸的穴位;②女性月经期;③患者精神紧张、大汗、劳累后或饥饿时;④有出血倾向的患者。

10. 存在以下情况时应忌用埋线疗法　①皮肤局部有炎症、溃疡或破损处;②有糖尿病及其他各种疾病导致的皮肤和皮下组织吸收和修复功能障碍者;③女性有习惯性流产者;④关节腔内不宜埋线,以免影响关节活动及关节腔内发生感染;⑤5 岁以下的儿童禁用;⑥结核活动期、严重心脏病、瘢痕体质不宜埋线。

【临床应用举例】

1. 银屑病

取穴:血热风燥型:肝俞、肾俞、风门、心俞;

血虚风燥型:膈俞、胆俞、风门、脾俞;

操作:用注线法。

2. 神经性皮炎

取穴:曲池、血海;

配穴:上肢配合谷,面部配风池,下肢配委中,胸腹配足三里,两胁配阳陵泉,背部配风门。

操作:用注线法。

3. 白癜风

取穴:曲池、阴陵泉;

配穴:膈俞、肺俞、肾俞、脾俞、肾俞、关元、外关、三阴交。

操作:用植线法。

（白彦萍　马杰）

第十二节　放血疗法

【概述】

放血疗法是以经络气血理论为基础,在中医辨证论治指导下,根据患者病情需要,通过毫针、三棱针、梅花针、采血针等针具或者小刀片在病灶、浅表小静脉、特定腧穴或病理反应点等处针刺,放出少量血液以达到治疗效果的一种中医外治方法,具有祛邪解表、清热解毒、排脓消肿、活血祛瘀、通络止痛等功效。放血疗法自《黄帝内经》起,在大量古代医籍中均有记载和应用,临床实践在难治性皮肤病治疗中,至今也有难以替代的疗效。

【中医机制】

《素问·调经论》中言"人之所有者,血与气耳",《医宗必读·古今元气不同论》亦云"气血者,人之所赖以生者也"。气血是构成人体的基本物质,同时也是人类生命活动的能量来源,有着难以估量的重要性,正所谓"血气者,人之神也,不可不谨养"。四肢百骸与五脏六腑依赖气血的濡养,若气血不和,则五脏六腑、皮毛、孔窍失养,百病乃变化而生。反之,气血和则百病消矣。

然气血的运行需要通道,所谓"五脏之道,皆出于经隧,以行血气",《灵枢·本脏》言"经脉者,所以行血气而营阴阳",气血在脉中运行,方可运达周身,若经络不通,则气血运行不畅,久而成瘀,进一步壅堵经络。此时,当遵"菀陈则除之"之理,用放血疗法除去恶血,新血方能自生。经络除了是气血运行的通道,也是邪气内传脏腑的途径,《素问·皮部论》曰"邪客于皮则腠理开,开则邪入客于络脉,络脉满则注于经脉,经脉满则入舍于腑脏也",邪气由皮腠入里,壅滞经络,气血难以运行,所谓"久病入络",邪气在血在气,放血可使邪气随血而出,与发汗祛邪有异曲同工之效。

放血疗法一方面通过释放少量血液去除壅堵在局部或全身经络的无形邪气,使无形之邪随有形之血而出,另一方面久病之人局部或全身的经络气血必然瘀滞,放血可以排出恶血,总之二者最终都使经络通畅,气血调和,病灶得充沛的气血抵御外邪,濡养新生,达到治愈康复的目的。

【现代机制】

皮肤病的一部分皮损难以恢复的原因主要在于神经免疫调节失衡,局部自身抗原刺激机体引发炎症免疫反应,代谢产物蓄积,新生毛细血管难以建立,组织氧供不足,甚至合并了感染,多方面因素夹杂致使皮损迁延不愈。放血后,蓄积在皮损局部的一些自身抗原及代谢产物得以排出体外,减少了免疫反应的发生,减轻炎症反应,同时红细胞的减少,抑制了红细胞聚集现象,使局部血液的黏稠度降低,血液流动加速,氧供增强,重新建立起凝血与抗凝的新平衡,减轻瘀滞,改善了微循环,组织得以新生。放血过程中器械对血管内皮及局部神经的刺激可使内皮细胞选择性地自分泌、旁分泌和内分泌不同物质而产生不同的效应,如释放 NO(一氧化氮)扩张毛细血管,增加血流量,分泌生长因子有利于新的毛细微动脉形成,为组织建立新的毛细血管网。不同部位的内皮细胞释放的物质不同,因而选择不同的部位放血,释放的物质通过血液循环,与不同部位的受体结合将发挥不同的效应,而神经系统的负反馈作用通过神经免疫系统网络起到全身调节的作用。

综上,放血疗法主要通过去除局部病理产物及代谢废物,改变局部血液成分,改善局部微循环,促使内皮及神经组织释放相应物质,通过复杂的信号转导,调节全身的免疫,使其达到新的平衡,从而治愈疾病。

【分类】

放血疗法根据针刺的方法可以分为点刺法、散刺法、刺络法、叩刺法和挑治法。根据针具的不同可以分为三棱针放血、毫针放血、梅花针放血和采血针放血等。在临床常根据病情需要,结合放血的部位选择相应的针具和针刺方法,如在病灶处(丘疹或结节)使用手术刀片挑治,或在白癜风皮损处用梅花针叩刺。虽然分类方法具体情况常需具体分析,但放血操作大同小异。目前常将放血疗法分为耳部放血和其余部位放血两种。

【操作方法】

1. 治疗前评估　根据患者病情选择适当的施术部位(耳部、病灶、阿是穴、血络、腧穴等)及对应的操作针具,同时注意治疗环境是否符合无菌条件及配备急救措施。告知患者注意事项及风险,了解患者生命体征,及是否符合放血的条件。

2. 放血前准备　75% 乙醇或碘伏,无菌采血针(或三棱针、梅花针、小刀片、毫针等),无菌棉签,医者双手清洗并消毒,必要时戴无菌手套。

3. 操作过程

(1) 用 75% 乙醇或 0.5%~1% 碘伏棉球或棉签在施术部位常规消毒。

1) 耳部放血:术者用拇指、食指将患者耳郭、耳背揉捻至发热充血,可取耳尖穴(将耳郭由前向后对折)或根据体表皮损分布情况在耳部选取相应穴位,用采血针或小刀片将耳部皮肤横向划开 2mm 作用,或迅速点刺 1~2 次,挤出数滴鲜血。

2) 其余部位:选取以背部及四肢伸侧为主,在施术部位快进疾出,操作同上,但要注意轻快浅,出血少许,局部有热胀感为佳。若使用梅花针放血,则一手固定在施术部位边,一手持针,利用腕关节针尖朝下迅速叩刺后迅速弹起,反复数十次,以可见轻微血珠为度。

(2)施术后用无菌棉签擦拭,观察有无继续出血,若有则用棉签按压,继之可用 75% 乙醇或碘伏清理局部皮肤,不必覆盖敷料,创口 2~3 天即可愈合,一般 1 周 1 次,4 周为 1 个疗程。若 1 个疗程后有效而没有痊愈,可再进行 1 疗程。

【注意事项】

1. 操作前后严格消毒,避免感染,同时医者自身与患者都应该避免接触患者的血液,所出血液做无害化处理,减少交叉感染的机会;使用洁净的一次性用具,操作过程中保持无菌操作。

2. 贫血、大出血、凝血机制障碍的患者禁用,面部三角区处、原因不明的肿物及血管瘤等不得使用本法。若皮损处严重糜烂或者明显感染时避免使用,患有传染性疾病或其他相关疾病的患者应遵医嘱视情况使用,围产期妇女及婴幼儿慎用,精神过度紧张、饥饿、疲劳者不宜用。

3. 育龄期女性避免月经期行放血疗法。

4. 放血前晚应当保证充足的睡眠,放血前半小时可以适当摄入少量的食物。

5. 放血时避免深刺,同时应当避开大动脉。

6. 放血过程中应当注意心率和血压的变化,若出现晕血或晕针的情况,应当立即停止操作,并平躺休息,服用糖块等。

7. 放血后原地适当休息 30 分钟,若无其余不适方可离开医院,同时注意保暖,放血部位应注意防风。

8. 放血 24 小时之内尽量不洗澡、不着水。

【临床运用举例】

1. **银屑病**

血热证:皮疹颜色鲜红,层层银屑,瘙痒剧烈,抓后点状出血,伴口干舌燥,大便干燥,小便黄赤,舌红苔黄,脉弦滑或数。耳穴:耳尖、肝阳、胸椎、颈椎及内分泌;其余部位:皮损处、大椎穴、膀胱经两侧穴位、合谷、曲池、风池。

血瘀证:皮损反复不愈,鳞屑较厚,颜色黯红,舌紫黯,有瘀点、瘀斑,脉涩。有瘀络的部位,肉眼可见的黯紫色迂曲的小血管、大椎、肺俞、血海、脾俞、三阴交。

2. **酒渣鼻**

气滞血瘀证:鼻部组织增生,呈结节状,毛孔扩大,舌红脉沉缓。鼻赘局部挑刺、阿是穴、大椎穴、血海。

热毒蕴肤证:红斑基础上出现痤疮样丘疹、脓疱,毛细血管扩张明显,局部灼热,伴口干便秘,舌红苔黄,脉数。红斑丘疹处局部挑刺、阿是穴、耳尖穴、大椎穴、合谷。

3. 带状疱疹

气滞血瘀证:皮损消退后局部疼痛不止,舌质黯,苔白,脉弦细。阿是穴、夹脊穴、肝俞、膈俞。

肝经郁热证:皮损鲜红,疱壁紧张,灼热刺痛,口苦咽干,大便干,小便黄,舌红苔黄厚,脉弦滑数。委中、尺泽、皮损局部、肝俞、胆俞。

4. 白癜风

气滞血瘀证:白斑局限,边界清楚,局部刺痛,舌紫黯,苔白,脉涩。皮损局部梅花针叩刺。

(白彦萍　曹日曲)

第十三节　淀粉浴疗法

【概述】

淀粉浴是将淀粉以适量温水调成糊状放浴盆中坐浴,具有缓和、消炎、润肤、止痒等功效,在皮肤科主要应用于瘙痒性皮肤病,如银屑病、荨麻疹、结节性痒疹、皮肤瘙痒症、慢性湿疹等疾病的辅助治疗,治疗安全有效。

【中医机制】

中医认为淀粉浴可以通经活络,活血化瘀,润肤止痒,且无明显不良反应,适用于各种干性瘙痒性皮肤病。

【现代机制】

淀粉浴对干燥皮肤有润滑作用。淀粉浴后毛细血管扩张,改善微循环,皮脂腺汗腺的分泌功能得以提高,同时可以补充皮肤水分使皮肤保持湿润的状态,加强角质层的水合作用,增加皮肤的湿度,有利于保湿剂的吸收。除此之外,淀粉浴可在很大程度上缓解皮肤瘙痒的症状,且无明显不良反应。

综上,中医认为淀粉浴可以通经活络,活血化瘀,润肤止痒,且无明显不良反应,适用于干性瘙痒性皮肤病。现代研究发现淀粉浴可以改善微循环,提高皮脂腺汗腺的分泌功能,补充皮肤水分,很大程度上缓解皮肤瘙痒的症状。

【分类】

淀粉浴分为局部淀粉浴和全身淀粉浴两种,局部淀粉浴多选用皮损为浸泡部位。全身淀粉浴是浸泡除头颈部外全身其他部位,作用面积更大,适合用皮损部位广泛的皮肤病。临床研究还发现淀粉浴对老年皮肤瘙痒症、斑块型银屑病、婴儿湿疹、玫瑰糠疹、特应性皮炎等均有较好治疗作用。

【操作方法】

1. 淀粉 500~1000g,以适量温水调成糊状放浴盆中坐浴。

2. 洗浴温度,温浴温度为 30~35℃,热浴水温为 40~45℃,全身淀粉浴应注意室内温度,以患者舒适为度。

3. 洗浴时间一般为 20~30 分钟。

4. 洗浴时可用软布或软毛巾拭洗,禁用肥皂。

5. 洗浴时如发生刺激现象立即停用。

6. 全身淀粉浴后应注意着衣,避免受寒感冒。

【注意事项】

1. 注意保暖,避免受寒、吹风,洗浴完毕后立即拭干皮肤,换穿干净衣服后稍事休息 10 分钟。

2. 洗浴时室温、水温均宜适宜,保持在 40℃左右,应反复向患者交代温度以耐受为宜,不能过烫,以免烫伤;不使水温太冷,以免产生不良刺激。

3. 如洗浴无效或者病情反而加重者,则应停止洗浴,改用其他治疗方法。

4. 饭前饭后 30 分钟内不宜洗浴,空腹洗浴易发生低血糖休克,饭后饱腹洗浴影响食物消化吸收。

5. 洗浴时间不宜过长,控制为 30 分钟。

6. 洗浴过程中如患者发生头晕及不适时,停止药浴,卧床休息。

7. 女性经期、孕期不宜进行洗浴。

8. 注意浴室、浴盆的清洁,浴袋一人一用,避免交叉感染。

9. 严重的心脑血管系统疾患、神经精神系统疾患、出血倾向及体质虚弱的患者不宜进行淀粉浴治疗。

【临床应用举例】

1. **皮肤瘙痒症** 症见皮肤干燥粗糙、脱屑伴瘙痒,可伴抓痕、血痂,局部湿疹样变。

2. **银屑病**

血虚风燥证:症见皮疹色淡,鳞屑较多,病程较久。

3. **湿疹**

血虚风燥证:症见皮损肥厚粗糙、脱屑,表面有抓痕、血痂,颜色黯红或色素沉着,阵发性瘙痒。

4. **结节性痒疹** 症见皮肤黯褐色结节,表面粗糙,质地坚硬,瘙痒剧烈。

淀粉浴具体操作:材料为医用淀粉、浴桶、一次性浴桶套,清洁浴桶,套上一次性浴桶套,将医用淀粉 250g 加入温水(水温为 37~38℃)约 150L 混匀,水位至患者坐浴时的双乳连线水平,每日 1 次,每次 15~20 分钟,浴毕不用清水冲洗,仅用清洁干毛巾轻轻擦拭,使部分淀粉附着于皮肤上,疗程为 4 周。

(白彦萍　刘文静　冯妍)

第十四节 自血疗法

【概述】

自血疗法即从患者静脉血管内抽取其自身的血液,以中医学辨证论治及整体观念为指导,将血液注入肌肉、相关穴位或皮损部位,从而达到刺激机体的非特异性免疫反应,达到调理人体内环境,降低机体敏感性和增强免疫力的作用,进而用以治疗某些疾病。自血疗法是水针疗法的发展,始创于20世纪50年代,很多医生在临床中尝试用注射器代替原来的金针,很快,水针拓展到很多治疗领域。与水针疗法不同的是,自血疗法以血为药,来进行疾病的治疗。自身血液用来治病,最早见于明·李时珍《本草纲目》:"气味咸,平,有毒,主治羸病人皮肉干枯,身上麸片起,又狂犬咬,寒热欲发者,并刺血热饮之。"自血疗法渊源可溯,疗效可靠。

【中医机制】

自血疗法主要通过针刺、放血、穴位注射三大环节来起作用。

1. **针刺** 针刺一词最早出现于《素问·病能论》:"有病颈痈者,或石治之,或针灸治之而皆已。"针刺在自血疗法当中起着调和阴阳,疏通经络,扶正祛邪,调理脏腑的作用。

2. **放血** 放血疗法最早见于《黄帝内经》"菀陈则除之,出恶血也"。放血在外起着外泄内蕴热毒,于内起着祛瘀生新、活血通络的作用。

3. **穴位注射** 穴位注射于自血疗法中作用有三,一是缓慢吸收,持久刺激;二是以血通经,以血为药;三是途径特殊,直达病灶。

【西医机制】

从现代医学理论的角度来看,自血疗法有着抑制免疫细胞过度反应,降低细胞因子水平的作用。研究显示自血疗法对失衡的Th1/Th2细胞因子有调整作用,其还能够影响机体自身的体液免疫应答和细胞免疫应答,从而影响细胞因子TNF-α和IL-8的分泌,而Th1、Th2、TNF-α和IL-8等细胞因子正是慢性荨麻疹、痤疮、白癜风、银屑病、慢性湿疹等疾病发生的关键。

综上,自血疗法是将血液利用针具注入机体穴位的治疗方法,以血为药,直达患处。借助放血、针刺、穴位注射之法,外调经络,内理脏腑,进而起到疏肝、润燥、健脾、除湿等作用。同时对机体细胞因子的平衡起到调理作用,使炎症减轻、疾病消退。

【操作方法】

患者取坐位或卧位。医生戴无菌手套,根据所选穴位及所需血量,选择合适的注射器和针头。常规皮肤消毒后,用无菌注射器抽取肘部静脉血,并局部按压止血。迅速取穴并针刺得气后,每穴注入 0.5~1ml 血液,每次取 3~6 穴。注射完毕后迅速出针棉签压迫止血。每周一次,连续 4~6 次为一疗程,休息半月后可行下一疗程。

【注意事项】

1. 在操作前应询问患者是否晕针(血),应避免晕针(血)的发生,并做好充分的防范措施,若患者晕针(血),应权衡利弊后,再确定是否接受治疗。

2. 避免患者空腹接受治疗。

3. 注意操作环境温度适宜,避免患者受寒、吹风,操作完成后应嘱患者休息 15~30 分钟。

4. 操作时应注意无菌原则,避免皮肤破损处感染;穴位注射时应避开血管,且应使患者得气后再注入血液。

5. 自血疗法完成后的 24 小时内应避免沐浴,且皮肤破损处应避免接触水,以防感染。

6. 治疗期间应忌食辛辣、刺激、生发之物;且应调畅情志、规律起居。

7. 如若自血疗法无效或病情加重,则应停止自血疗法,改用其他治疗方法。

8. 神经精神系统疾患、出血倾向及体质虚弱的患者不宜接受治疗。

【临床应用举例】

1. **慢性荨麻疹** 症见皮疹突然发作,皮损为大小不等、形状不一的水肿性斑块,境界清楚;风团反复发作,发无定处,退后不留痕迹,有不同程度的瘙痒;风团色白,反复发作,患者情绪抑郁,善太息,少气懒言,肢体倦怠,纳少腹胀,大便或干或溏,皮疹和瘙痒常因情志变化而加重,舌质淡,舌苔薄白,脉弦;抑或皮疹色淡白或呈肤色,伴面色淡白无华,唇爪甲色淡白神疲乏力,少气懒言;或心悸失眠,头晕目眩形体消瘦,手足发麻,舌淡白,脉细缓。

治法:疏肝健脾,益气养血,疏风止痒。

取穴:血海、足三里、膈俞。

可选配穴:曲池、三阴交、风池。

2. **痤疮** 症见皮疹经年不退,疹色黯红,多发于双侧下颌或累及颈部两侧;女性患者伴有经血来潮皮疹加重,经后减轻,或者平素月经不调,痛经,经行乳房胀痛或有血块;男性患者面色晦黯或紫红;平素心情抑郁或急躁易怒,工作压力较大,心烦喜太息,两胁胀痛,纳差;舌质黯红或有瘀斑,脉弦涩。

治法:疏肝解郁,活血化瘀。

取穴:太冲、足三里、血海。

可选配穴:合谷、曲池、肺俞。

3. **白癜风** 症见皮损多为不对称性白斑,色偏黯,部位较固定,界清,多发于外伤或其他皮肤损伤后,妇女月经色黯,有血块,舌质紫红或有瘀点,舌下脉络怒张,脉细涩。因跌打损伤,皮肤破损,伤及血脉,瘀血阻滞;或暴怒伤肝气机塞滞,经脉不通,血运受阻,脏腑经络功能活动失调;或久病失治,瘀血阻络,新血不生,不能循经濡养肌肤,致局部皮肤失养,酿成白斑。

治法:活血理气,化瘀消斑。

取穴:血海、足三里、膈俞、阿是穴(白斑皮下)。

可选配穴:肺俞、曲池、三阴交。

4. 银屑病 症见患者患病日久,病情反复,皮损色黯,浸润肥厚,舌质紫黯,多有瘀点或瘀斑,脉细缓或弦涩等血瘀证表现;抑或皮损色淡,部分消退,鳞屑较多。伴口干,便干,舌质淡红,苔薄白,脉细缓。

治法:凉血活血,化瘀消斑;养血疏风,润燥止痒。

取穴:血海、足三里、曲池。

可选配穴:合谷、三阴交、肺俞。

5. 慢性湿疹 症见病情迁延不愈,反复发作。皮损以"厚"为突出特点。皮肤粗糙肥厚,相对局限,有明显瘙痒,脱屑,表面有抓痕、血痂,可伴色素沉着。可有身倦乏力,食纳不香,失眠多梦等。舌质淡、体胖、苔白、脉沉缓;抑或发病缓慢,皮损潮红,有丘疹、水疱、鳞屑、瘙痒,抓后糜烂渗出。伴纳差,腹胀便溏,易疲乏。舌质淡胖,舌苔白腻,脉濡缓。

治法:养血润肤;健脾燥湿。

取穴:血海、膈俞、足三里。

可选配穴:三阴交、阴陵泉、太冲。

(白彦萍 刘楠 王傲)

第三章
皮肤病的中医特色治疗

第一节　病毒感染性皮肤病

一、单纯疱疹

单纯疱疹是由感染单纯疱疹病毒引起,其临床特点以簇集性水疱为特征,有的互相融合,自觉灼热瘙痒,多在1周左右痊愈,一般无全身症状,有自限性但易于复发。本病多见于高热患者的发病过程中,如感冒、猩红热、疟疾等。好发于口唇、鼻孔周围、面颊、外阴等皮肤黏膜交界处。中医学将单纯疱疹称为热疮。宋代《圣济总录》中载"热疮本于热盛,风气因而乘之,故特谓之热疮"。中医外治疗法在本病的治疗中具有一定的优势。

【病因病机】

1. **肺胃热盛**　初期外感风温热毒,邪气阻于肺胃二经,肺胃热盛,蕴蒸皮肤,循经而发,常见于口周、鼻周等胃经循行部位。

2. **湿热下注**　由于情志内伤,肝气郁结,久而化火,肝经火毒蕴积,或恣食辛辣刺激之品,脾胃功能失调,湿热内生,湿热火毒之邪下注,阻于阴部而成疮。

3. **阴虚内热**　后期正虚毒恋,反复发作,热邪伤津,阴虚内热,遇发热、受凉、经期或过劳等情况,正气进一步受损,则伏邪循经而发所致。

【临床表现】

本病多见于高热患者的发病过程中,好发于皮肤黏膜交界处,常见于口角、唇缘、鼻孔周围、面颊及外阴等部位。

皮损初起为红斑,灼热而痒,继而形成针头大小簇集成群的水疱,内含透明浆液,破裂后露出糜烂面,逐渐干燥,结痂脱落而愈,留有轻微色素沉着。病程1~2周,易反复发作。

原发性生殖器疱疹潜伏期2~7天,原发损害为1个或多个小而瘙痒的红斑、丘疹,迅速变成小水疱,3~5天后可形成脓疱,破溃后表面糜烂、溃疡、结痂,伴有疼痛。复发性生殖器疱疹多在原发皮疹后1年内复发,一般复发间歇期

3~4周至3~4个月。发热、受凉、早产、精神因素、消化不良、慢性病、疲劳等是常见的诱发因素。常见的并发症有脑膜炎、脑炎、骶神经根炎及脊髓脊膜炎、疱疹性指头炎以及泌尿生殖系统广泛感染等。

本病一般无全身不适感。发病前患处皮肤有发紧、烧灼、痒痛感。发于眼部者,常有刺痒、疼痛、怕冷、发热等风热毒盛的症状;发于口角唇缘或口腔黏膜者,可引起颌下或颈部臖核肿痛;发于外阴者,水疱易糜烂染毒,可伴有发热、便干、溲赤、尿频、尿痛、苔黄、脉数等湿热下注的症状;反复发作多年不愈者,常有咽干、口渴、舌红、脉数等阴虚内热的症状。

【辨证分型】

1. 肺胃热盛证

主症:疱疹多见于颜面部或口唇鼻侧,群集小水疱,灼热刺痒;可伴轻度周身不适,心烦郁闷,大便干,小便黄;舌红,苔黄,脉弦数。

2. 湿热下注证

主症:疱疹发于外阴,灼热痛痒,水疱易破糜烂;可伴有发热,尿赤、尿频、尿痛;舌红,苔黄,脉数。

3. 阴虚内热证

主症:疱疹间歇发作,反复不愈;伴口干唇燥,午后微热;舌红,苔薄,脉细数。

【鉴别诊断】

1. 带状疱疹　皮损为多个成群的水疱,多沿神经走向排列成带状,一般不超过正中线,疱群间有正常皮肤间隔,自觉疼痛明显,愈后多不再发。

2. 脓疱疮　多见于夏秋季节,好发于儿童的颜面、四肢等暴露部位,皮损初起为水疱,继而形成脓疱,疱破结痂较厚,呈灰黄色,具有传染性。

3. 手足口病　多发于儿童的一种病毒性皮肤病,以手、足和口腔发生水疱为特征。

4. 硬下疳　表现为无痛性溃疡与无痛性腹股沟淋巴结肿大,有时易与生殖器疱疹的溃疡和淋巴结肿大混淆,但硬下疳溃疡基底较硬,可检测到梅毒螺旋体,梅毒血清反应阳性。

【特色治疗】

1. 涂擦疗法

适用人群:水疱初期者或后期结痂者。

常用药物:局部外用药以清热解毒、燥湿收敛为主。可用二味拔毒散调茶水或紫金锭磨水外搽;皮损以结痂为主者,可用青黛膏、黄连膏等外搽。

2. 中药湿渍疗法

适用人群:水疱破溃,以糜烂、渗出偏重者。

常用药物:马齿苋、龙胆草、黄柏、苦参、生甘草等。

方法:将灭菌纱布叠至 6~8 层厚度后浸于中药洗液中,使用时将其拧至不滴水为度,将其溻渍于皮损处,每日 2 次,每次 20 分钟。

3. 中药药浴疗法

适用人群:生殖器疱疹者。

常用药物:各型生殖器疱疹患者需根据不同证候特点选用适宜的药物。

方法:常用蛇床子、苦参等,用水 3000ml,将药浸后,用旺火煎 30 分钟后,患者蹲在盆上熏蒸,待皮肤能适应药水温度时,坐浴 20 分钟,注意不要烫伤,每日 2 次,10 日为 1 疗程。同时应嘱患者少食辛甘厚味,禁止不洁性交。

4. 火针疗法

适用人群:早期局部未起水疱、自觉有灼热感者,水疱初期,或复发型者。

方法:常规消毒,选用直径为 0.5mm 的不锈钢针,先把针在酒精灯上加热至红,如有水疱者,快速点刺全部的水疱,以其破裂为度,直到没有出现新起的疱疹。早期局部未起水疱,有灼热感者或复发型者,把针在酒精灯烧红后快速刺入 1mm 深,迅速出针,每日 1 次,3 次为一个疗程。

5. 穴位埋线

适用人群:复发型生殖器疱疹者。

取穴:足三里。

方法:采用羊肠线 0/1 号,剪成 1cm 长,选用 9 号腰椎穿刺针为植入工具。皮肤常规消毒后,将已准备好的羊肠线放入已消毒的 9 号腰椎穿刺针管里,后接针芯,将针快速刺入穴位,待患者出现针感后将针芯向前推,边推针芯边退针管,出针后用消毒棉签按压穴位片刻,查无线头外露,用创可贴覆盖针孔以防被污染。每周治疗 1 次,治疗 3 周。

【临床研究】

1. **涂擦疗法** 欧阳恒等采用方法为:马齿苋 30g,水煎液湿敷,每次 20 分钟,每日 2~3 次。若皮损渗液不多时可用青黛散调麻油外搽或用紫金锭磨水外搽,每日 3 次。

郭旭光自制青冰散治疗单纯疱疹。取青黛、冰片各等份,两药研碎后充分混合。使用时先用生理盐水清洁局部,再将药粉撒于创面上,每天换药一次。一般用药 2~3 次后,疮面可基本结痂,继续用药可获痊愈。

易恒安等应用由苍耳子提取液制成的苍耳子软膏每日外涂患处治疗生殖器疱疹,早、晚各 1 次,与对照组阿昔洛韦软膏疗效相比较,结果显示苍耳子软膏组总有效率为 91.94%,阿昔洛韦软膏组总有效率为 92.22%,组间疗效比较无显著性差异。

王更生等用儿茶外用剂(先擦儿茶液,稍候用儿茶散喷于患处)与阿昔洛韦软膏和酞丁搽剂三组外用药比较,儿茶治疗初发性单纯疱疹在缩短疗程和减轻疼痛方面的效果明显优于其他两组。

张宁等对 107 例生殖器疱疹患者采用 30% 藤黄酊外用患处进行临床疗效观察,结果显示藤黄组较阿昔洛韦组疗效显著,且用药后起效时间较快,复发率较低。

2. 中药湿渍疗法　廖传德采用中药双黄连粉针治疗生殖器疱疹,用生理盐水或注射用水配制成 1% 的溶液湿敷,每天至少湿敷 2~4 小时。

禤国维等采用大青叶、马齿苋各 30g,野菊花、紫草各 20g,香附 15g,煎水湿敷患处,每日 2 次。

3. 中药药浴疗法　徐福合等应用燥湿解毒杀虫法,将苦参 30g、土茯苓 30g、白蒺藜 20g、白鲜皮 20g、川椒 10g、大黄 20g、知母 10g、黄柏 10g、白花蛇舌草 20g、蒲公英 20g、半枝莲 20g、白矾 15g 水煎后熏洗泡浴治疗生殖器疱疹患者 36 例,痊愈率为 77.8%,疗效明显。

杨广静采用中药坐浴法治疗生殖器疱疹,药用苦参、大黄、龙胆草、土茯苓各 30g,马齿苋、蒲公英、败酱草各 60g,每天早晚坐浴 2 次,每次 20 分钟,7 天一个疗程。

4. 穴位埋线　黄健等通过穴位埋线联合口服阿昔洛韦治疗与单纯阿昔洛韦治疗生殖器疱疹疗效的比较,发现两组患者治疗后人均年复发次数比率差异有统计学意义($P<0.01$),提示穴位埋线组抑制生殖器疱疹复发效果明显优于单纯口服药组。

【机制研究】

王毅兵研究表明,马齿苋水煎液有较显著的抗单纯疱疹病毒作用,且细胞毒性低。马齿苋水煎液的半数抑制浓度(IC50)为 0.98μg/ml;最小有效浓度(MIC)为 1.95μg/ml;治疗指数(TI)为 128。

姜克元等研究证明,苍耳子提取液稀释时,可抑制疱疹病毒的生长,对正常细胞无毒害作用。

张宁等研究表明中药藤黄对细菌、病毒均有较强的抑制作用,对单纯疱疹病毒Ⅰ型有直接抑制作用,在体外对单纯疱疹病毒Ⅱ型有抑制作用。

崔瑾等研究观察表明,足三里穴位埋线对脾虚大鼠脾淋巴细胞的转化功能有明显增强作用,亦能显著提高巨噬细胞的吞噬功能。利用羊肠线埋入机体后逐渐液化、吸收过程中异体蛋白的刺激,达到增强免疫功能的效应。足三里埋线能增强机体免疫功能,提高免疫防御能力,达到抑制病毒复制、控制生殖器疱疹复发的目的。

参考文献

[1] 欧阳恒,杨志波.新编中医皮肤病学[M].北京:人民军医出版社,2000:603-605.

[2] 郭旭光.自制青冰散治单纯疱疹[J].农村百事通,2016,(19):53.

[3] 易恒安,黄捷.苍耳子软膏治疗生殖器疱疹的临床观察[J].中国药房,2006,17(11):842-843.

[4] 王更生,漆永平,徐学武,等.儿茶外用治疗初发性生殖器疱疹39例[J].中医外治杂志,2001,10(6):42-43.

[5] 张宁,吴承龙.藤黄外用治疗生殖器疱疹患者的临床疗效和实验室研究[J].中华皮肤科杂志,2000,33(3):167-168.

[6] 廖传德.中药双黄连粉针液外用治疗生殖器疱疹100例[J].中国皮肤性病学杂志,1994,8(4):234.

[7] 禤国维,范瑞强.皮肤性病中医治疗全书[M].广州:广东科技出版社,1996:421-415.

[8] 徐福合,张敬然,彭文杰.燥湿解毒杀虫法治疗生殖器疱疹36例[J].中医外治杂志,1997,(2):13.

[9] 杨广静.中药坐浴法治疗生殖器官疱疹23例[J].中医外治杂志,1995,(1):20.

[10] 黄健,毛胜富.穴位埋线抑制生殖器疱疹复发疗效观察[J].中国针灸,2010,30(10):875-876.

[11] 王毅兵.马齿苋水煎液抗单纯疱疹病毒的实验研究[J].临床合理用药杂志,2011,4(8):52-53.

[12] 姜克元,黎维勇,王岚.苍耳子提取液抗病毒作用的研究[J].时珍国医国药,1997,(3):28.

[13] 崔瑾,欧桂珍,杨涛,等.穴位埋线对脾虚证大鼠免疫功能影响的实验研究[J].中华中医药杂志,1999,14(6):14-16.

（杨素清）

二、带状疱疹

带状疱疹是一种皮肤上出现成簇水疱,多呈带状分布,痛如火燎的急性疱疹性皮肤病。其特点是皮肤上出现红斑、水疱或丘疱疹,累累如串珠,排列成带状,沿一侧周围神经分布区出现,局部刺痛或伴瘰核肿大。其好发于成人,老年人病情尤重。本病首见于隋·巢元方《诸病源候论》:"甑带疮者,绕腰生。此亦风湿搏血气所生,状如甑带,因以为名",其多发于胸胁部,故又名缠腰火丹,亦称为火带疮、蛇丹、蜘蛛疮等。中医药通过辨证论治以及配合中医特色外治疗法,在本病的治疗中具有显著的疗效和优势。

【病因病机】

由于情志内伤,肝气郁结,久而化火,肝经火毒蕴积,夹风邪上窜头面而发;或夹湿邪下注,发于阴部及下肢;火毒炽盛者多发于躯干。年老体弱者常因血虚肝旺,湿热毒蕴,导致气血凝滞,经络阻塞不通,以致疼痛剧烈,病程迁延。总之,本病初期以湿热火毒为主,后期是正虚血瘀兼夹湿邪为患。

【临床表现】

本病好发于春秋季节,以成年患者居多。

发病初期,其皮损为带状的红色斑丘疹,继而出现粟米至黄豆大小簇集成群的水疱,累累如串珠,聚集一处或数处,排列成带状,疱群之间间隔正常皮肤,疱液初澄清,数日后疱液混浊化脓,或部分破裂,重者有出血点、血疱或坏死。轻者无皮损,仅有刺痛感,或稍潮红,无典型的水疱。皮损好发于腰肋部、胸部或头面部,多发于身体一侧,常单侧性沿皮神经分布,一般不超过正中线。发于头面部者,尤以发于眼部和耳部者病情较重,疼痛剧烈,伴有附近瘰核肿痛,甚至影响视力和听觉。

发病前患部皮肤常有感觉过敏,皮肤灼热刺痛,伴全身不适、疲乏无力、轻度发热等前驱症状,部分疼痛伴随皮疹同时出现,部分疼痛发生1~3天后或更长时间才出现皮疹。皮肤刺痛轻重不等,儿童疼痛轻微,年老体弱者疼痛剧烈,常扩大到皮损范围之外,部分中老年患者皮损消退后可遗留顽固性神经痛,常持续数月,甚至更长时间。

本病病程2周左右,老年人为3~4周。

【辨证分型】

1. 肝经郁热证

主症:皮损鲜红,灼热刺痛,疱壁紧张;口苦咽干,心烦易怒,大便干燥,小便黄;舌质红,苔薄黄或黄厚,脉弦滑数。

2. 脾虚湿蕴证

主症:皮损色淡,疼痛不显,疱壁松弛;口不渴,食少腹胀,大便时溏;舌淡或正常,苔白或白腻,脉沉缓或滑。

3. 气滞血瘀证

主症:皮疹减轻或消退后局部疼痛不止,放射到附近部位,痛不可忍,坐卧不安,重者可持续数月或更长时间;舌黯,苔白,脉弦细。

【鉴别诊断】

1. 热疮　多发生于皮肤黏膜交界处,皮疹为针头大小到绿豆大小的水疱,常为一群,1周左右痊愈,但易复发。

2. 漆疮　发病前有明确的接触史,皮损局限于接触部位,与神经分布无关,皮损潮红、肿胀,有水疱,边界清楚,自觉灼热、瘙痒。

【特色治疗】

1. 中药外敷

（1）外用散剂

适用人群：适用于急性疱疹期患者。

常用药物：雄黄 30g、青黛 30g、白芷 12g、蜈蚣 2 条、冰片 10g 等。视涂治范围大小增减用量。使用方法：先将白芷、蜈蚣分别研成细末，过 100 目筛，再将雄黄、青黛同研细，混匀加入冰片同研至无声为度，装瓶备用。用时现配现用，以白醋适量调成稀糊状（以不流淌为宜），涂治时先涂疱疹四周，后向内逐步涂上，每日 4~6 次，不需洗换，一般 7 日可愈。

（2）外用洗剂

适用人群：适用于急性疱疹期患者。

常用药物：大蓟、马齿苋、野菊花、丝瓜络等，取药物水煎去渣取汁涂洗皮损处，涂洗后用药物加牛奶捣膏外敷。

（3）外用膏剂

适用人群：适用于急性疱疹期或疱疹消退期患者。

常用药物：紫草 10g、当归 10g、生地 10g、黄柏 20g、白芷 10g、青黛 10g、冰片 10g 等。其中紫草、当归、生地、黄柏、白芷烘干，精研细粉，过 120 目筛，加入青黛，与凡士林以 1：4 的比例熬制成膏，晾干贮罐备用。冰片研细装瓶备用。应用时根据疱疹部位大小，将药膏摊在稍大于疱疹部位的纱布上，药膏厚度如 5 分钱硬币，再将冰片均匀撒于药膏上，盖在病变部位上，每日 1 次。

（4）外用油剂

适用人群：适用于急性疱疹期或疱疹消退期患者。

常用药物：药用紫草 30g、茶油 500g。将紫草浸泡于茶油中 2 日后，用武火煮沸 10 分钟，冷却 12 小时后，再次用武火煮沸 5 分钟改文火煮 30 分钟，冷却后过滤装于容器高压消毒。疱疹起疱未溃的患者，使用一次性无菌注射器针尖，刺破疱皮，放出疱内积液，保留疱皮，周围皮肤用丁卡盐水清洗后，外涂紫草油。水疱破溃且有疮面及腐坏的病者，局部应先清除腐坏物至疮面鲜红，用双氧水、丁卡盐水清洗疮面及周围皮肤，再涂紫草油。均应保持疮面湿润，防止干燥，每日可视局部情况而涂数次不等。皮肤消毒不用碘酊、酒精，以免损伤肉芽及真皮而不利愈合。

2. 针刺疗法

（1）毫针疗法

适用人群：适用于急性疱疹期或后遗神经痛期患者。

取穴：取皮损相应部位的夹脊穴或阿是穴，病变发于腰上部加同侧合谷穴；病变发于腰下部加同侧太冲穴；病变发于三叉神经者加太阳穴。

方法:使用毫针(1~1.5寸)向皮损中心围刺,其进针约在15°~20°的角度,结合患者皮损的面积大小对针刺的数量进行决定,针刺的间距控制在1寸左右,行针的手法是轻度的捻转提插。对夹脊穴进行斜刺进针,其针尖朝向脊柱的方向,使得针感能够通过神经传导到病灶。留针30分钟,每日1次,10次为一个疗程。

(2)梅花针疗法

适用人群:适用于急性疱疹期或后遗神经痛期患者。

取穴:皮损区域相应的穴位。

方法:患者选择舒适的体位,将其疱疹处充分地暴露出来,消毒叩刺部位及梅花针,使用梅花针对病灶部位的皮肤进行叩刺,选择强叩刺的手法,力度均匀,使皮肤出血即可。每日1次,7日为一个疗程。

(3)火针疗法

适用人群:适用于急性疱疹期、疱疹消退期或后遗神经痛期各阶段患者。

取穴:皮损区域相应的穴位,肝俞、阳陵泉、脾俞、大椎。

方法:患者采取舒适体位,用碘伏或75%乙醇消毒局部;选用直径为0.35mm的不锈钢针,一手持酒精灯,另一手拇指、食指及中指夹持针柄处针刺时,将针尖烧至发红、发白,迅速直刺选定部位,随即迅速出针,如起疱较多,则直刺疱疹中央,深0.2~0.5cm,针刺每个疱疹2~3次;如没有水疱或水疱结痂,可针刺疼痛点或散刺疼痛区域。隔日1次,5次为一个疗程。

3. 灸法

(1)艾灸法

适用人群:适用于疱疹消退期或后遗神经痛期患者。

取穴:皮损局部。

方法:用注射器针头以30°~40°的角度刺入水疱,不宜刺入过深,以刺破水疱为度,用棉签挤吸已刺破的水疱。在皮损部位及其周围皮肤处,同时点燃2支艾条做广泛性回旋灸,距病灶2~3cm,均匀地向左右方向移动或反复旋转,进行灸治,如患者感觉灼烫难耐,可适当远离病灶,以患者感觉灼烫但能耐受为度。灸治时间每次约30分钟,据皮损面积大小酌情掌握,每日2次,7日为一个疗程。

(2)雷火灸

适用人群:适用于后遗神经痛期患者。

取穴:皮损局部。大椎、内关、三阴交、足三里。

方法:根据带状疱疹面积大小决定用1或2支灸条,固定在灸具上,距离疱疹部位2~3cm,根据疱疹走向,决定灸盒采用横向或斜向放置,每活动灸8次间歇3秒,灸至疱疹及其周围皮肤发红,深部组织发热为度,皮疹面积较大时,可分段灸,一般时间为 15~20 分钟;用雀啄法,距离穴位 2~5cm,灸大椎、内关、足三里,每雀啄 8 次为 1 壮,每壮之间用手压一压,每穴各灸 8 壮。每天灸 1 次,6 日为一个疗程,间歇 2 天灸第 2 个疗程。

（3）铺棉灸

适用人群:适用于疱疹消退期或后遗神经痛期患者。

取穴:皮损局部。

方法:患者取适当体位,充分暴露阿是穴。将脱脂干棉花撕成约 3cm×3cm 大小、薄如蝉翼的薄棉片,不能有空洞或疙瘩,并根据皮损面积决定施灸棉片的数量。用活力碘常规消毒后,将棉片铺在阿是穴上,用火柴点燃棉片一角,令其迅速燃尽,如法施灸 3 遍为 1 次,每日 1 次,7 日为一个疗程。

（4）灯草灸

适用人群:适用于疱疹消退期或后遗神经痛期患者。

取穴:皮损局部。

方法:施术者用拇食二指捏住灯心草上 1/3 处,即可点火,但要注意火焰不可过大。然后将灯火向穴位缓缓移动,并在穴旁稍停瞬间(此时浸油端宜略高于另一端,或呈水平状,以防火焰过大),待火焰由小刚一变大时,立即将燃端垂直接触穴位标志点(注意:勿触之太重或离穴太远,要似触非触,若即若离),此时从穴位处引出一股气流,从灯心草头部爆出,火亦随之熄灭。有的不灭,则可继续点灸其他穴区。灸火顺序为先上后下、先背后腹、先头身后四肢,点灸次数宜灵活掌握,每日 1 次,3 次为一个疗程。

（5）药线点灸法

适用人群:适用于后遗神经痛期患者。

取穴:在带状疱疹疼痛周围取葵花穴(定位:在皮肤病损处;取法:按照皮损的形状大小,沿其周边和病损皮肤上取一组穴位,呈葵花形分布);按神经丛走向取梅花穴(定位:在肿块或皮肤损害处;取法:按照局部肿块或皮损的形状和大小,沿其周边和中点选取一组穴位,呈梅花形分布)、手三里、内关、三阴交、足三里、太冲。

方法:用苎麻线经中药炮制后点燃,直接灼灸患者体表的特定穴或部位。每穴点灸 1~2 壮,每日点灸 1 次,7 日为一个疗程,休息 5 日后,进入下一个疗程。

4. 刺络拔罐法

适用人群:适用于急性疱疹期、疱疹消退期或后遗神经痛期患者。

取穴:皮损区域相应的穴位。

方法:对皮损区域进行常规消毒,用三棱针对其进行点刺,直进直出,每个部位点刺 8~10 次。结合该部位的具体情况选择适宜的玻璃火罐对其进行闪火法的拔罐,将其出血量控制在 5~10ml 之间,在 5 分钟以后起罐,如果要增加其出血量,可以在拔罐以后摇动罐身。隔日进行 1 次,3 次为一个疗程。

5. 穴位注射

适用人群:适用于后遗神经痛期患者。

取穴:胸背部神经痛取 T1~T8 夹脊穴;腰腹部神经痛取 T6~L5 夹脊穴;骶部神经痛取 L1~L5 夹脊穴;上肢神经痛取 T1~T3 夹脊穴。

方法:用 10ml 空针套 5 号半针头抽取维生素 B_{12} 0.5mg、10% 葡萄糖注射液 3ml 充分混匀,让患者伏于桌上,充分暴露背部,将所注射穴位常规消毒后快速刺入 1.3~2.5cm,有得气感后抽无回血再把药物缓慢注于穴中,出针后用消毒干棉球压迫针孔,以防出血和渗药。每次注入相应病损的上下两穴,或上中下三穴。每穴注药 1.8~2.6ml,隔日 1 次。

【临床研究】

1. 中药外敷　邹波应用雄蜈散醋调涂治疗带状疱疹,经治疗 7 日,从疱疹消失时间及疼痛消除情况来观察疗效和治疗结果。7 日内治愈 183 例,占 98.39%;显效 2 例,占 1.08%;无效 1 例(老年患者,后确诊为肺癌),占 0.53%。总有效率 99.47%。

丁丽君等应用活血止痛膏治疗带状疱疹,治疗组用活血止痛膏外敷患处,对照组用阿昔洛韦软膏外敷患处,均每日 1 次,10 日为一个疗程,观察疗效。结果对照组相比,治疗组有效率明显优于对照组,两组比较有统计学差异 ($P<0.05$);止痛、止疱、结痂、疗程也明显优于对照组,差异有显著统计学意义 ($P<0.01$),且未有一例留有后遗神经痛。

李文豪用自制紫草油治疗带状疱疹 27 例,治愈 18 例,占 66.7%;好转 7 例,占 25.9%;其中 2 例病人因其他原因中断,总有效率为 92.6%。

2. 针刺疗法

(1)毫针疗法:孙鹏颖选择毫针疗法对带状疱疹进行治疗,将参与试验的 100 例患者随机分成对照组(50 例)与观察组(50 例)。对照组在西医治疗基础上予伐昔洛韦抗病毒,患者口服甲钴胺片营养神经和维生素 B_1 片。当皮损的位置在胸部时,可以选择足三里、双侧合谷和患侧曲池等穴位刺入;当皮损的位置在腰部或者腹部时,可以选择太冲、三阴交和双侧足三里等穴位刺入。结果显示,观察组总有效率显著高于对照组($P<0.05$)。

(2)梅花针疗法:孙鹏通过对 44 例带状疱疹患者治疗过程中使用梅花针放血疗法的疗效进行探讨。操作过程为患者侧卧,充分暴露患处,使用医用乙醇 75% 消毒处理,消毒梅花针后对患处进行叩刺,以局部出现微渗血现象为宜,一个疗程为 7 日,进行 2 个疗程的治疗。结果显示,31 例痊愈,8 例显效,4 例好转,1 例无效,总有效率为 98%。

(3)火针疗法:滕松茂等选择火针点刺的方法对老年带状疱疹患者进行

治疗。首先,在酒精灯上对火针进行加热处理,至红即可,对全部的水疱进行快速的点刺,至其破裂即可,直到没有新起的疱疹出现。其结果显示,治疗组的总有效率为100%,其中,痊愈5例(占41.67%),疗效显著4例(占33.33%),稍有成效3例(占25%),无效0例。

3. 灸法

(1)艾灸法:姜雪原等将98例带状疱疹患者随机分为治疗组和对照组,治疗组采用艾条固定在疱疹部位相对应节段的同侧夹脊穴3~5个进行灸治。对照组口服阿昔洛韦加甲钴胺。结果显示治疗组总有效率、治愈率均高于对照组,两组比较有显著性差异,且有统计学意义。

(2)雷火灸:桑巍等将带状疱疹患者随机分为雷火灸组与对照组,观察雷火灸治疗带状疱疹的疗效。结果显示观察组治愈35例,好转14例,总有效率为90.7%;对照组临床治愈18例,好转19例,总有效率为74%,两组比较差异具有统计学意义($P<0.05$)。

(3)铺棉灸:左甲等将201例带状疱疹患者随机分为铺棉灸治疗组99例和西药组102例。铺棉灸组将脱脂干棉花撕成3cm×3cm大小、薄如蝉翼的薄棉片铺在阿是穴上,点燃棉片一角,令其迅速燃尽,如法施灸3遍为1次,每日1次,灸后进行围针刺。结果发现铺棉灸治疗组在促进结痂、缩短结痂时间、缩短疼痛持续时间及控制带状疱疹后遗神经痛发生方面优于西药组。

(4)灯草灸:唐植纲等将80例患者随机分为灯火灸治疗组和西药对照组。灯火灸组将灯心草一端浸入油中约1cm,脱脂棉吸去灯草外之浮油,将其引燃,待火焰变大时,先后将浸油端垂直接触疱疹的首、尾、中间部分施灸。结果显示治疗组总有效率为97.6%,对照组为81.6%;两组总有效率、VAS平均分值比较,差异均有统计学意义。

(5)药线点灸法:谭小华等在对带状疱疹的后遗神经痛进行治疗时,运用了药线点灸与针刺围刺二者进行配合并且通电治疗,随机将60例患者分为对照组(30例)和治疗组(30例),对照组患者进行常规的针刺治疗,治疗组患者进行药线点灸与针刺围刺进行配合并且通电治疗。结果显示,对照组总有效率为86.7%,治疗组为96.7%,对比两组的治疗结果,差异有统计学意义($P<0.05$)。

4. 刺络拔罐法

郑智等将70例患者随机分成两组,采用针刺法对对照组35例患者进行治疗,治疗组的35例患者采用刺络放血与拔罐相结合的方法,在治疗后的第3、7、15天运用VAS评分进行评价,并且对比治疗效果,此外,比较治疗后患者后遗神经痛的发生率。对照组患者的总有效率是70.6%,治疗组患者的总有效率是91.2%,治疗组疗效优于对照组($P<0.05$)。

5. 穴位注射

潘婉婉等应用穴位注射并针刺治疗带状疱疹后遗神经痛,

对照组 26 例采取常规西药口服和针刺治疗,观察组 29 例在对照组基础上,对内关、龙眼、足三里、中脘、太冲、膈俞,交替注射维生素 B_{12},结果显示穴位注射结合针刺,对带状疱疹神经痛的治疗起效快,并能有效预防复发。

【机制研究】

马雪梅应用针刺放血治疗带状疱疹,发现观察组平均止疱时间、止痛时间和结痂时间均明显低于对照组,观察组治疗后 CD3 细胞和 CD4 细胞水平明显高于对照组。提示针刺放血对于体液免疫和细胞免疫的调节具有显著的作用。

田分等研究显示温阳导滞针刺法能有效降低带状疱疹后遗神经痛患者血清炎症因子和 ERK1/2、JNK 基因表达水平,IgM、IgA、IgE 水平随之降低且具有较好的临床疗效。

参考文献

[1] 邹波.雄蜈散醋调涂治带状疱疹 186 例[J].中医外治杂志,2007,16(1):11.

[2] 丁丽君,朱运喜,王海.活血止痛膏外敷治疗带状疱疹 105 例[J].中国现代医生,2008,46(9):83-84.

[3] 李文豪.紫草油治疗蛇串疮 27 例[J].实用中医药杂志,2003,19(6):313.

[4] 孙鹏颖.针灸治疗带状疱疹的临床观察[J].社区中医药,2015,31(2):84-86.

[5] 孙鹏.梅花针放血疗法治疗带状疱疹[J].中医临床研究,2012,4(8):49.

[6] 滕松茂,宋文革,李虹虹,等.火针点刺治疗老年性带状疱疹 12 例[J].上海针灸杂志,2005,24(1):21-22.

[7] 姜雪原,胡永红.艾灸治疗带状疱疹 50 例[J].陕西中医,2010,31(8):1050-1051.

[8] 桑巍,许波.雷火灸治疗带状疱疹神经 104 例疗效观察[J].辽宁中医杂志,2011,38(6):1189-1190.

[9] 左甲,何佳,杜晨,等.铺棉灸疗法治疗带状疱疹的临床研究[J].南京中医药大学学报,2013,29(3):211-213.

[10] 唐植纲,朱姗姗.灯火灸治疗带状疱疹 42 例临床观察[J].湖南中医杂志,2011,27(3):34-35.

[11] 谭小华,刘海涛,王锂艳,等.药线点灸配合围刺通电治疗带状疱疹后遗神经痛 30 例[J].针灸临床杂志,2009,25(4):33-34.

[12] 郑智,魏文著,文胜.放血疗法结合拔罐治疗带状疱疹临床观察[J].上海针灸杂志,2014,33(2):135-136.

[13] 潘婉婉,李红,唐燕笑,等.穴位注射并针刺治疗带状疱疹后遗神经痛疗效观察[J].四川中医,2013,31(8):153-154.

［14］马雪梅.针刺放血为主联合常规西药治疗带状疱疹的疗效及患者外周血 T 细胞亚群的影响［J］.标记免疫分析与临床,2016,23（3）:268-270.

［15］田分,唐景殊.温阳导滞针刺法对带状疱疹后遗神经痛患者 ERK1/2、JNK 基因表达的影响［J］.中医学报,2018,33（2）:332-336.

（杨素清）

三、疣

疣是一种发生于皮肤浅表的良性赘生物。因其皮损形态及发病部位不同而名称各异,如发生于手背、手指、头皮等处,表面呈刺状者,称千日疮、疣目、枯筋箭或瘊子;发于颜面、手背、前臂等处,表面扁平光滑者,称扁瘊;发于胸背部有脐窝的赘疣,称鼠乳;发于足跖部者,称跖疣;发于颈周围及眼睑部位,呈细软丝状突起者,称丝状疣或线瘊。早在《五十二病方》中即有对于本病的记载,并同时介绍了以艾灸的方法来灼治"尤"疾;《黄帝内经》中亦提及本病,并阐述了"肬"的发病原因及病位归经。基于中医理论,以辨证论治为原则,采用中药口服及中医特色外治疗法能够有效治愈本病并避免复发。

【病因病机】

本病多由外感风热毒邪,邪犯肌表所致,或肝经血燥,血不荣筋,筋气不荣所得。扁瘊多由风热之邪客于肌表或肝火妄动,气血不和,阻于肌肤所致;鼠乳多由风热邪毒搏结于肌肤或内动肝火而成;跖疣多因外伤或摩擦引起局部气血凝滞所得;丝状疣多由风热之邪搏于肌肤而发。

【临床表现】

1. **疣目** 多发于儿童及青年。最初为一个针头大至绿豆大的疣状赘生物,呈半球形或多角形,突出表面,色灰白或污黄,表面蓬松枯槁,状如花蕊,粗糙而坚硬。以后体积渐次增大,发展呈乳头状赘生物,此为原发性损害,称母瘊。此后由于自身接种,数目增多,一般为二三个,多则十余个至数十个不等,有时可呈群集状。好发于手背、手指,也可见于头面部。病程慢性,有自然消退者。一般无自觉症状,常因搔抓、碰撞、摩擦破伤而易出血。

2. **扁瘊** 多发于青年男女,故又称青年扁平疣。皮损为表面光滑的扁平丘疹,针头、米粒到黄豆大小,呈淡红色、褐色或正常皮肤颜色。数目很多,散在分布,或簇集成群,有的相互融合,常因搔抓沿表皮剥蚀处发生而形成一串新的损害。好发于颜面部和手背。一般无自觉症状,偶有瘙痒感,有时可自行消退,但也可复发。

3. **鼠乳** 多见于儿童。皮损为半球形丘疹,米粒至黄豆、豌豆大小。中央有脐凹,表面有蜡样光泽,挑破顶端可挤压出白色乳酪样物质。数目不定,数个到数十个不等,呈散在性或簇集性分布,但不相互融合。好发于躯干和面部。有轻度传染性,愈后不留瘢痕。

4. **跖疣** 发生在手掌、足底或指(趾)间。皮损为角化性丘疹,中央稍凹,外周有稍带黄色高起的角质环,除去表面角质后,或见疏松的白色乳头状角质物,掐或挑破后易出血,数目多时可融合成片。有明显的压痛,用手挤压则疼痛加剧。常在外伤部位发生,足部多汗者易生本病。

5. **丝状疣** 中年妇女较多见。多生于颈项或眼睑部位。皮损为单个细软的丝状突起,呈褐色或淡红色,可自行脱落,不久又可长出新的皮损。一般无自觉症状。

【辨证分型】

1. 疣目

(1)风热血燥证

主症:疣目结节如豆,坚硬粗糙,大小不一,高出皮肤,色黄或红;舌红,苔薄,脉弦数。

(2)湿热血瘀证

主症:疣目结节疏松,色灰或褐,大小不一,高出皮肤;舌黯红,苔薄,脉细。

2. 扁瘊

(1)风热蕴结证

主症:皮疹淡红,数目较多,或微痒,或不痒,病程短;伴口干不欲饮;舌红,苔薄白或薄黄,脉浮数或弦。

(2)热瘀互结证

主症:病程较长,皮疹较硬,大小不一,其色黄褐或黯红,不痒不痛;舌红或黯红,苔薄白,脉沉弦。

疣目、扁瘊皮损少者及鼠乳、跖疣、丝状疣均无需内服治疗。

【鉴别诊断】

1. **扁平苔藓** 须与扁瘊相鉴别。本病多发于四肢伸侧、背部、臀部;皮疹为多角形扁平丘疹,表面有蜡样光泽,多数丘疹可融合成斑片,呈黯红色;一般瘙痒较重。

2. **鸡眼** 须与跖疣相鉴别。鸡眼多生于足底和趾间;损害为圆锥形的角质增生,表面为褐黄色鸡眼样的硬结嵌入皮肉;压痛明显,步履疼痛。

3. **胼胝** 须与跖疣相鉴别。胼胝也发生于跖部受压迫处;为不整形角化斑片,中厚边薄,范围较大,表面光滑,皮纹清晰;疼痛不甚。

【特色治疗】

1. 疣目

(1)推疣法

适用人群:适用于头大蒂小,明显高出皮肤的疣目。

方法:疣的根部用棉棒与皮肤平行或成 30°,均匀用力推疣,有的疣体即可脱落,推除疣体后创面压迫止血,并以纱布包扎。

（2）中药腐蚀法

适用人群:疣目。

方法:先用热水浸泡患处,用刀刮去角质层,再将鸦胆子 5 粒捣烂敷贴,将其用纱布固定,每 3 日换药,疣体一般可自行脱落;或用荸荠去皮,用白色果肉摩擦疣体至其角质软化、脱掉、有微痛感及点状出血为宜,一般数日可愈。

（3）中药熏洗疗法

适用人群:疣目。

常用药物:木贼草 50g、香附 50g、金银花 30g、薏苡仁 30g、紫草 30g。

方法:以上药物日 1 剂,水煎 2 次,共取汁 800ml,分早、晚 2 次熏洗浸泡疣体部位,在药汁刚煮时先熏蒸疣体,待药温稍低将疣体全部浸泡,并反复在药水内摩擦疣体,可以有少量出血,每次 30 分钟,浸泡后清除腐烂疣体。

（4）针刺疗法

适用人群:疣目。

方法:局部常规消毒,用消毒的 6 号注射针进行针刺,无需麻醉,针刺时一手要捏紧疣体,这样不但可以固定疣体,还可以减轻针刺时的疼痛。有两种进针方法:①从疣的顶部中心垂直进针,深度以穿过疣的基底部为宜,并加以捻转多次即可出针,用棉签压迫止血,再以碘酒消毒;②从疣的基底部水平进针,进入皮肤后,可在水平方向上多方向进针,并加以分离疣的基底部即可。针刺时可以选择 1 种或 2 种方法,一般每 1~2 周再针刺 1 次。

（5）火针疗法

适用人群:疣目。

方法:暴露皮损部位,局部以 75% 酒精常规消毒,将毫针针尖在酒精上烧红,迅速刺入疣体,随即迅速出针,连续 3~5 次,用消毒干棉球擦拭针孔。进针深度以刺到疣体基底部为限。1 周治疗 1 次,术后 24 小时施针部位不能沾水。

（6）艾灸疗法

适用人群:疣目。

方法:患者取坐位,先将黏附剂涂于疣体上(以防止艾炷脱落),然后将点燃的艾炷置于疣体上,术者听见"噼啪"响声即可取下艾炷,再行第 2 壮,一般行 2~3 壮即可,以疣体顶端呈黄色或黑色为度,只需治疗 1 次。治疗当天患者感觉轻微疼痛,第 2 天疣体周围开始发红,并逐渐起水疱,但嘱不能将水疱弄破(以防感染),等其自然吸收后,疣体会自然脱落,不留瘢痕。

（7）耳穴疗法

适用人群:疣目。

取穴：主穴选取两侧的耳穴肺、枕、内分泌和肾上腺；配穴为疣体所在的相应部位。

方法：先在一侧耳郭穴位上用酒精棉球消毒，用 1cm×0.7cm 的橡皮膏粘上一粒王不留行籽，紧贴在每个穴位上。每天用手按压穴位 3 次，每次每穴按压 50 下，连续 3~4 天后改换另一侧耳郭穴位，10 天为一个疗程。

（8）水刀疗法

适用人群：疣目。

方法：以抗病毒注射液为"水刀"，用抗病毒注射液在寻常疣基部注射，多发者可分次注射于疣基底部。常规碘酒、酒精消毒皮肤，用 4 号针头的空针抽取注射液，由疣附近皮内刺向疣基底部中央，缓慢注射药液，待疣体转为苍白色即停止注射，每个疣体需药液 0.1~0.2ml，即疣体基地部与正常组织分离。

2. 扁疣

（1）中药外搽疗法

适用人群：扁疣。

常用药物：板蓝根 60g、苦参 60g、贯众 60g、白鲜皮 60g、白芷 60g、蛇床子 60g、三棱 60g、莪术 60g、赤芍 60g。

方法：将以上药物入 75% 酒精 2400ml 中浸泡 10 天，然后将药渣滤出，药液分装塑料瓶内备用。每 95ml 药酊中加入甘油 5ml。以消毒棉签蘸药酊涂搽疣体处，每日 3~4 次即可。

（2）中药熏洗疗法

适用人群：扁疣。

常用药物：板蓝根 30g、白鲜皮 30g、大青叶 30g、白矾 30g。

方法：以上药物加水 1500ml 浸泡后文火煎煮，并趁热以其蒸气熏蒸皮损部位 15 分钟左右，待药物冷却后再行局部浸洗疗法，连续使用 20 天。

（3）面膜疗法

适用人群：适用于颜面部或手部扁疣。

常用药物：木贼草、香附、川芎、丹参、薏苡仁、红花、紫草、板蓝根、硫黄。

方法：将上述药物混合磨粉，过 200 目的筛外用。用洗面奶清洗面部及手部后，取药粉 5g，用 45℃左右的温水调成糊状，浸泡 15 分钟后，均匀外敷在清洁的面部及手部，每次 15 分钟，用后洗净面部。每 3 天 1 次，一个月为一个疗程。

（4）针灸疗法

1）毫针针刺疗法

适用人群：扁疣。

取穴：主穴选取合谷、曲池、血海、中渚、足三里、阿是穴；配穴则根据辨证和病变部位,循经取穴或疣周围取穴相结合,风热者加风池、商阳;肝热者加行间、侠溪;血虚者加肝俞、膈俞;脾虚湿盛者加脾俞、中脘。

方法:针刺阿是穴(选择1~2个最先出现或发育充分的疣体)时,在疣体皮肤局部直刺一定深度,不时捻转;其他穴位进针得气后缓慢捻转(不得气者采用循法、刮法及雀啄术催气),轻中度刺激,平补平泻法。每次留针15~20分钟,留针期间间歇行针3次,隔日1次,10次为一个疗程,疗程间隔7~10天。

2)火针疗法

适用人群:扁瘊。

取穴:皮损局部阿是穴。

方法:常规消毒,选用规格为0.35mm×40mm的毫针,将其置于酒精灯的外焰进行加热,先加热针体、再加热针尖,直至将其烧灼至发白色,然后迅速持针对准疣体顶部进行垂直快速点刺,小的疣体点刺一下即可,疣体较大者可以点刺2~3次,点刺深度不宜超过皮损基底部,不宜过深。针刺完毕后再以医用碘伏对针刺点处进行二次消毒。

3)梅花针疗法

适用人群:扁瘊。

取穴:阿是穴、大椎、风门、膈俞等。

方法:对疣体常规消毒后,用梅花针轻叩刺母疣(寻不到母疣,可找疣体最大者)5次,至疣体明显充血后,再叩刺大椎、风门、膈俞等穴。

4)温针灸疗法

适用人群:扁瘊。

取穴:阿是穴。

方法:先找准较大的或最先发出的疣体1~3个,疣体正中心取一穴,以疣体为中心,其上下左右约0.5cm处各取1穴。常规消毒后,疣体正中心用0.30mm×40mm的毫针直刺,以穿过疣体根部为标准;余穴用0.25mm×25mm的毫针斜刺,以达到疣体根部为标准,待得气后,行捻转泻法1分钟。针刺完成后,将温灸用纯艾条切成20mm小段,插在疣体正中心毫针的针柄上后,用火点燃下端,连灸三炷,待艾段燃完后,继续留针10分钟后出针。每日1次,10次为一个疗程。

(5)刺络拔罐疗法

适用人群:扁瘊。

取穴:肺俞、膈俞、脾俞。热重加大椎,便秘加大肠俞,月经不调加次髎。

方法:右手握针柄,以无名指、小指将针柄末端固定于小鱼际处,以拇指、中指夹持针柄,食指置于针柄中段上面,叩刺上述穴位。实证重叩,虚证轻叩。叩刺完毕,即在被叩刺部位拔罐,约5分钟后起罐。取罐后用消毒棉球擦去瘀血,保护好创面,每周1次。

（6）放血疗法

适用人群:扁瘊。

方法:于耳背上1/3近耳轮处的明显静脉血管1支,揉搓充血,消毒后,用刀尖迅速刺破血管,自行滴血约10滴,止血后棉球按压固定,每周1次,双耳交替选用。

（7）耳穴疗法

适用人群:扁瘊。

取穴:主穴选取肺、大肠、神门、皮质下、内分泌;配穴选取肝、肾,再加疣相应部位耳穴。

方法:①压豆法:取所有主穴及相应配穴,找出敏感点,常规消毒后用胶布将王不留行籽固定于敏感点上。每日按压5~7遍,每次每穴按压15~20次,直至有酸胀感,3日换贴1次,两侧耳穴交替使用,换贴10次为一个疗程。②埋针法:一侧耳穴埋针,左右交替,每次留针3天,每天按压3次,10次为一个疗程。

（8）穴位注射疗法

适用人群:扁瘊。

取穴:面部皮疹选取足三里、曲池;颈部皮疹选取血海、曲池;手部皮疹选取血海、曲池。

方法:器械用5ml一次性注射器,4~5号注射针头。选取有关穴位,常规消毒,每个穴位进针得气后(即患者有酸、麻、胀感觉)回抽无血、缓慢注射板蓝根注射液1ml,每日1次,7天为一个疗程,间休3天,进行下一个疗程。

3. 鼠乳

（1）挑刺法

适用人群:鼠乳。

方法:先局部用酒精消毒,然后用10ml一次性注射器针头在软疣顶端挑破,挤出乳酪样物质,再以棉棒蘸碘酒涂布挑破处,数目多者分批治疗,并要对挤出的软疣小体进行严格处理,避免皮肤接触。

（2）刮疣法

适用人群:鼠乳。

方法:局部消毒后用刮匙刮去疣体,部分大的疣体刮除后会有创面渗血,用棉棒压迫止血即可,亦可在创面上撒涂珍珠粉。

（3）中药浸洗疗法

适用人群:鼠乳。

常用药物;木贼草40g、香附40g、金银花40g、夏枯草40g、山豆根30g、板蓝根30g。

方法:上述中药加适量水,煮沸后再用文火煎煮 20 分钟,待水微温时外洗患处,或用纱布外敷 20~25 分钟,每日 2 次,每 2 天 1 剂,3 剂为一个疗程,连用三个疗程。嘱患者治疗期间注意休息,淋浴时避免用力搓洗患处。

（4）中药外搽疗法

适用人群:鼠乳。

常用药物:乌梅、枯矾、雄黄、冰片、大黄、白胡椒等分,研细末。

方法:取上述中药适量加适量食醋拌成糊状,涂于疣体上,然后用脱敏胶布覆盖固定,2 日换药 1 次,3 次为一个疗程。

（5）火针疗法

适用人群:鼠乳。

方法:常规消毒,点燃酒精灯,左手持灯靠近点刺部位,右手持针,将针体前 1/3 置于酒精灯火焰外 1/3 处灼烧,至针尖烧至通红白亮,疾速垂直点刺疣体中心部位约 0.1 寸。按此方法依次操作,先刺面部、颈部,后刺胸、腹、背部及四肢部位。自上而下,从内及外,按顺时针转换体位分别治疗。点刺时仔细查体,尽可能将高出皮肤的疣体一次性治疗完全。3 天后复诊,对新发或散在的疣体进行彻底治疗。施术后对治疗点用碘伏常规消毒,无需包扎,结痂后自行脱落。

4. 丝状疣

（1）推疣法

适用人群:适用于头大蒂小的丝状疣疣体。

方法:同疣目推疣法。

（2）结扎法

适用人群:丝状疣。

方法:用细丝线或头发结扎疣体根部,使其坏死自行脱落。

（3）火针疗法

适用人群:丝状疣。

方法:常规消毒后,将毫针钝圆的一头置于酒精灯火上烧红,随即将烧红的针头在丝状疣的基底部处快速焠刺烫灼,一般只需 2（单位）火针就能将一个疣体消除。基底部仅留下针尖大焦痂,5~7 天后痂皮即会脱落,创面痊愈。因丝状疣基底较浅,因此操作时不要灼刺皮肤过深。

（4）督脉挑治疗法

适用人群:丝状疣。

方法:用小号三棱针或 9 号针头,在病人大椎、陶道、身柱、神道、灵台、双肩外俞处各挑刺两下,深度以在表皮、真皮之间为宜,另在双侧肾俞、三阴交、外关处各挑刺两下,最后在局部挑刺两下,若面积较大,多挑刺几下,每周两次。

【临床研究】

1. 疣目

（1）推疣法：孙华梅等采用推疣法治疗寻常疣 86 例，通过与 86 例采用电灼法治疗的寻常疣患者的随机对照观察，结果显示在愈合时间（6.80±1.20 天）、感染率（4.65%）、复发率（6.97%）及瘢痕发生（1.16%）等方面，治疗组的疗效均优于对照组，说明推疣法具有较好的疗效及较低的副作用。

（2）中药腐蚀法：范中旗采用鸦胆子仁外敷治疗寻常疣患者 110 例，其中发于手臂者 43 例、足底部 22 例、面部 19 例、多发者 26 例。5~7 天换药一次，经过治疗后痊愈 92 例，好转 18 例，一次用药痊愈者为 32 例、二次用药痊愈者为 41 例、三次用药痊愈者为 19 例。

（3）中药熏洗疗法：关正荣随机将寻常疣患者分为中药熏洗组和对照组两组，中药熏洗组 69 例，对照组 51 例。中药熏洗组以中药熏洗方（木贼草 50g、香附 50g、金银花 30g、薏苡仁 30g、紫草 30g）熏洗浸泡手部。每组治疗 3 周，6 周后统计疗效。经统计学分析，中药熏洗组 69 例，痊愈 60 例，显效 9 例，有效 0 例，无效 0 例，总有效率 100%；对照组 51 例，痊愈 41 例，显效 6 例，有效 3 例，无效 1 例，总有效率 92%。中药熏洗组与对照组比较，经秩和检验，差异有统计学意义（$P<0.05$）。

（4）针刺疗法：博伟安等对 48 例寻常疣患者进行针刺治疗，其针刺次数视疗效而定，效果明显者 1 次即可。首次针刺治疗起 2 个月进行观察，疣体完全消失，不留瘢痕为痊愈；2 个月后疣仍存在为无效。48 例中 45 例痊愈（94%），包括 6 例多发性寻常疣患者。疗效最短者为 1 周，多数在 1~2 个月痊愈。3 例无效均为中断治疗者。

（5）火针疗法：肖红丽等将 546 例患者随机分为 3 组。火针组 300 例采用火针治疗，1 周治疗 1 次，如疣体未脱落，进行第 2 次治疗。微波组 126 例采用微波治疗，输出功率为 20~25W。平阳霉素组 120 例采用平阳霉素治疗，1 周治疗 1 次，如疣体未脱落进行第 2 次治疗。每组最多治疗 4 周，随访 4 周，8 周后统计疗效。经统计学分析，火针组总有效率为 96.67%，微波组总有效率为 100%，平阳霉素组总有效率为 84.17%。火针组与平阳霉素组比较，差异有统计学意义（$P<0.05$）；火针组与微波组比较，差异有统计学意义（$P<0.05$）；微波组与平阳霉素组比较，差异有显著统计学意义（$P<0.01$）。

（6）艾灸疗法：童明欧等对 35 例寻常疣患者进行艾灸疗法，治疗后发现，35 例患者中，21 例于 7 天内疣体脱落，10 例于 10 天内疣体脱落，4 例于 15 天内疣体脱落。

（7）耳穴疗法：赵庆孚等将 130 例多发性寻常疣患者随机分为两组，甲组 105 例，乙组 25 例。甲、乙两组均将王不留行籽紧贴在两侧的耳穴肺、枕、内分泌、肾上腺和疣体所在的相应部位。甲组每天用手按压穴位 3 次,每次每穴按压 50 下。乙组不进行按压。连续 3~4 天后改换另一侧耳郭穴位,10 天为一个疗程。经治疗后结果分析,甲组 105 例痊愈 91 例,显效 4 例,无效 10 例,痊愈率 86.7%;乙组 25 例中痊愈 8 例,有效 11 例,无效 6 例,痊愈率 32%。经随访 0.5~4 年均无复发。

（8）水刀疗法:郑斌鹏等对 37 例寻常疣患者进行中医水刀疗法,结果提示,37 例患者中 1 次治疗者 31 例,2 次治疗者 6 例,随访两年无一例复发,治愈率达到 100%。

2. 扁瘊

（1）中药外搽疗法:马建国等将扁平疣患者随机分为两组,治疗组 103 例,对照组 61 例。治疗组以板苦酊(板蓝根 60g、苦参 60g、贯众 60g、白鲜皮 60g、白芷 60g、蛇床子 60g、三棱 60g、莪术 60g、赤芍 60g)涂擦疣体,对照组予酞丁安乳膏涂擦。每日 3 次涂抹于疣体上,两组疗程均为 40 天。通过统计学处理,治疗组痊愈率 60.19%,总有效率 95.15%;对照组痊愈率 24.59%,总有效率 80.32%。两组痊愈率及有效率比较,差异均有统计学意义($P<0.05$)。

（2）中药熏洗疗法:胡忠诚等应用中药熏洗疗法治疗临床 80 例扁平疣患者,分为颜面部组和面部及手臂组。两组均采用中药熏洗方(板蓝根、白鲜皮、大青叶、白矾)熏蒸皮损部位 15 分钟左右,待药物冷却后再行局部浸洗疗法,连续治疗 20 天。经过统计学分析,所有患者的有效率为 75%,面部皮疹组为 82.50%,面部与手臂皮疹组为 67.50%,两者比较差异有统计学意义($P<0.05$)。通过连续应用 20 天后,患者无论发于颜面部皮损,抑或发于手足部者均达到了理想的疗效。

（3）面膜疗法:周球律将扁平疣患者随机分为两组,每组各 116 例。治疗组以中药面膜(木贼草、香附、川芎、丹参、薏苡仁、红花、紫草、板蓝根、硫黄)均匀涂抹于颜面部位行面膜疗法,每次 30 分钟,每 3 天 1 次,1 个月为一个疗程。对照组以中药熏蒸治疗(龙胆草、板蓝根、莪术、黄柏、苦参、川椒、木贼、香附、明矾)20 分钟,隔日 1 次,20 天为一个疗程。经统计学分析,治疗组总有效率为 94.83%,对照组为 81.03%。两者比较差异有统计学意义($P<0.05$),治疗组疗效明显优于对照组。

（4）针灸疗法

1）毫针针刺疗法:任昶等以随机的分组方式将 54 例扁平疣患者分为两组。针刺组以阿是穴、足三里、血海、中渚、合谷、曲池为主穴。根据辨证和病变部位,循经取穴或疣周围取穴相结合,风热者加风池、商阳;肝热者加行间、侠溪;血虚者加肝俞、膈俞;脾虚湿盛者加脾俞、中脘。每次留针 15~20 分钟,留针期间间歇行针 3 次,隔日 1 次,10 次为一个疗程,疗程间隔 7~10 天,连续治疗两个疗程。药物组:口服病毒灵,每次 0.2g,每日 3 次,并配合局部外用 0.5% 酞丁安搽剂,每日 2 次,30 天为一个疗程,连续治疗两个疗程。通过统计学处理,发现针刺组总有效率 80.65%,药物组总有效率 52.17%,两组疗效差异有统计学意义(P<0.05),治疗组疗效优于药物组。

2)火针疗法:徐俊涛等采用火针疗法治疗难治性扁平疣 30 例,经过 30 天的治疗后观察临床疗效,结果治疗组 30 例患者痊愈 19 人、显效 5 人、有效 3 人、无效 3 人,总有效率达 90%。

3)梅花针疗法:侯玉华等对 72 例扁平疣患者进行梅花针叩刺治疗 1~2 个疗程,1 个月后再复诊检查。72 例患者经治疗后统计,治愈 57 例,好转 10 例,未愈 5 例,总有效率 93%。治疗时间最短 2 周,最长 4 周。

4)温针灸疗法:张海山等将扁平疣患者随机分为两组,温针灸组 32 例,药物对照组 30 例。温针灸组每天 1 次,10 次为一个疗程,治疗一个疗程后观察疗效。对照组予以阿昔洛韦片口服,0.2g/ 次,5 次 / 天,间隔 4 小时口服 1 次;肌内注射聚肌胞注射液 2mg,隔日 1 次,10 天为一个疗程。经统计学分析,温针灸组总有效率为 96.9%,药物对照组为 53.3%。温针灸组疗效明显优于药物对照组,差异有统计学意义(P<0.05)。

(5)刺络拔罐疗法:张建平将 93 例扁平疣患者随机分为治疗组 48 例和对照组 45 例,治疗组采用梅花针叩刺加拔罐治疗,对照组采用阿昔洛韦软膏外涂患处加卡介菌多糖核酸注射液肌内注射治疗。结果治疗组治愈率和总有效率分别为 81.3% 和 91.7%,对照组分别为 17.8% 和 57.8%,两组比较差异均有统计学意义(P<0.05)。证明梅花针配合刺络拔罐治疗扁平疣效果良好。

(6)放血疗法:樊梅凤对 100 例扁平疣患者进行耳背静脉放血治疗,治疗 2 周为一随访期,均以治疗 12 周以内的病例为统计对象治疗结果。在治疗的 100 例扁平疣中,痊愈 58 例,占 58%;显效 22 例,占 22%;有效 9 例,占 9%;无效 11 例,占 11%。总有效率为 89%。

(7)耳穴疗法:陈连旭等用耳压法治疗扁平疣 118 例,对照组采用甲氰咪胍治疗,治疗后总有效率耳压组 82.2%,对照组 68.0%,两组比较,差异有显著性意义(P<0.05)。

(8)穴位注射疗法:李日清对 39 例扁平疣患者采取穴位注射的方法治疗,选取血海、曲池、足三里穴,常规消毒后,于每个穴位进针得气后(即患者有酸、麻、胀感觉)回抽无血、缓慢注射板蓝根注射液 1ml,每日 1 次,7 次为一个疗程,间休 3 天,进行下一个疗程。本组病例注射次数最少为 5 次,最长 28 次。见效最快注射 3 次,最慢 7 次,表现为皮疹色泽变红或转黯,发皱变薄,以后渐趋消失。痊愈病例皮疹完全消失最快 7 天,长为 40 天,平均治愈时间为 15 天,随访半年未复发。

3. 鼠乳

（1）挑刺法：项衡等采用挑刺法治疗 232 例传染性软疣患者，采用三棱针刺向疣体中央，之后快速旋转一周后拔出，然后沿皮肤表面平行刺进疣体内，拔出，用针柄左右一刮疣体，即可将疣体白色乳酪状物体全部刮出，最后以干棉球压迫止血，再涂以 2% 碘酒即可。通过对 232 例患者的疗效观察，结果显示：一次性治愈 214 例，占 92.2%，二次性治愈 18 例，占 7.8%。

（2）刮疣法：吴国华等采用刮除法治疗 600 例传染性软疣患者，其将皮肤常规消毒后，采用刮匙置于皮损边缘，使刮匙与皮肤成 60°~70°，轻轻加压，快速将疣体内软疣小体全部刮除，然后外涂 2% 碘酒，并压迫止血。皮损较多时，可分批刮除。结果显示，600 例患者全部 1 次性治愈，治愈率达到 100%。

（3）中药浸洗疗法：刁爱玲对 79 例鼠乳患者进行中药外浸洗疗法，中药外洗方为：木贼草、香附、金银花、夏枯草各 40g，山豆根、板蓝根各 30g。每两天 1 剂，3 剂为一个疗程。三个疗程结束时，总共 79 例患者中，临床痊愈的 46 例（58.23%），显效 19 例（24.05%），好转 10 例（12.66%），无效 4 例（5.06%），总有效率为 82.28%，对显效、好转和无效等 33 例坚持第 2 次治疗，其中临床痊愈 26 例，显效 4 例，好转 1 例，无效 2 例，总有效率为 90.91%。随访 3 个月后，治愈 72 例患者中 4 例复发。不良反应为少部分患者外洗后局部瘙痒，片状丘疹，3~5 天后自然消退。所有试验患者均无后遗反应。

（4）中药外搽疗法：韩丽清对 56 例鼠乳患者采用中药外搽疗法进行治疗，三个疗程后判定疗效，痊愈 52 例，占 92.86%；有效 3 例，占 5.35%；无效 1 例，占 1.79%。总有效率达 98.21%。

（5）火针疗法：聂苗等运用火针疗法对 62 例鼠乳患者进行治疗。经上述治疗，62 例中痊愈 45 例，占 72.6%，好转 16 例，无效 1 例，总有效率 98.4%。

4. 丝状疣

（1）结扎法：刘刚采用结扎法治疗丝状疣、指状疣 147 例患者，其首先用 75% 乙醇棉球消毒疣基底部后，助手向上提起疣体，术者采用 0 号丝线徒手结扎疣体基底部，剪去多余丝线，再次消毒结扎处，术后每日用乙醇棉球消毒 1~2 次，伴感染者每日消毒 5~10 次，直至疣体干枯脱落。首次结扎 3 日后疣体未干枯者如上重复 1 次，术后不使用任何抗生素及止痛药。结果显示，1 次结扎后 142 例 1~3 日干枯、3~5 日脱落；5 例 3 日后未干枯，行 2 次结扎，3 日后脱落；36 例结扎后次日结扎处周围皮肤红肿，增加消毒次数，炎症消退；16 例有色素沉着，1 月后消失；随访 1~15 个月无 1 例复发。

（2）火针疗法：胡劲倍采用火针疗法治疗 50 例丝状疣患者，50 例患者全部一次性痊愈。

（3）督脉挑治疗法：柳典花等对 30 例丝状疣患者采用督脉挑治疗法进行

治疗。疗效分析显示,本组 30 例中,其中治疗 2 次痊愈者 6 例;治疗 3 次痊愈者 12 例;治疗 4 次痊愈者 8 例;治疗 7 次痊愈者 4 例。30 例全部治愈,治愈率为 100%。

【机制研究】

肖明等应用耳背静脉割刺治疗扁平疣,其对扁平疣治疗组中痊愈患者治疗前后血清细胞因子整体表达水平进行了比较,发现血清中多种细胞因子(GRO-α、IL-12p40p70、MIP-1β)的表达水平显著提高,MIP-3α 表达显著下降。在本研究中,患者在治疗后 MIP-3α 减少,说明体液免疫作用不明显,而细胞免疫发挥了主导作用。

李坚将等应用针刺背俞穴加走罐疗法治疗面部扁平疣。经研究发现,针刺背俞穴加走罐疗法能明显升高血清 T 淋巴细胞亚群 CD3、CD4 的百分比含量、CD4/CD8 的比值,从而显著提高患者的细胞免疫功能,增强机体的抗病毒能力。

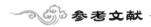

参考文献

[1] 孙华梅,许子涛,王娜娜 . 推疣法治疗寻常疣临床观察[J]. 中国医学文摘(皮肤科学),2010,27(6):343-344.

[2] 范中旗 . 鸦胆子仁外敷治疗寻常疣 110 例[J]. 河北中医,1990,12(1):11.

[3] 关正荣 . 中药熏洗治疗寻常疣 69 例[J]. 陕西中医,2011,32(6):709-710.

[4] 傅伟安,许俊峰 . 针刺治疗寻常疣 48 例[J]. 实用医药杂志,2011,28(9):830.

[5] 肖红丽,李东海,孙乐栋,等 . 火针治疗寻常疣 300 例临床观察[J]. 新中医,2010,42(8):110-111.

[6] 童明欧,张颜,陈纯涛 . 艾炷灸治疗寻常疣 35 例[J]. 中医外治杂志,2007,16(2):25.

[7] 赵庆孚,裴巧如 . 耳压疗法治疗多发性寻常疣 130 例[J]. 中国中西医结合杂志,1993,(9):565-566.

[8] 郑斌鹏,李文德 . 中医"水刀"治疗寻常疣 37 例的疗效观察[J]. 内蒙古中医药,2009,28(10):33.

[9] 马建国,张向峰 . 板苦酊治疗扁平疣 103 例临床疗效观察[J]. 世界中西医结合杂志,2011,6(10):857-858.

[10] 胡忠诚,邱晨 . 中药熏洗治疗扁平疣疗效观察[J]. 中国医学文摘(皮肤科学),2010,27(1):6-7.

[11] 周球律 . 中药面膜治疗扁平疣的疗效观察[J]. 中国医药指南,2011,9(22):135-136.

[12] 任昶,高永辉 . 针刺治疗扁平疣临床观察[J]. 针刺研究,2005,30(2):113-114.

[13] 徐俊涛,王莹,李庆娟 . 火针治疗难治性扁平疣 30 例临床观察[J]. 中医临床研究,

2014,6(30):122-123.

[14] 侯玉华,孙红卫.梅花针叩刺治疗扁平疣72例[J].山东中医杂志,1998,17(12):25-26.

[15] 张海山,丁宁,高希言.温针灸治疗扁平疣临床观察[J].亚太传统医药,2009,5(4):36-37.

[16] 张建平.梅花针加拔罐治疗扁平疣疗效观察[J].上海针灸杂志,2011,30(3):173-174.

[17] 樊梅凤.耳背静脉放血治疗扁平疣100例临床观察[J].福建中医药,2000,31(3):16-18.

[18] 陈连旭,王虹虹.耳穴贴压法治疗扁平疣118例[J].中国针灸,1997,17(10):636.

[19] 李日清.穴位注射治疗扁平疣临床观察[J].华夏医学,2012,25(2):251-252.

[20] 项衡,倪赛男.挑刺法治疗传染性软疣232例[J].上海针灸杂志,1999,18(3):48.

[21] 吴国华,汤洁.刮除法治疗传染性软疣600例[J].临床皮肤科杂志,2000,29(1):65.

[22] 刁爱玲.中药外洗治疗传染性软疣79例疗效观察[J].中国当代医药,2010,17(8):63.

[23] 韩丽清.中药外搽治疗传染性软疣[J].内蒙古中医药,2005,(1):25-26.

[24] 聂苗,刘小芬,薛辉.火针治疗传染性软疣62例[J].陕西中医,2003,24(7):644.

[25] 刘刚.结扎法治疗丝状疣、指状疣147例报告[J].新医学,1999,30(1):12.

[26] 胡劲倍.火针焠刺法外治丝状疣50例[J].浙江中医杂志,2010,45(8):559.

[27] 柳典花,林云虎.督脉挑治疗丝状疣30例[J].中医外治杂志,1998,7(3):34.

[28] 肖明,黄蕙,王利苹,等.耳背静脉割刺治疗扁平疣机制初步研究[J].中国处方药,2017,15(5):1-3.

[29] 李坚将,刘辉,李东,等.针刺背俞穴加走罐治疗面部扁平疣及对血清T淋巴细胞亚群的影响[J].湖南中医药大学学报,2009,29(6):60-61.

(杨素清)

第二节 球菌感染性皮肤病

一、脓疱疮

脓疱疮俗称"黄水疮",主要由金黄色葡萄球菌或溶血性链球菌感染所致,具有接触传染的特征性。脓疱疮多发于夏秋季,可发病于各年龄段,但主要见于儿童。脓疱疮传染性强,可通过搔抓感染部位将病菌传播给自身或其他人,常在幼儿园、中小学校发生小流行,互相传染。"黄水疮"又名滴脓疮、香瓣疮、浸淫疮、天疱疮,病名出自《外科启玄》。历代医籍记载较详,如明代《外科启玄》云:"黄水疮,一名滴脓疮,疮水到处即疮。"并绘有一幅幼童图,图文并茂地指出了本病的好发人群及部位,皮损特点等。清代《洞天奥旨·黄水疮》对本病具有传染性有其独到的见解和深刻的认识。清代《疡科心得集·黄水疮》云:"外感热毒,内蕴湿热,湿热交结而发病。"指出了本病的发病机制。

【病因病机】

本病多因夏秋之交,气候炎热,暑湿交蒸,热毒外侵,暑湿热毒客于肌肤,不得疏泄,以至气机不畅、湿热毒邪壅遏,熏蒸肌肤而成;或因小儿脾胃虚弱,运化失职、湿邪内蕴,又感风热湿毒;或原患痱之类皮肤疾患,复因搔抓或擦破,皮肤破损染毒而成。又因小儿皮肤稚嫩,腠理不固,汗多湿重,肝常有余,脾常不足,更易感受暑湿,故发本病,相互传染。

【辨证分型】

1. 暑湿热盛证

主症:皮疹以水疱、脓疱为主,部分疱破呈糜烂,脓疱密集,色黄,周围绕以红晕,糜烂面鲜红;舌红,苔黄腻,脉濡滑或弦滑。

2. 湿盛蕴毒证

主症:皮损以脓疱、糜烂为主,可伴有发热、恶寒,口渴,小便黄,大便干;舌红,苔黄腻,脉弦滑数。

3. 脾虚湿蕴证

主症:脓疱稀疏色淡白或淡黄,疱周红晕明显,脓疱破后糜烂面淡红不鲜,常伴有面色苍白或萎黄,纳食较少,大便稀溏;舌质淡红,苔薄白,脉濡细。

【临床表现】

1. 非大疱型脓疱疮　非大疱型脓疱疮又称接触传染型脓疱疮或寻常型脓疱疮,是脓疱疮最常见的一型,约占70%。典型临床表现:皮损初起为红色斑点,红斑迅速发展形成小水疱或脓疱,疱壁很薄,极易破溃,其渗液干燥后形成典型的蜜黄色结痂。皮损可蔓延至邻近皮肤形成多个相似的皮损。以口周、外鼻孔、耳郭和四肢等暴露部位多见。患儿常自觉瘙痒。

2. 大疱型脓疱疮　大疱型脓疱疮多见于儿童,各年龄段可有散发。皮损好发于躯干和四肢,初起为散在的水疱,1~2天迅速增大为直径大于2cm的浅表性大疱,疱液开始为淡黄色、清亮,约经1天后,疱液变混浊,疱壁松弛,由于重力作用,脓汁沉积,形成特征性半月积脓现象。由于疱壁薄,脓疱常很快破溃,通常见到的皮损多为脓疱破后遗留的表浅糜烂面,糜烂面干燥后形成淡黄色脓痂。

3. 新生儿脓疱疮　是发生于新生儿的大疱型脓疱疮。本病的传染源主要来自婴儿室的工作人员、产妇本人或家属等,其次为污染的尿布或床单。新生儿由于皮肤薄嫩,免疫功能尚未发育完善,感染后易泛发全身,并造成本病在新生儿室内流行。

4. 深脓疱疮　多见于体质弱、营养不良及卫生条件差的小儿,主要发生于小儿臀部及下肢。初起时为脓疱,渐向皮肤深部发展。典型皮损为坏死表皮和分泌物形成的蛎壳状黑色厚痂,周围红肿明显,去除结痂后可见边缘陡峭的碟状溃疡。患者自觉疼痛明显。病程达 2~4 周或更长。

【鉴别诊断】

1. 水痘　多发于冬春季节,基本皮损为向心性分布的绿豆大小的透明水疱,顶部有脐窝,成批出现,化脓与结痂现象较轻,发病前常有发热,全身不适等症状。

2. 丘疹性荨麻疹　主要临床表现为风团样红斑上出现丘疹或水疱,好发四肢、躯干,成批出现,反复发生,瘙痒症状突出。

【特色治疗】

1. 涂擦疗法

适用人群:脓疱疮患者热毒炽盛,湿热甚者。脓疱未破,或已结痂。渗出者慎用。

可选用油调散剂,如甘草油调青蛤散或青黛散;亦可选用祛毒油膏;结痂者用艾叶 30g(烧灰存性)、枯矾 2g,共为细末,麻油调敷,每日 2 次。痂皮厚者,外用化毒散软膏。

2. 中药渍渍疗法

适用人群:脓疱破裂,糜烂滋水者。

渗出多时可选用马齿苋水剂、龙葵水剂、龙胆草水剂湿敷。

3. 针灸疗法

适用人群:脓疱疮配合度较好的患者。年老体弱、孕妇慎用。

针刺取穴:主穴:耳尖(双)、大椎、曲池(双)、合谷(双)、足三里(双)。随症配穴:丰隆(双)、蠡沟(双)、承浆、人中、地仓(双)、迎香(双)。

针刺手法:所有穴位需常规消毒。双耳尖、大椎穴先行轻柔挤压,推摩使穴位皮肤微微泛红,然后用三棱针挑刺出血,双耳尖轻轻挤压出血数滴即可。然后消毒棉签压迫止血。大椎穴三棱针挑刺后加拔火罐见出血适度即可。若挑刺针眼过大,则需用创可贴局部贴 1~2 天。防止伤口感染。其余穴位均常规针刺,行捻转提插泻法,较大儿童可以留针 15 分钟,每隔 5 分钟行针 1 次。较小儿童针刺行泻法不留针。

疗程:间日 1 次,1~2 次即可。针刺第 2 天即可观察疗效。

针刺治疗立足于清热利湿解毒,兼以调和气血祛风止痒。主穴耳尖为经外奇穴,具有清热解毒作用。大椎为督脉与手足三阳经交会穴,针刺可以起到清泻三阳经热毒之功。曲池、合谷为阳明大肠经合穴,针刺有清泻阳明、调和气血、祛风止痒作用,使湿热毒邪邪有去路。足三里、丰隆为阳明胃经合穴与络穴。针刺具有化滞泻火解毒利湿作用。蠡沟为厥阴肝经络穴。具有清利湿热作用。总之,此针刺配穴方具有清热解毒利湿、调和气血、祛风止痒的作用,对治疗脓疱疮有一定的疗效。

【临床研究】

1. 涂擦疗法　任仰成用自拟乳没膏(乳香、没药、猪油熬熟去渣,按1∶1∶4比例熬制而成。将3药按比例称好,先将猪油熬沸,将乳香、没药轧碎慢慢放入沸油中,使二药完全融化,然后自然冷却,乳没膏即制成)治疗脓疱疮102例,疗效显著。

三黄石膏油膏方中生大黄清热解毒,黄柏清热燥湿,黄连清热泻火,三药共奏清热解毒之功,范华云用其治疗小儿脓疱疮疗效满意。叶丽霞于2015年10月—2017年3月收治的小儿脓疱疮患者中选择268例,将其随机平均分为2组,观察组134例采用康复新液联合百多邦软膏治疗,对照组134例仅采用康复新液治疗,对比2组副作用以及疗效。结果观察组患儿总有效率为100.00%,明显高于对照组的76.87%。2组患儿副作用发生率比较无明显差异($P>0.05$),且2组患儿副作用均不严重,无需特殊治疗便可自愈。

2. 中药湿渍疗法　吴玲玲将新生儿脓疱疮患儿40例随机分为观察组和对照组各20例,观察组采用复方黄柏液湿敷,对照组采用2%龙胆紫局部外涂,余治疗方法相同,观察2组患儿临床效果。结果观察组显效率、总有效率均高于对照组,差异有统计学意义($P<0.05$)。

皮损处禁用水洗以防分泌物流溢而引起自身传染。清除脓痂时,可用黄柏地榆液湿敷。

3. 针灸疗法　刘平安等通过针刺54例门诊患者,主穴:耳尖(双)、大椎、曲池(双)、合谷(双)、足三里(双),佐以随症配穴,53例均痊愈。

参考文献

［1］任仰成.乳没膏外敷治疗脓疱疮102例[J].中医杂志,2002,43(4):284.

［2］范华云.三黄石膏油膏外用治疗脓疱疮31例[J].河北中医,2000,(10):752.

［3］叶丽霞.小儿脓疱疮的治疗探讨[J].基层医学论坛,2018,(1):47-48.

［4］吴玲玲.复方黄柏液湿敷治疗新生儿脓疱疮效果观察[J].临床合理用药杂志,2013,6(5):50.

［5］复方黄柏液涂剂治疗儿童湿疹、脓疱疮、特应性皮炎专家共识(2016年).中国中西医结合皮肤性病学杂志,2016.(5):290-291.

［6］杨士奎.简析脓疱疮的中医诊疗对策[J].世界最新医学信息文摘:连续型电子期刊,

2014,(33):264.

[7] 刘平安,祁建勇. 针刺治疗脓疱疮 54 例疗效观察[J]. 内蒙古中医药,2014,(15):63.

（白彦萍 吕景晶）

二、疖与疖病

疖是一种生于肌肤浅表部位,以局部红、肿、热、痛,突起根浅,肿势局限,脓出即愈为主要表现的急性化脓性疾病。疖多发或反复发作者称为疖病。疖四季皆可发生,多发于酷热夏(暑)秋季节。随处可生,尤以头、面、颈、背、臀等处多见。发生于夏天的称暑疖或热疖,其他季节发生的称疖。初起分有头疖、无头疖两种,一般症状轻而易治。但亦有因治疗或护理不当形成骷髅疖;或遍体或特定部位反复发作,缠绵难愈的疖病,其生于发际处又称"发际疮",生于臀部又称"坐板疮",一般较难治。相当于西医的疖、皮肤脓肿、头皮穿凿性毛囊炎及疖病。

疖名首出《肘后备急方》。隋代《诸病源候论》记载:"肿结长一寸至二寸名之为疖,亦如痈热痛,久则脓溃,捻脓血尽便瘥。"首次指出疖肿出脓即愈的特点,而有别于痈疽。

【病因病机】

常因内郁湿火,外感风邪,两相搏结,蕴阻肌肤所致;或夏秋季节感受暑毒而生;或因天气闷热汗出不畅,暑湿热蕴蒸肌肤,引起痱子,复经搔抓,破伤染毒而成。

【辨证分型】

1. **热毒蕴结证**

主症:好发于项后发际、背部、臀部。轻者疖肿只有一二个,多则可散发全身,或簇集一处,或此愈彼起。皮疹表现为毛囊性丘疹,红肿热痛,搔破渗液,伴发热,口渴,溲赤,便秘。舌质红,舌苔黄,脉数。

2. **暑热浸淫证**

主症:发于夏秋季节,以小儿及产妇多见。局部皮肤红肿结块,灼热疼痛,可有发热、口干、便秘,溲赤等症状。舌质红,舌苔薄腻,脉滑数。

3. **阴虚内热,体虚毒恋证**

主症:疖肿数目多,此愈彼起,不断发生。散发全身各处或固定在一处,疖肿较大,易转变成有头疽,常伴口干唇燥,舌质红,舌苔薄,脉细数。

4. **脾胃气虚、体虚毒恋证**

主症:泛发全身各处,溃脓、收口时间均较长,脓水稀薄。常有面色萎黄,神疲乏力,纳少便溏。舌质淡或边有齿痕,舌苔薄,脉濡。

【临床表现】

1. 疖 儿童、成年人均可发病,好发于颜面、发际、头部、臀部及会阴部等处,初期:初起为红色圆锥形毛囊性炎性丘疹,形成鲜红色或黯红色结节,伴有灼热疼痛;脓成期:数日后结节化脓变软,顶端发生脓疱,中心形成脓栓,扪之有波动感;溃后期:破溃后有血性脓液流出,随即炎性消退,结疤而愈。可有附近淋巴结肿大,重者可伴有发热、乏力、畏寒等全身症状。

2. 疖病 多见于20~40岁青壮年男性,好发于颈后发际、背部、臀部。临床常见两种类型,一种是在一定部位,即在原发疖肿处或附近,继续衍生,几个到几十个,反复发作,缠绵不休,经年不愈,如星状罗布。一种是在身体各处,散发疖肿,几个到几十个,一处将愈,他处续发,或间隔周余、月余再发。患消渴、习惯性便秘、肾病、年老、体虚者容易发生。

【鉴别诊断】

1. 痈 皮损红肿更为明显,表现有数个脓栓,脓栓脱落后留下多个带有脓性基底的深在溃疡,状如蜂窝,疼痛剧烈,伴有发热和全身不适。

2. 有头疽 好发于项背部,初起有多个粟米状脓头,以后红肿范围扩大,多超过9cm,溃后状如蜂窝,全身症状明显,病程较长。

3. 囊肿型痤疮 好发于面颊和背部,伴有丘疹和黑头,挤之有米粒样白色粉样物质,多发者可满布结节,大小不一,色泽黯红,病程较长。

【特色治疗】

1. 涂擦疗法

适用人群:疖和疖病的各个时期。

常用药物:初期:玉露散、如意金黄膏、铁箍膏、青黛散,任选一种外敷或外贴,亦可选用鲜犁头草、蒲公英、野菊花、败酱草、芙蓉叶、马齿苋、鲜丝瓜叶等1~2味,捣烂外敷,每天1~2次。红肿痛甚者,可用黑布化毒散膏外敷;脓成期:千锤膏、咬头膏外敷。溃后期:选用九一丹盖贴,每日换2~3次。若并发湿疹者,用青黛散和麻油调敷。

2. 刺血拔罐疗法

适用人群:疖或疖病的脓成期。

取穴:疖肿局部、大椎、尺泽、委中。

方法:将疖肿局部常规消毒后,右手持三棱针在疖肿上及周围用散刺法刺出血,然后将脓血放净,其余各穴各选一穴,点刺放血,然后拔罐。

3. 针灸治疗

(1)火针疗法

适用人群:疖或疖病的初期和脓成期。

取穴:主穴取身柱、合谷、委中、病灶局部;多发疖肿,经久不愈加足三里、中脘、气海。

方法：身柱、合谷、委中穴处严格消毒，用细火针在酒精灯上烧红至发白亮，酒精灯烧红后快速刺入 0.5~1cm，疾入疾出。疖肿初期：局部常规消毒，用中火针在酒精灯上烧红至发白亮，从疖顶直刺 1 针，深达根部。范围较大者，可于疖体或疖顶端两旁向中央斜刺 2 针，速入疾出，针后令其内容物排出。脓成未溃期：用火针从疖体或顶端速入脓腔，进针深度以脓腔大小为度，立即出针，然后用小火罐拔于针孔上，约 5 分钟去罐，勿压针孔，让余脓外流，清创后，再用敷料包扎。愈后多无瘢痕。每 5 日治疗 1 次，4 次为 1 个疗程。

（2）毫针针刺

适用人群：疖或疖病的各期。

取穴：主穴：大椎、曲池、合谷、外关。配穴：湿热明显加足三里、风池、委中；暑热加曲泽、气海。

方法：随症选穴，以常规手法进针，均用泻法，留针 30 分钟。每日 1 次，10 次为一个疗程。

（3）耳针疗法

适用人群：疖或疖病的各期。

取穴：神门、肾上腺、皮质下、枕、相应部位。

方法：耳郭局部常规消毒后，用 28 号 0.5 寸毫针刺入穴位，行中强刺激手法，留针 30 分钟。每日 1 次，10 次为 1 个疗程。

（4）三棱针疗法

适用人群：疖或疖病的脓成期。

取穴：委中、大椎、尺泽。

方法：穴位局部常规消毒后，以三棱针点刺，委中放血 2~4ml，大椎放血 2~3 滴，尺泽放血 2ml 左右，每周治疗 1 次。

（5）针挑法

适用人群：疖或疖病的各期。

定位：背部肩胛间及肩胛下角区红疹处。

方法：先在背部肩胛间及肩胛下角区找到红疹，背部红疹如帽针头大小，初起时见充血点，压之退色，中期压之不退色，为鲜红色，末期为褐色。常规消毒后，以 9 号针头、三棱针或圆利针挑破红疹，每次一般挑 1~3 个，每周 2 次。若疖肿初发，脓未成时，可用针在疖肿局部挑 1 针，再拔火罐。

（6）隔姜（蒜）灸疗法

适用人群：疖或疖病的初期。

定位：疖肿局部。

方法：将姜或蒜片（约 0.5cm 厚的薄片）放在疖肿上，再将艾炷置于蒜片上,点燃艾炷灸之,每个疖肿处连灸 10 壮。每日治疗 1 次,10 次为 1 个疗程。

【临床研究】

1. 涂擦疗法　谭晖等观察金黄膏在外耳道、鼻部、面部疖肿中的临床疗效。选取 2011 年 8 月至 2013 年 8 月耳鼻喉科门诊收治的 89 例外耳道与鼻疖及颌面部疖肿患者,随机纳入观察组(47 例)和对照组(42 例),在全身抗炎、理疗的基础上,观察组给予金黄膏局部换药,对照组给予鱼石脂软膏局部换药。然后观察两组患者疖肿的恢复情况。结果观察组患者的治愈率和治疗的总有效率 94%(47/50)、98%(49/50)均明显比对照组 72%(18/25)、88%(22/25)高($P<0.05$)。

2. 针灸治疗

(1)火针疗法:张健用火针排脓的方法治疗化脓性疖肿 100 例,其中颜面部 38 例,颈后 26 例,头部 10 例,背部 14 例,臀部 12 例。火针排脓后予榆油纱条(地榆、芝麻油)覆盖创面,每日换药 1 次。排脓后一般不需内治。3 天后脓肿消退,用直钳伸入脓腔取出脓栓。治疗后患者疼痛随之消失,创面均愈合,最快者 5 天,最慢者 14 天。创面愈合后遗留绿豆大小瘢痕者 60 例,粟粒大小瘢痕者 40 例。

(2)毫针针刺:郭之平将 65 例患者随机分为治疗组(33 例)和对照组(32 例),治疗组运用毫针针刺合谷、曲池等穴辨证补泻,针刺每日 1 次,每周 5 次,20 次(1 个月)为一疗程。对照组口服红霉素片,0.125g/ 片,0.5g/ 次,1 天 3 次,连服 10 天,休息 10 天,再服 10 天为一疗程。结果:治疗组疗效明显优于对照组($P<0.05$)。提示针刺脾胃经腧穴调理脾胃对顽固性疖病有明显治疗作用。

参考文献

[1] 陆德铭. 中医外科学[M]. 北京:上海科学技术出版社,1997:50-52.

[2] 刘巧. 中西医结合皮肤病治疗学[M]. 北京:人民军医出版社,2014:180-183.

[3] 赵炳南,张志礼. 简明中医皮肤病学[M]. 北京:中国中医药出版社,2014:104-105.

[4] 徐宜厚,王保方,张赛英. 皮肤病中医诊疗学[M]. 北京:人民卫生出版社,2007:103-104.

[5] 徐三文,姜国良. 皮肤病中医外治法[M]. 北京:科学技术文献出版社,2007:52-54.

[6] 巩昌镇,陈少宗. 皮肤科疾病针灸治疗学[M]. 天津:天津科技翻译出版公司,2008:36.

[7] 于冰. 疖的中医外科治疗[J]. 中外健康文摘,2011,08(14):419-420.

[8] 谭晖,张霖,孙银. 金黄膏在颌面部疖肿的临床应用[J]. 新疆中医药,2014,32(5):22-24.

［9］张健.火针排脓治疗化脓性疖肿 100 例［J］.中国中医急症,2004,13（1）:54.

［10］郭之平.从脾胃失调立论针治顽固性疖病的临床观察［J］.中国针灸,2003,23（3）:138-139.

（白彦萍　李锴）

三、痈

痈是气血为毒邪壅塞而不通之意,是一种发生于体表皮肉之间的急性化脓性疾患,一般多伴有严重的全身症状。相当于西医的浅表脓肿、急性化脓性淋巴结炎等。痈发无定处,随处可生,因发病部位不同,有各种不同等命名,本节主要论述发生于体表肌肤间的体表痈。

痈之名最早见于《黄帝内经》,其对痈的特点、病因病机、预后及痈与疽鉴别已有较系统的论述。《外科启玄》记载:"痈者,壅也,塞也。壅塞之甚,故形大而浮也。纵广尺许者是也。"

【病因病机】

外感六淫邪毒,或皮肤受外来伤害感染毒邪,或过食膏粱厚味,聚湿生浊,邪毒湿浊留阻肌肤,郁结不散,可使营卫不和,气血凝滞,经络壅遏,化火成毒,而成痈肿。

【辨证分型】

1. 火毒凝结证

主症:局部突然肿胀,光软无头,迅速结块,表皮焮红,少数病例皮色不变,到酿脓时才转为红色,灼热疼痛。日后逐渐扩大,变成高肿发硬。轻者,无全身症状,经治疗后,肿消痛减,变软而消散,重者,可有恶寒发热,头痛,泛恶,口渴,舌苔黄腻,脉象弦滑,洪数等症状。

2. 热胜肉腐证

主症:红肿明显,肿势逐渐高突,疼痛剧烈,痛如鸡啄,溃后脓出肿痛消退。舌质红,舌苔黄,脉数。

3. 气血两虚证

主症:脓水稀薄,疮面新肉不生,新肌色淡红而不鲜或黯红,愈合缓慢。伴面色㿠白,神疲乏力,纳差食少,舌质淡胖,舌苔少,脉沉细无力。

【临床表现】

局部光软无头,红肿疼痛（少数初起皮色不变）,结块范围多在 6~9cm 左右,发病迅速,易肿、易脓、易溃、易敛,或伴有恶寒、发热、口渴等全身症状,一般不致损伤筋骨,也不易造成内陷证。初期:初起时皮肤上有一个疼痛的扁平硬块,颜色深红,紧张发亮。溃脓期:约 1~2 周内,红肿逐渐向四周扩散,与正常组织界限不清,患部化脓及组织坏死,其上出现多个脓点,脓液及坏死的小块组织,就由这些毛囊口排出,形成蜂窝状脓头,脓栓脱落很慢,中央区皮肤逐渐腐烂、塌陷,有脓血性分泌物不时溢出,严重时整个患部皆坏死,表面皮肤也可以完全脱离,形成一个很不规则的深而巨大的溃疡。收口期:脓腐渐渐脱尽,新肉开始生长,疮面逐渐愈合。一般情况,病变初期在第1周,溃脓期在第2~3周,收口期在第4周,整个病程在1个月左右。

【鉴别诊断】

1. **疖** 与无头疽鉴别,病小而位浅,范围多在3cm左右,2~3天化脓,溃脓后3~4天即能愈合,无明显全身症状,易脓、易溃、易敛。

2. **有头疽** 发于肌肉之间,初起即有多个粟米状脓头,红肿范围达9~12cm及以上,溃后状如蜂窝,全身症状明显,病程较长。

3. **发** 在皮肤疏松部位,突然局部红肿蔓延成片,灼热疼痛,红肿以中心明显,四周较淡,边界不清,范围约10cm,3~5日皮肤湿烂,随即腐溃,色黑,或中软而不溃,并伴有明显全身症状。

【特色治疗】

1. 涂擦疗法

适用人群:痈的各个时期。

常用药物:玉露散、金黄散、消肿散、拔毒膏、如意金黄膏任选一种外敷或用雄黄90g,麝香3g掺入太乙膏中烘热后,贴在患处。溃脓期:初溃期可用九一丹提脓去腐。收口期:以生肌散或冰石散掺入疮口中,并用太乙膏或生肌玉红膏盖贴于患处。

2. 切开排脓

适用人群:已成脓或脓成不溃者。

定位:痈肿局部。

方法:在痈肿部位做"十"字形或"井"字形切开引流,然后用五五丹药线或凡士林纱条引流,外盖生肌玉红膏或生肌白玉膏;如胬肉高突,选用平胬丹。后期如脓尽肌生,选用生肌散、冰石散,外盖生肌玉红膏。

3. 刺血拔罐疗法

适用人群:已成脓或脓成不溃者。

定位:痈肿局部,患侧天宗、至阳、身柱、曲垣。

方法:痈肿局部用碘酒、酒精消毒,然后用消毒三棱针点刺数点,出血,用酒精闪火法迅速拔罐,如脓血渗出不多,可连续拔1~2次。同时,取患侧天宗、至阳、身柱、曲垣穴,用三棱针点刺出血,酒精闪火法拔罐,留罐15分钟。对成脓者,施针前先检查病人脓腔的部位、大小和深浅,再于脓肿波动低位处局部下将烧红的针头直刺入脓腔。2日1次,5次为1疗程。

4. 针灸治疗

（1）毫针疗法

适用人群：痈的各个时期。

取穴：灵台、委中（双）、昆仑（患侧）。病变在项部取肩井、风池、风门、委中；病变在背部取膈俞、肝俞、委中。高热加刺大椎、曲池、尺泽、三阴交、涌泉。

方法：穴位局部常规消毒后，施泻法，针刺得气后留针 30 分钟，日 1 次，5 次为 1 疗程。也可以在患处采用围刺法，用 1~2 寸毫针，在距患处 0.5cm 处斜刺，其针尖朝痈的基底部，上下左右各 1 针，针刺得气后留针 30 分钟，其间捻转 4~5 次，2 日 1 次，5 次为 1 疗程。

（2）火针疗法

适用人群：已成脓或脓成不溃者。

定位：痈肿局部。

方法：选择脓腔距离体表最薄的部位或最低位，利多卡因局部浸润麻醉，酒精灯将粗火针烧红后快速直刺入脓腔，针头进入脓腔后，转动一下拔出，如果组织较厚，1 次没有穿入脓腔，可再行穿刺，直至引出脓液为止，使脓液充分流出，严禁挤压，防止炎症扩散。创面外敷地榆油纱条，无菌纱布覆盖。术后换药，每天 1 次，用五五丹做成药捻，放入脓腔，待肉芽红活后，用生肌玉红膏外敷。

（3）三棱针疗法

适用人群：痈的初期和溃脓期。

取穴：委中、大椎、尺泽。

方法：穴位局部常规消毒后，以三棱针点刺，委中放血 2~4ml，大椎放血 2~3 滴，尺泽放血 2ml 左右，每周治疗 1 次，4 次为 1 疗程。

（4）挑治疗法

适用人群：痈的各个时期。

定位：在病人背部第 1~7 胸椎棘突两侧寻找皮下有明显紫色血络处。

方法：局部常规消毒，用三棱针迅速挑破皮肤，挑起白色皮下纤维，以挑断为度，挑出瘀血数滴，压迫止血。

（5）隔姜灸

适用人群：痈的各个时期。

定位：痈肿局部。

方法：取陈艾绒用手指捏成底径 0.6~0.8cm，高 1~1.2cm 的圆锥形艾炷，另用鲜生姜切成如硬币厚的薄片。先用 75% 的酒精棉球消毒患处四周，然后将姜片放置于患处正中，上置黄豆大的艾炷，点燃灸之，灼痛者再垫一姜片，每次灸 3~7 壮（每灸 3 壮更换姜片 1 次）。痛者灸至不痛、不痛者灸至知痛为度。灸后用毫针挑破上面粟粒样大小的脓头，或灸起小疱，再敷以药膏。日 2 次，5

次为 1 个疗程。

【临床研究】

1. **涂擦疗法** 朱力观察了中医药治疗痈的临床疗效,96 例患者均来自长春中医药大学附属医院门诊。口服中药汤剂,配合外用金黄膏或拔毒膏,或以石碳酸药条下引流,每日换药 1 次。结果:治愈 87 例,占 90.6%;好转 8 例,占 8.3%;未愈 1 例,占 1.0%,结论:中医药治疗痈的疗效确切,值得推广应用。

2. **针刺加拔罐疗法** 高黎明用豹文刺加拔火罐治疗疖痈肿 126 例,具体方法:局部常规消毒,在疖肿基底部取穴,快速将针尖刺入皮下 0.5cm,然后针尖斜向疖痈肿的基底部中央,每个疖痈肿四周扎四针。起针后拔火罐,一般火罐口径应大于疖痈边缘 1~2cm。拔罐保留 3~5 分钟,出血 1~2ml,起罐后行常规消毒,外敷消毒纱布固定即可。结果:117 例痊愈,9 例好转,其中痊愈率占 92.86%,有效率占 7.14%,总有效率 100%。病程在 3~5 天的患者 86 例,1~2 次治愈;病程在 5~7 天的患者 19 例,2~3 次治愈,病程在 7 天以上的患者 21 例,4~5 次治愈及好转。

3. **拔罐疗法** 杨文龙等采用随机分组法分为治疗组 51 例,在其成胀后切开加用拔罐法治疗;对照组 41 例在痈脓成熟后切开引流,采用普通换药方法。结果:两组创口愈合时间有明显差异,其中治疗组平均 10 天,对照组平均 15.4 天,两者相比差异有统计学意义($P<0.05$)。提示拔罐法治疗痈临床愈合时间明显缩短、疗效确切、方法简便、值得临床推广。

参考文献

[1] 陆德铭 . 中医外科学[M]. 北京:上海科学技术出版社,1997:50-52.

[2] 徐宜厚,王保方,张赛英 . 皮肤病中医诊疗学[M]. 北京:人民卫生出版社,2007:107-108.

[3] 徐三文,姜国良 . 皮肤病中医外治法[M]. 北京:科学技术文献出版社,2007:29,37-38.

[4] 朱力 . 中医药治疗痈 96 例临床观察[J]. 吉林中医药,2009,29(10):880.

[5] 高黎明 . 豹文刺加拔火罐治疗疖痈肿 126 例[J]. 中医外治杂志,2002,11(4):32.

[6] 杨文龙,董志超,张继良,等 . 拔罐法在痈证治疗中的应用[J]. 陕西中医学院学报,2004,27(2):44-45.

（白彦萍　李锘）

四、丹毒

丹毒是一种皮肤突然变赤,色如丹涂脂染,伴有恶寒发热的急性炎症性皮肤病。丹毒病名来自《诸病源候论·丹毒病诸侯》:"丹毒,人身体忽然焮赤,如丹涂之状,故谓之丹。或发手足,或发腹上,如手掌大,皆风热恶毒所为。重者,亦有疽之类,不急治,则痛不可堪,久乃坏烂。"本病发病急骤,有皮肤擦伤、挖鼻或足癣史。可发生于全身任何部位,但以小腿最为多见,头面部次之。中医学将发于头面部称"抱头火丹",发于上下眼睑称"眼丹",发于胸腹部称"内发丹毒",发于下肢称"流火",发于小儿称"赤游丹"。丹毒命名虽多,但其病因病机症状基本相同,可以中医理论为基础,辨证论治为原则,采取中药内服并用中医特色外治疗法。

【病因病机】

本病外因风湿热毒邪内侵肌肤,内因素体血热,情志内伤,饮食不节。外邪内侵,客于肌肤腠理;情志内伤,气郁生火;饮食不节,化生湿热;而素体血热是丹毒发病的主要原因。血热内蕴,郁于肌肤,复感风湿热毒邪,内外之邪相搏于肌肤而发病。发于头面者多夹风热,发于下肢多夹湿热。

【临床表现】

起病急骤,常先有恶寒发热,全身不适等先驱症状,继而患部皮肤上发生大片水肿性红斑,境界清楚,迅速向四周蔓延,触之灼热、疼痛。严重可发生水疱和血疱,附近淋巴结肿大,好发于小腿和面部。全身症状有发热、寒战、头痛,甚则恶心呕吐。中性白细胞计数增高。

丹毒由于发病部位不同,又有不同兼证。

1. 眼丹(眼部丹毒)　发于上下眼睑,若红、肿、热、痛、肿而软偏兼风;若燃热紫红而硬偏热重,同时兼有全身症状。

2. 内发丹毒(躯干部丹毒)　红斑成片,痛如火燎,内发肝脾二经,全身症状较重,正气多虚。

3. 腿游风、流火(下肢丹毒)　多由外伤、足癣及小腿静脉曲张等导致球菌感染所致,初为急性、局部红肿热痛如涂丹之状,或起疱糜烂、高热、白细胞增高等全身症状。若治疗不及时,多急性过后可转为慢性,皮色黯红、硬肿粗糙,或暂时消退,然后往往反复发作,形成慢性复发性丹毒。其发病相对较慢,全身症状较轻,但反复发作,易继发象皮肿(大脚风)。

4. 小儿赤游丹(小儿丹毒)　婴儿丹毒,发病急,症状重,进展快。同时可出现高热、神昏、搐搦等毒邪逆传心包之"陷证"。

5. 抱头火丹(头面部丹毒)　常由鼻部破损所致,初发鼻、耳及头额等部,皮肤红肿,迅速扩展,红肿加重,皮面出现水疱,同时出现高热、头痛、恶心呕吐,甚或神昏谵语之火毒内攻见证。

【辨证分型】

1. 风热蕴滞证

主症:多发于头面部,鼻、额、目周围红肿,两目肿胀难睁,或耳周脑后红肿,伴恶寒、发热、头痛、苔薄白或微黄,脉浮数。

2. 肝经湿热证

主症:多发于胸腹胁肋,腰胯等肝经循行部位,皮肤局部可见红斑、灼热、疼痛,伴发热、口苦、心烦、便秘、溲赤,苔黄、脉弦数。

3. 湿热下注证

主症:多发于下肢,皮肤大片红斑、灼痛、肿胀,伴发热、患肢酸痛、胃纳不佳,苔白腻或微黄腻,脉滑数。

4. 热毒炽盛证

主症:局部灼热红斑,甚至出现瘀点、紫癜,伴壮热烦躁、神昏谵语、恶心呕吐,舌红苔黄而干,脉洪数。

5. 湿滞血瘀证

主症:多见于复发性丹毒,反复发作,或小腿象皮样肿胀,舌黯或有瘀斑,苔白,脉滑或涩。

【鉴别诊断】

1. 蜂窝织炎　患部黯红,肿胀疼痛明显,边界不清,压痛并有显著凹陷性水肿,有化脓现象。

2. 接触性皮炎　有过敏物接触史,接触部位皮肤红肿,可有水疱、丘疹,瘙痒而无疼痛,无全身症状。

3. 类丹毒　有接触家畜、鱼类患处受伤病史。多发生于手部,为边界清楚的紫红色斑,起病缓,不发热,疼痛较轻。

【特色治疗】

1. 涂擦疗法

适用人群:下肢丹毒,面部及小儿丹毒。

常用药物:紫草 30g、黄连 3g、冰片 0.3g、茶油 500g,前三味药共研为细末,用茶油调成糊状,外搽患处,每日 2~3 次,5~7 天为一个疗程。

2. 中药外敷疗法

适用人群:丹毒红肿热痛期。多选用双柏膏,四黄膏,金黄膏,玉露膏,芙蓉膏外敷,每日 1~2 次。

3. 中药熏洗疗法

适用人群:下肢慢性丹毒,急性不宜用。

常用药物:海桐皮、姜黄、汉防己、当归尾、红花、苍术、黄柏、晚蚕砂各 15g。

操作方法:以上方药加水 2000ml,煎汤熏洗患处,每次 20 分钟,每日 1 次。

4. 中药湿渍疗法

适用人群:丹毒红肿期。

常用药物:红花、大黄、黄柏、丹皮各 100g。

制法:上药加水 1000ml,浸泡 1 小时,煎沸 10 分钟,然后用文火煎至 250ml 过滤,二煎加水同上煎煮浓缩至 250ml,过滤,两者混合即可。

操作步骤:用六层纱布浸于混合的中药液中,浸透药液稍拧至不滴水为度,将其敷于患处,每隔 5~10 分钟更换一次,持续 1 小时,每日 3~4 次,3~5 天为一疗程。

5. 中药封包疗法

适用人群:丹毒红肿期。

常用药物:大黄 250g、黄柏 150g、木瓜 100g、蒲公英 100g、姜黄 100g、栀子 50g。

操作方法:以上中药共研细末,过筛去渣,用适量蜂蜜和水(蜂蜜、水比例为 2∶1),将药粉调成膏,均匀地摊涂在丹毒红肿部位,稍超出红肿边缘,厚度为 2mm 即可,再用敷料盖其上,每日或两日换药 1 次。

6. 中药药浴疗法

适用人群:急性期丹毒。

常用药物:金银花、地丁、车前草各 20g,生大黄、茯苓各 15g,野菊花、土茯苓各 30g,黄柏、防风各 10g。

7. 针灸治疗

(1)火针疗法

适用人群:下肢丹毒。

取穴:病变局部。

操作方法:局部常规消毒后,将针身在酒精灯上烧红,对准患部迅速点刺,重新烧红再行点刺,如上反复,点刺针数视患部范围大小而定。

(2)毫针针刺

适用人群:急、慢性丹毒。

取穴:大椎、双侧曲池。

配穴:面部,加取双侧风池、中渚、外关。

胁下、腰胯部,加取双侧支沟、血海、委中。

胫踝部,加双侧丰隆、太冲。

操作方法:常规消毒后,大椎直刺 1 寸,施捻转提插泻法 1 分钟;风池向对侧眼球方向水平直刺 1~1.5 寸,施捻转平补平泻法 1 分钟;中渚直刺 0.5~1 寸,施捻转泻法 1 分钟;外关直刺 1~1.5 寸,施捻转提插泻法 1 分钟;支沟、血海均直刺 1~1.5 寸,施捻转提插泻法 1 分钟;委中可点刺放血,令出血 2~4ml;丰隆直刺 1~1.5 寸,施捻转泻法 1 分钟,留针 20 分钟,每日 1 次,10 次为一个疗程。

(3)耳针疗法

适用人群:急、慢性丹毒。

取穴:神门、肾上腺、皮质下、枕、内分泌,患病相对应的部位。

操作方法:耳郭局部常规消毒,以 0.5 寸毫针刺入,中强刺激,快速捻转,留针 30 分钟,每次选 2~3 穴,可双耳同时进行,也可单耳交替使用。

(4)三棱针法

适用人群:急性丹毒、复发性丹毒。

取穴:阿是穴、委中。

操作方法:刺血前,先于患处寻找紫黯色充盈的小血脉,如无,可选周围的小静脉。然后在选定的刺血部位上用左手拇、食指向刺血处推按,使血液积聚于刺血部位,继之用 20% 碘酒消毒,再用 75% 酒精脱碘。选择约 6cm 长的三棱针,右手拇、食、中指三指指腹紧靠针身下端,针尖露出 1~2 分,对准已消毒的部位快速刺入 1~2 分深,随即将针退出,轻轻挤压针孔周围,使之出血后让其自然凝固。患处最多可选 4~5 穴,隔天 1 次。

8. 刺血拔罐疗法

适用人群:急性丹毒、复发性丹毒、慢性丹毒。

取穴:阿是穴(皮疹周围),大椎、曲池、委中穴,高热神昏者加十宣穴。

操作方法:穴位处常规消毒后,在阿是穴用皮肤针施中等力度叩刺。叩刺完毕后进行拔罐。其他穴位用双手拇、食指对挤,使充血然后用三棱针快速点刺,使出血数滴。再用消毒干棉球擦去。

【临床研究】

1. 中药熏蒸疗法　芮斌报道运用中药熏蒸方法治疗丹毒 40 例。中药熏蒸方:川芎、赤芍、鸡血藤、红花各 10g,伸筋草、路路通各 30g,落得打、牛膝、当归、黄柏各 15g,每日 1 剂。治疗结果显示:红肿开始消退时间 1.3 天,完全消退时间 7.2 天;体温开始下降时间 2.1 天,恢复正常时间 5.7 天;疼痛开始减轻时间 1.3 天,完全消失时间 5.9 天。

2. 溻渍疗法　樊炼报道运用皮炎洗剂溻渍治疗下肢丹毒 51 例。方法:将生大黄、黄连、黄芩、黄柏各 15g,用粉碎机粉碎制成皮炎洗剂 60g,用 80℃以上开水冲泡或煮沸,待自然冷却后,用纱布 4~6 层做成布垫样片块,浸泡药液中,以浸透药液稍挤拧至不滴水为度,覆盖于患处,每隔 5~10 分钟更换 1次,持续 1 小时。每日 3~4 次,3~5 天为一个疗程。结果显示:热痛消退时间(3.51 ± 1.92)天,红肿消退时间(6.12 ± 1.52)天,治愈时间(10.04 ± 3.32)天。

3. 火针刺血疗法　李岩等采用火针刺血治疗下肢复发性丹毒 28 例。治疗方法:三棱火针刺络放血:刺血前,先于病灶部皮肤周围寻找阳性血络,即紫黯色充盈的小静脉。寻找阳性血络可遵循 3 个共同特点:①病程较长,一般超过 3 年;②血络颜色深,呈紫黑色或紫红色;③血管充盈,高于皮肤。用碘伏、酒精消毒局部皮肤,随之以三棱火针烧针以消毒针具,采用缓刺法刺阳性血络。每次选取两三处,当刺中该瘀滞日久且充盈的静脉(阳性血络)时,出血常呈抛物线形向外喷射,至出血颜色变浅后血可自止。每周治疗 2 次,一般治疗 3 次左右,阳性血络就可恢复正常。

4. 毫针针刺　奚永江等报道用针刺治疗丹毒急性发作 20 例。主穴是地机、血海、三阴交、丰隆、太冲。辅穴是阴陵泉、商丘、足三里、蠡沟。头面部加翳风、头维、四白、合谷。均取患侧,每次取 3~5 次。捻转提插结合疾徐泻法,留针 20~30 分钟,每 10 分钟行针一次。局部红肿热痛明显应在局部用三棱针点刺出血,每日 1 次,连用 3 次。其中有 6 例加穴注银黄注射液。结果除 6 例肿胀未消除外,余均治愈。治愈率 70%。

5. 围刺疗法　雷红报道单纯用围刺法治疗下肢丹毒 48 例。治疗方法:主穴:皮损周围、内庭。配穴:风热蕴滞型加曲池、合谷;暑湿交阻型加足三里、侠溪、行间;湿滞血瘀型加阳陵泉。逆经进针取内庭,快速进针,留针 30 分钟,将针徐徐抽出,患者下肢红、肿、热、痛处表皮紧张而有光泽,轮廓鲜明可分,以皮损处为中心,离皮损边界 1cm 处作圆周,用 75% 酒精棉球消毒后,用0.30mm × 40mm 毫针,每隔 1 寸左右,针尖指向圆心,与表皮成 45° 斜刺,将病灶处围住,留针 30 分钟后,徐徐取针。配穴用 75% 酒精消毒后,快速进针,用泻法。治疗效果:48 例患者全部治愈,最短 1 周,最长 1 月,症状全部消失。实验室检查全部恢复正常。

【机制研究】

巩昌镇等应用针灸治疗丹毒具有较好的疗效。通过实验室研究发现:第一,针灸可以增强机体免疫力,改善皮肤微循环,调整肾上腺皮质激素水平,从而加速丹毒自愈的过程。第二,针灸治疗后,白细胞吞噬功能增强,如针刺足三里、合谷等穴或正中神经后,可使机体白细胞对金黄色葡萄球菌的吞噬指数明显增高,有的可能增高 1~2 倍,其发展趋势一般为:于针后 30 分钟开始上升,24 小时达到高峰,48 小时已回降,72 小时恢复,吞噬能力亦呈平行变化。针灸对免疫功能的调整作用是通过神经—内分泌—免疫系统这一环路的调控而得以实现的。

封银曼应用中药马齿苋封包治疗丹毒有显著疗效,经现代药理研究表明,马齿苋乙醇提取物对金黄色葡萄球菌、真菌、结核杆菌均有不同程度的抑制作用。马齿苋对血管有显著的收缩作用,也能促进上皮细胞的生长,有利于溃疡愈合。

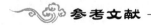 **参考文献**

[1] 芮斌 . 中西医结合治疗丹毒的疗效观察[J]. 河北中西医结合杂志,1999,8(3):440-

441.

［2］樊炼.皮炎洗剂冷湿敷治疗下肢丹毒51例［J］.南京中医药大学学报,1998,9(14): 315-316.

［3］李岩,周震,刘保红,等.火针刺络放血治疗下肢复发性丹毒28例［J］.中国针灸杂志, 2008,28(1):60.

［4］奚永江,浦蕴星.针刺治疗丹毒急性发作20例疗效观察［J］.广西中医药,1982,1(6):5.

［5］雷红.围刺法治疗丹毒48例［J］.中国针灸杂志,2003,23(11):684.

［6］巩昌镇,陈少宗.皮肤病疾病针灸治疗学［M］.天津:天津科技翻译出版有限公司, 2008:48.

［7］封银曼.马齿苋外敷治疗丹毒［J］.中医杂志,2005,8(16):575.

（史月君）

五、小腿慢性溃疡

小腿慢性溃疡是指发生于小腿的慢性皮肤溃疡,称为"臁疮",在古代文献中还有裤口疮、裙风(《证治准绳》)、烂腿(《外科证治全书》)等名,俗称老烂脚。本病多见于久立久行者,常为筋瘤的并发症。主要发于双小腿内、外侧的下1/3处,其特点是经久难以收口,或虽经收口,每易因损伤而复发,与季节无关。

【病因病机】

本病多由久站或过度负重而致小腿筋脉横解,青筋显露,瘀停脉络,久而化热,或小腿皮肤破损染毒,湿热下注而成,疮口经久不愈。

西医学认为下肢深、浅静脉及交通支静脉的结构异常、肢体远端的静脉压力持续增高是小腿皮肤营养性改变和溃疡的主要机制,而长期站立、腹压过高和局部皮肤损伤是溃疡的诱发因素。

【临床表现】

本病多见于久立、久行者,常为筋瘤的后期并发症之一。

初期小腿肿胀,色素沉着、沉重感,局部青筋怒张,朝轻暮重,逐年加重,或出现浅静脉炎、淤积性皮炎、湿疹等一系列静脉功能不全表现,继而在小腿下1/3处(足靴区)内侧或外侧持续漫肿、苔藓样变得皮肤出现裂缝,自行破溃或抓破后糜烂,滋水淋漓,溃疡形成;当溃疡扩大到一定程度时,边缘趋于稳定,周围红肿,或日久不愈,或经常复发。临床上常通过深静脉畅通实验、浅静脉和交通支静脉瓣功能实验等方法,进一步了解小腿溃疡的发病原因。

后期疮口下陷、边缘高起,形如缸口,疮面肉色灰白或秽黯,滋水秽浊,疮面周围皮色黯红或紫黑,或四周起湿疹而痒,日久不愈。继发感染则溃疡化脓,或并发出血。严重时溃疡可扩大,上至膝,下到足背,深达骨膜。少数病人可因缠绵多年不愈,蕴毒深沉而导致岩变。

【辨证分型】

1. 湿热下注证

证候:小腿青筋怒张,局部发痒、红肿、疼痛、继则破溃,滋水淋漓,疮面腐黯;伴口渴,便秘,小便黄赤;苔黄腻,脉滑数。

治法:清热利湿,和营解毒。

方药:二妙丸合五神汤加减。

2. 气虚血瘀证

证候:病程日久,疮面苍白,肉芽色淡,周围皮色黑暗、板硬;肢体沉重,倦怠乏力;舌淡紫或有瘀斑,苔白,脉细涩无力。

治法:益气活血,祛瘀生新。

方药:补阳还五汤合四妙汤加减。

【鉴别诊断】

临床上小腿慢性溃疡比较容易确诊,鉴别的意义较小,主要应明确小腿慢性溃疡的发生原因、性质、病情等。

1. 结核性小腿慢性溃疡　常有其他部位结核病史;皮损初起为红褐色丘疹,中央有坏死,溃疡较深,呈潜行性,边缘呈锯齿状,有败絮样脓水,疮周色紫,溃疡顽固,长期难愈;病程较长者可见新旧重叠的瘢痕,愈合后可留凹陷性色素瘢痕。

2. 小腿慢性溃疡恶变　可为原发性皮肤癌,也可由小腿慢性溃疡经久不愈,恶变而来;溃疡状如火山,边缘卷起,不规则,触之觉硬,呈浅灰白色,基底表面易出血。

3. 放射性小腿慢性溃疡　往往有明显的放射线灼伤史;病变局限于放射部位;常由多个小溃疡融合成一片,周围皮肤有色素沉着,或夹杂有小白点,损伤的皮肤或肌层明显僵硬,感觉减弱。

【特色治疗】

1. 中药熏洗或湿敷　熏洗疗法是指水煎药物,趁热熏洗病灶的外治法。近年临床实践表明,采用清热利湿、活血化瘀中药熏洗法是治疗臁疮的有效外治法。应用时包括熏洗与湿敷,采用溶液治疗臁疮不仅可使药物直接作用于病灶,而且对疮周也发挥了治疗作用。

适用于疮面渗出较多、脓腐较厚、有异味、肉芽不鲜、疮周红肿疼痛。

常用药物:黄连、黄芩、黄柏、大黄、栀子、蛇床草、连翘、蒲公英、地丁、泽兰、红花各 30g,水煎外洗;解毒洗药(蒲公英、苦参、黄柏、连翘、木鳖子、金银花、白芷、赤芍、丹皮、甘草),还用马齿苋 60g,黄柏 20g,大青叶 30g,煎水温湿敷,日 3~4 次。

2. 箍围法

适用人群:多用于臁疮初期,可箍集围聚、收束疮毒,从而达到清热解毒、利湿消肿之功效。

常用药物:多用散剂或膏剂,如金黄膏、如意金黄散和二黄粉等。

3. 涂擦疗法

用法:局部红肿,渗液量少者,宜用金黄膏薄敷,日 1 次。亦可加少量九一丹撒布于创面上,再盖金黄膏。腐肉已脱,露新肉者,用生肌散外盖生肌玉红膏,隔日一换或每周 2 次。

4. 热熨疗法

适用人群:溃疡周围色黑肿胀者,辨证多为寒证。

用法:热熨疗法是将药物炒热、蒸煮,用布包裹,或将物品烘热后,直接放在患处热熨的一种治疗方法。也可应用红外线照射或热水袋外敷。

5. 红纱条

制备:朱砂、红粉、凡士林,先制成红粉膏,再按照含 0.018g/cm² 药膏,均匀涂布于纱条上,即每条 6cm×20cm 的纱条上应有 2.16g 红粉膏标准。50 层纱条于 160℃的温度下干热高压灭菌 1 小时。

使用方法:取红纱条外敷疮面。若疮面有少量分泌物,先用等渗盐水清洗患部,以氧气吹干,用红纱条外敷后以无菌纱布覆盖疮面,胶布固定,患处每天换药 1 次,抬高患肢,每天 3~5 次,每次 0.5h 为适,鼓励散步,改善血液循环,加强营养以促进疮面愈合。有下肢静脉曲张者可用弹力绷带或弹力护腿保护。

6. 引血疗法

适用人群:确诊为臁疮,辨证为气虚血瘀证。临床表现为溃疡经久,腐肉已脱,疮面苍白,肉芽色淡,疮周皮肤色黯、板硬。舌淡紫或有瘀斑,苔白,脉细涩无力。

操作步骤:暴露疮面,疮周局部消毒后,在病变周围 1cm 以顺时针方向垂直点刺 10~20 针,一次可出血 5~10ml,必要时局部挤压,放出瘀血。每周 1 次即可。疮内可联合应用红纱条换药,效果更好。

【临床研究】

1. **中药熏洗或湿敷**　杨文水治疗臁疮时除给予化瘀解毒汤内服外,常加用中药熏洗治疗,以解毒活血、改善循环,药物组成有:川椒、艾叶、威灵仙、大黄、黄连、赤芍、荆芥、防风、红花、当归、透骨草、芒硝,应用时先用煎剂熏蒸患处,待药液温度适宜后蘸洗创面及四周。

宋玉琳等治疗臁疮感染期时,选用芩矾汤洗剂外用,药用枯矾 100g,黄芩 25g,黄柏 25g,乳香 15g,没药 15g,三棱 12g,莪术 12g,当归 12g,红花 12g,蒲公英 30g,紫花地丁 20g,牛膝 9g。治疗时局部清创后,用无菌纱垫蘸药液广泛敷于患肢疮口及患肢红肿处,效佳。

王长宏应用仙方活命饮加减(黄柏 100g,大黄、黄连、当归、乳香、没药、白芷、土鳖虫、穿山甲、皂角刺、甘草、金银花、赤芍、天花粉、陈皮、防风、浙贝母、牛膝、桂枝各 20g)外洗治疗臁疮,使用时以无菌纱布蘸药水擦洗创面及周围,可起到清热解毒、活血通络、消肿散结之效。

2. 箍围法 陈淑长论治臁疮时认为可用敷贴法,即箍围法,借药粉箍集围聚、收束疮毒的作用,以使肿疡消退。

杨博华认为治疗臁疮时应用箍围疗法可使创面周围组织红、肿、热、痛消退,防止炎症扩散,常用的药物有金黄膏、如意金黄散、二黄粉等。

姚钧荣在治疗臁疮以湿邪为主时,除给予除湿类药物内服外,尚在疮口四周撒布湿毒散,可收到较好的效果。

王宽宇等治疗臁疮以湿热蕴结为主的渗出期,治疗时内服草薢渗湿汤,同时疮周皮肤外用紫金锭涂于创面周围,可起到箍围聚脓的作用。

3. 涂擦疗法 阳涛应用象皮生肌膏配合中药熏洗治疗臁疮,治疗时患处中药熏洗、常规外科换药后,将象皮生肌膏(象皮粉 15g、儿茶 10g、炉甘石 30g、血竭 10g、煅龙骨 15g、乳香 15g、没药 10g、冰片 5g,研成极细末,以麻油 500g 调和成膏)薄而均匀地涂于脱脂棉片上,药膏厚约 0.2cm,大小超出伤口边缘 0.5cm,效佳,且认为此方法可有抗炎、杀菌等作用。

任青松治疗臁疮时应用清热解毒、消肿止痛之独角膏(独角莲、蜈蚣、全蝎、蕲蛇等),用时将其摊于布上,面积大于溃疡面并紧密贴在创面上,收到良好效果。

罗晖报道应用苍耳子膏(苍耳子、猪板油、松香、冰片、食盐)治疗臁疮,应用时药膏要超过创面周围 2cm,一般治疗 1~5 个月可痊愈。亦有在疮周应用西药治疗者,如赵东红治疗下肢溃疡时,局部清创后,将溃疡面及周围皮肤涂上肝素钠软膏以改善微循环治疗。

4. 红纱条 吕培文等将 43 例慢性溃疡患者随机分为三组:治疗组、对照组和同种基质空白对照组。治疗组 19 例,外用朱红膏创面换药;对照组 15 例,外用龙珠膏换药;空白对照组 9 例,外用白凡士林纱条换药。4 周后观察溃疡面积脱腐及愈合情况以及创面 LN 及 ET-1 的表达。治疗组有效率为 84.12%,对照组有效率为 73.13%,空白对照组为 22.12%。治疗组与空白对照组有显著性差异($P<0.01$)。

王彦辉等将 60 例患者随机分为实验组与对照组,每组各 30 例,每例患者在予以基础治疗的基础上,实验组予以复方中药红纱条外敷,对照组予以凡士林纱条外敷,每日 1 次。治疗 15 日后,观察 2 组患者创面愈合情况,测量疮面面积并计算创面收缩率,评估创面肉芽组织生长情况与总有效率,观察两组愈合时间。实验组患者在创面收缩率、创面肉芽组织生长情况方面好于对照组（$P<0.05$），并且总有效率试验组93.33%高于对照组73.33%，试验组的愈合时间明显低于对照组的愈合时间。

5. 引血疗法 马树梅等将69例臁疮患者随机分为2组，其中治疗组35例予散刺法联合朱红膏纱条换药治疗，对照组34例予单纯朱红膏纱条换药。2组均治疗8周后统计临床疗效，并比较2组疮面面积、疮周颜色改善情况。结果：治疗组总有效率、疮周颜色改善率分别为91.43%、71.43%，对照组分别为73.53%、35.29%，2组比较差异均有统计学意义（$P<0.05$），治疗组优于对照组。2组治疗后疮面面积均较本组治疗前缩小，且治疗组小于对照组，比较差异均有统计学意义（$P<0.05$）。

魏如清将14例患者随机分为两组，其中治疗组予疮周点刺联合疮面覆盖红纱条，对照组仅覆盖红纱条，治疗3周为1疗程，统计疗效，根据《中医病证诊断疗效标准》分为痊愈、显效、好转、无效，治疗组总有效率93%，对照组总有效率70%，治疗组疗效优于对照组疗效，在统计学上二者有明显差异（$P<0.01$）。

参考文献

［1］李曰庆，何清湖. 中医外科学［M］. 北京：北京中医药出版社，2012：312-314.

［2］Grabs AJ，Wakely MC，Nyamekye I，et al. Colour duplex ultra sonography in the rational management of chronic venous leg ulcers［J］. Br J Surg，2005，83：1380.

［3］杨晓，柳国斌，闫少庆，等. 臁疮的病因病机和治疗［J］. 中国中西医结合外科杂志，2009，15（1）：97-99.

［4］张国庆，柳国斌. 下肢静脉曲张性溃疡的病因病理和治疗［J］. 中国中西医结合外科杂志，2002，8（1）：50.

［5］吕培文，张苍，宋孝瑜，等. 朱红膏治疗慢性溃疡的临床研究［J］. 中国中西医结合外科杂志，2003，9（5）：364-366.

［6］李奕，朱丹，刘丽娟，等. 红纱条最佳干热灭菌参数的研究［J］. 中华医院感染学杂志，2016，26（1）：232-234.

［7］牛静，高静，王金香. 红纱条治疗臁疮13例［J］. 实用中医药杂志，2013（9）：769.

［8］马树梅，康煜冬. 散刺法联合朱红膏纱条换药治疗臁疮临床观察［J］. 河北中医，2017，39（2）：284-286.

［9］杨海兴. 杨文水治疗臁疮经验简介［J］. 新中医，1992，24（11）：3-4.

［10］宋玉琳，王玉林，石焕芝. 芩矾汤洗剂外敷治疗臁疮临床观察［J］. 现代中医临床，2007，14（3）：17-18.

［11］王长宏.仙方活命饮加减外洗治疗臁疮116例［J］.中医外治杂志,2006,15(5):51.

［12］陈淑长.中医血管外科学［M］.北京:中国医药科技出版社,1993:215-217.

［13］杨博华.下肢静脉性溃疡中西医结合临床治疗［J］.中国中西医结合外科杂志,2008,14(6):525-527.

［14］姚钧荣.臁疮外治经验介绍［J］.天津中医药,1990,(1):34-35.

［15］王宽宇,曲歌,孙晓龙.中西医结合治疗臁疮32例［J］.中国中西医结合杂志,2008,28(10):948-949.

［16］阳涛.象皮生肌膏配合中药熏洗治疗臁疮的观察与护理［J］.当代护士,2010,(4):39-41.

［17］任青松,刘惠洁.独角膏治疗下肢静脉溃疡20例［J］.河南中医,2003,23(12):68.

［18］罗晖.治臁疮验方［J］.江西中医药,1998,(2):7.

［19］赵东红,陈存富.下肢溃疡的病因及治疗概况［J］.实用医药杂志,2010,27(2):171-173.

［20］王彦辉,丁毅,柴政.中药复方红纱条促进下肢静脉性溃疡创面愈合临床观察［J］.辽宁中医药大学学报,2017(7):144-146.

［21］魏如清.刺血疗法治疗下肢慢性溃疡14例疗效观察［J］.云南中医中药杂志,2003,24(5):42.

（周冬梅）

第三节　物理性皮肤病

一、日光性皮炎

日光性皮炎又称日晒伤,是由于正常皮肤过度接受日光或人工紫外线照射,导致暴露部位出现红斑、水肿甚至为水疱或大疱性损害的皮肤病。其实质为急性光毒性皮炎。本病属中医学"晒疮"范畴。

【病因病机】

本病多由禀赋不耐,腠理不密,不能耐受日光曝晒,阳毒外侵,灼伤皮肤,或热毒蕴于肌肤,与内湿搏结而成。本病多发于盛夏,尤其强调酷日曝晒是本病的主要病因。日光曝晒,毒热之邪侵袭,郁于肌肤,因而暴露部位出现焮红漫肿灼热。盛夏酷暑,反复曝晒,毒热常夹暑湿之邪浸淫肌肤,故出现水疱、大疱或糜烂。

【临床表现】

日光性皮炎多见于春夏季节,发病情况可与光线强弱、照射时间和范围、个体肤色、体质、种族等有关。皮肤受强烈光线照射后,受照射的部位如颜面、颈部、耳部、手臂等处皮肤出现境界清楚的红斑,鲜红色,局部灼热、瘙痒或刺痛,严重者可出现水疱、大疱及糜烂,随后红斑颜色逐渐变暗、脱屑,留有色素沉着或减退。病情严重者可出现全身症状,如发热、畏寒、头痛、恶心等。轻者1~2天消退,脱屑或遗留不同程度的色素沉着斑,重者需1周左右恢复。

【辨证分型】

1. 毒热侵袭证

主症:曝晒部位皮肤焮红漫肿,表面紧张光亮。局部灼热、瘙痒或刺痛。兼见身热,头痛,口渴,舌红,苔薄,脉滑数。

2. 湿毒搏结证

主症:曝晒部位出现弥漫红斑肿胀,见水疱或大疱,破后流滋、糜烂结痂。自觉灼热、瘙痒或刺痛。兼见身热,口不渴或渴不多饮,舌红,苔薄黄或腻,脉滑数。

【鉴别诊断】

1. 接触性皮炎　有接触刺激物或致敏原史,与日光曝晒无关,可以在任何季节发生,常在接触部位发病。皮损为与接触物一致、边界清楚的红斑,皮疹形态单一,自觉瘙痒和灼热,但如接触物为气体、粉尘,则皮炎呈弥漫性而无明显界限,多在暴露部位,与日光性皮炎类似,本病除去致病原因后皮损能很快消退。

2. 烟酸缺乏症　本病也称糙皮病,由烟酸类维生素缺乏所致,发疹前常有口腔烧灼感、食欲减退、疲劳、虚弱和体重减轻等前驱症状。皮损常位于暴露部位,呈对称分布,早期为鲜红色或紫红色斑、略高起性斑块,与正常皮肤界限清楚,有瘙痒、灼烧或灼痛感,与日光性皮炎相似,而后皮肤转为红褐色,有明显水肿,四肢末端皮损呈手套袜子样。除皮疹外,本病常伴有消化系统及神经系统症状,称3D症。

3. 血管性水肿　为局限性水肿,多发于眼睑、口唇、外阴等组织疏松部位,水肿处皮肤紧张发亮,境界不明显,呈淡红色或较苍白,质地柔软,为不可凹陷性水肿。除肿胀外无瘀斑、糜烂等损害,皮损多为单发,与日光曝晒无关。

【特色治疗】

1. 涂擦疗法　皮损焮红肿胀者,外擦三黄洗剂;皮损见水疱或大疱未破者,用玉露膏涂于患处。

2. 中药湿渍　选用马齿苋适量煎煮取汁,冷却后放入冰箱冷冻,药液自然冷却后使用,可用6~8层厚纱布浸入药水中拧至不滴水敷于面部,每5分钟将纱布取下重复上述方法,交替4~5次。

3. 针刺疗法　取天柱、风池、风门、肺俞,施平补平泻法,不留针,再取百会、尺泽、足三里用补法。留针20分钟。每日1次。

4. 耳尖放血疗法　适用于皮疹红肿、灼热、刺痛者,可采用耳尖放血疗法以达到清肝泻热,凉血解毒的作用。

5. 耳穴压豆法　取肾上腺、神门、肺、大肠、内分泌,将中药王不留行籽置于小块胶布中央,然后贴在穴位上,嘱患者每天按压穴位数次,每次压 10 分钟。

6. 耳穴埋针法　取肾上腺、神门、肺、大肠、内分泌,用皮内针埋入,每天按压数次,每次压 10 分钟。

7. 穴位自血疗法　取 5ml 注射器抽取 0.5ml 醋酸曲安奈德注射液,常规消毒后抽出患者肘部静脉血连药共 5ml 充分混合均匀后快速等量的注射到患者大椎、肺俞、膈俞、足三里穴位,剩余 0.5ml 时抽取维生素 B_{12} 注射液 1ml 注射到双侧风池穴。出针后用棉球按压针孔 2 分钟,止血或促进注射液的扩散。嘱患者注射部位 24 小时内不能沾水。10~14 天为 1 个疗程。

8. 中药保留灌肠　大便干燥,或颜面红肿明显者,用大黄、苦参等通腑泄热中药水煎灌肠,1 次 / 天。

9. 中药面膜疗法　适用于本病后期,遗留色素沉着者,可用茯苓、白术、葛根、当归、丹参等养血润肤的中药免煎颗粒剂调涂外用,隔日 1 次。

【临床研究】

王银华将甘草外用治疗日光性皮炎 65 例,将甘草烘干,研细过筛制成甘草霜涂于患处,每天 3 次,10 天为一个疗程,治疗 2 个疗程后失访 4 例,61 例完成治疗,其中痊愈 23 例,显效 30 例,无效 8 例,总有效率为 86.9%。

王建磊等人用京万红治疗日光性皮炎 59 例,对于轻中度日光性皮炎将京万红直接涂在病变处,每天 2 次,对于重度有皮损者,先用生理盐水清洗创面,再用京万红涂敷并用纱布包扎,每日换药 1 次,同时口服抗组胺药物、止痛剂。轻度患者治疗 2 天后症状好转,继续治疗 3 天痊愈;中度患者治疗 2 天后灼痛明显减轻,治疗 4 天后灼痛消失,继续治疗 3 天症状消失;重度患者局部涂药配合全身治疗 5 天后发热、头痛、乏力、恶心和灼痛减轻,1 周后创面愈合,症状明显好转,10 天后症状全部消失。

涂小煌等人用芦荟、大黄、薄荷脑、冰片等中药制成的善保气雾剂治疗东南某部海训官兵日光性皮炎 500 例,随机分成治疗组及对照组,其中治疗组450 例,对照组 50 例,治疗组采用善保气雾剂喷洒治疗,对照组用 10% 氧化锌软膏或炉甘石洗剂治疗,研究发现,治疗组在止痛时间、创面渗出停止时间、愈合天数各项指标均明显优于对照组($P<0.001$)。

谭静等人采用中药溻渍负离子冷喷并用治疗日光性皮炎 230 例,中药选用马齿苋适量煎煮取汁,冷却后放入冰箱冷冻,药液降至 0℃ 冰水后使用,用6~8 层厚纱布浸入药水中拧至不滴水敷于面部,每 5 分钟将纱布取下重复上述方法,交替4~5次,待30分钟后用负离子冷喷机对患处喷雾10分钟,每天2次。同时口服氯雷他定胶囊。所有患者1周复诊1次,2周为1疗程,1疗程后发现230例病人中,治愈115例,占50%;显效90例,占39.1%;有效20例,占8.7%;无效5例,占2.2%;总有效率为97.8%。

包玉平等人用耳穴压豆法治疗日光性皮炎30例,取神门、肝、脾、肺、血液点、激素点、肾上腺,将王不留行籽放在胶布上,对准穴位贴紧,嘱患者每天按压穴位3次,每次每穴按压3~5分钟,强度以有胀感为宜,至耳郭出现热感为止。两耳同时贴压,5天一次,10次为一疗程。1疗程后观察结果,发现痊愈21例,好转8例,未愈1例。

参考文献

[1] 范瑞强,邓丙戌,杨志波.中医皮肤性病学[M].北京:科学技术文献出版社,2010:261-264.

[2] 刘红霞.皮肤病中医外治技法[M].北京:人民军医出版社,2014:202-204.

[3] 谭静,王瑜.中药溻渍负离子冷喷并用治疗日光性皮炎[J].新疆中医药,2009,27(2):46-47.

[4] 韩桂莲.穴位自血疗法治疗日光性皮炎一则[J].中国民间疗法,2015,23(9):27.

[5] 王银华.甘草外用治疗日光性皮炎、接触性皮炎的疗效观察[J].临床皮肤科杂志,2001,30(3):169.

[6] 王建磊,于志达.京万红治疗日晒伤59例[J].实用中医药杂志,2007,23(4):242.

[7] 涂小煌,王烈,李永清,何放民.善保气雾剂治疗日光性皮炎的疗效观察[J].中医外治杂志,2003,12(5):16-17.

[8] 包玉平,王东.耳穴贴压治疗日光性皮炎30例[J].内蒙古中医药,2013,32(5):44.

（王红梅　林鹏）

二、冻疮

冻疮是机体受到寒冷侵袭后,发生在末梢部位的局限性红斑炎症性疾病。临床上以四肢末梢及暴露部位出现的紫红色肿块、水疱、溃疡等为特征,根据皮损表现分为局部性冻疮和全身性冻疮。中医谓之"冻疮""冻烂肿疮""冻烂疮"等,"冻疮"出自《诸病源候论》:"严冬之夜,触冒风雪,寒毒之气,伤于肌肤,血气壅涩,因即瘃冻,赤疼肿,便成冻疮,乃至皮肉烂溃,重者支节堕落。"该书对其病因病机及临床特点进行了系统阐述,为后世以中医理论为基础、辨证论治为原则采用中药内服及中医特色外治疗法治疗本病奠定了基础。

【病因病机】

本病外因冬令感寒,内因劳倦,饥饿,长期静止不动,创伤失血,或素体气血不足。

冬令感寒,耗伤阳气,外而肢体不得温煦,内而气血经脉流行不畅,导致气滞血凝而成冻伤。或因暴冷后即着热,如火烘汤泡,致气血瘀滞,烂死成疮。

【临床表现】

1. 局部性冻疮

多发于手、足、鼻尖、耳郭和面颊等身体末梢部位和暴露部位。

轻症:初起受冻部位皮肤先呈苍白,继则红肿,或有硬结、斑块,边缘红,中央青紫,冷痛,或感觉麻木。遇热时自觉灼热、瘙痒、胀痛。

重症:有大小不等的水疱或肿块,皮肤呈灰白或黯红或紫色,疼痛剧烈,或局部感觉消失。水疱破后出现糜烂或溃疡,甚则肌肉筋骨坏死。

根据病况分为三度:

Ⅰ度(红斑性冻疮):皮肤从白色变成红色,出现明显的红肿,自觉疼痛或瘙痒。

Ⅱ度(水疱性冻疮):早期有红肿,继而出现大小不一的水疱,有不同程度的疼痛。

Ⅲ度(坏死性冻疮):轻者在伤后3~7天出现水疱,可延及整个肢体或全身,活动受限制,病变部位呈紫黑色,周围水肿,并有明显疼痛。重者肌肉、骨骼均有冻伤,呈干性坏疽,患部感觉和功能完全丧失。2~3周后,出现冻伤组织与健康组织的分界线。若染毒腐溃,可呈现湿性坏疽。

2. 全身性冻疮　有严重冷冻史。初起寒战,体温逐渐降低,以后出现头晕欲睡,四肢无力,感觉迟钝。进而神志不清,呼吸变浅,脉象细弱。如不及时救治,易致死亡。

【辨证分型】

1. 阴盛阳衰证

主症:四肢厥逆,恶寒蜷卧,极度疲乏,昏昏欲睡,呼吸微弱。苔白,脉沉微细。

2. 血虚寒凝证

主症:形寒肢冷,局部疼痛喜暖。舌淡而黯,苔白,脉沉细。

3. 气血两虚证

主症:头晕目眩,少气懒言,四肢倦怠,面色苍白或萎黄,疮口不敛。舌淡,苔白,脉细弱或虚大无力。

【鉴别诊断】

1. 多形红斑　常对称分布于四肢的远端和面部,皮疹呈多形性,以红斑为主,典型者有虹膜样损害。多发于春秋,一般2~3周可愈,不发生于寒冷季节。

2. 类丹毒 多见于屠宰业、渔业工人及兽医、炊事员等,有手部刺伤或刀伤史。手指和手背面出现深红色的肿胀,痛而痒,游走性,与寒冷无关。一般2~4周左右红肿可自行消退,不会出现溃疡。

3. 冷球蛋白血症 临床症状主要表现为血管炎,不仅累及皮肤、口腔黏膜、手膝关节、肾脏、神经系统及其他脏腑亦有累及。冷球蛋白测定阳性,免疫球蛋白 IgM 常增高,组织病理见 PAS 染色阳性。

【特色治疗】

1. 涂擦法

适用人群:局部性冻疮,此类药物剂型多样,如冻伤膏、速效冻疮酊、红灵酒、加味紫草油等多用于冻疮未溃者;如生肌膏、生肌玉红膏多用于冻疮已溃者。

2. 熏洗法

适用人群:Ⅰ、Ⅱ、Ⅲ度局部冻疮,治疗宜在饭后1~2小时内进行,空腹或饱餐后不宜操作。熏蒸前后适当补充水分,防止出汗过多引起虚脱。

常用药物:干姜、附子、肉桂、桂枝、细辛、川椒、紫草、丹参、红花、当归等药,麻木者可加荆芥、防风、麻黄、紫苏、络石藤、鸡血藤等;疼痛者可加延胡索、五灵脂、乳香、没药、透骨草、川乌、草乌等;冷痛者可加吴茱萸、生姜、干辣椒等;有感染倾向者可加苍术、苡仁、黄柏、野菊花、白鲜皮、地肤子。

3. 针灸

(1)针刺:适用于局部性冻疮。

取穴:主穴:合谷、外关、后溪、冻疮好发部位之阿是穴。

配穴:手部皮损加阳池、阳溪、合谷、外关、中渚;足部皮损加解溪、通谷、侠溪、公孙。

方法:患者将患手平放在治疗床上,局部常规消毒后,用毫针直刺穴位,大幅度提插、捻转,得气后留针30分钟,其间每隔10分钟运针1次。每日1次,5次为一疗程。

(2)火针:适用于局部性冻疮。

取穴:中脘、关元、冻疮好发部位之阿是穴。

方法:常规消毒,选用直径为0.5mm的不锈钢针,酒精灯烧红后快速刺入1mm深,迅速出针,7日一次,3次为一个疗程。

(3)刺络放血:适用于局部性冻疮红肿明显者。

主穴:局部阿是穴。

方法:根据患处大小,用三棱针快速点刺1~3针,放血3~5滴后用消毒棉球按压止血。

（4）艾灸:适用于局部冻疮。

主穴:脾俞、肾俞、关元、神阙。

配穴:颜面皮损加大椎、外关;下肢皮损加足三里、血海。

方法:将鲜生姜切片为0.6cm厚放在所选穴位上,用艾绒做底部为1cm大小艾炷,放置于姜片上点燃,每穴灸3壮。根据病情程度每日或隔日1次,3次为1疗程。

4. 穴位敷贴　适用于静止期局部性冻疮。

主穴:外关、涌泉、好发部位之阿是穴。

方法:将具有温经散寒的中药研碎成细末,用生姜汁调成膏状,捏成直径约1cm大小的药饼敷贴于相应的穴位上,外用胶布固定,敷贴时间为4~5小时,然后揭去药膏。此法多用于三伏天。

【临床研究】

1. 涂擦法　苏双印观察速效冻疮酊治疗冻疮的临床疗效,436例冻疮患者用速效冻疮酊涂于皮损处,1日2~4次。治愈434例,好转2例。

2. 熏洗法　徐刚将54例冻疮患者随机分成2组,其中治疗组38例予以当归四逆汤加减中药熏蒸治疗,中药熏蒸方[当归20g、桂枝20g、赤芍20g、细辛20g、通草15g、甘草10g、大枣10枚(去核、掰开)、干红辣椒10g(全部切碎)],治疗时间每次40分钟,每天治疗一次,每5次为一疗程;对照组20例将疮面用温水热敷5分钟后,取冻疮膏少许,轻涂抹冻疮处,一日2次,7天为一疗程。治疗组总有效率86.84%,对照组有效率为65.00%。治疗前后有显著性差异。

3. 针灸疗法

（1）针灸:何宜忠等用针刺治疗88例手部冻疮患者,取合谷、外关、后溪及冻疮好发部位之阿是穴。得气后留针30分钟,另选取肾俞及较明显皮损处行艾条灸治,每处2~3分钟,隔日治疗1次。其间每隔10分钟运针1次。同时在穴位上做温针灸,以感觉温热舒适、灸至皮肤潮红为度。每日1次,5次为一疗程,连续治疗2个疗程后观察疗效。治愈65例,占73.9%;好转20例,占22.7%;无效3例,占3.4%。有效率为96.6%。提示针灸治疗手部冻疮疗效显著。

（2）火针:许卫国等用火针治疗88例局部性冻疮患者,取中脘穴(深0.8~1寸)和关元穴(深0.2~0.5寸),每周1次,3次后观察疗效。临床疗效:1次治愈44例,占78.6%,3次治愈8例,占14.3%;好转4例,占7.1%。总有效率100%。治疗前后有显著性差异。

（3）刺络放血和艾灸:彭馨谊等刺血联合隔姜灸治疗局部性冻疮患者65例。点刺放血:用三棱针选患处局部红肿、胀痛最重的部位,根据患处大小,快速点刺 1~3 针,放血 3~5 滴后用消毒棉球按压止血;穴位隔姜灸:主穴:脾俞、肾俞、关元、神阙。配穴:上肢、颜面皮损加大椎、外关,下肢皮损加足三里、血海。在所选穴位上进行隔姜灸,每穴灸 3 壮。根据病情程度每日或隔日 1 次,3 次为 1 疗程,1~2 疗程观察结果。发现临床治愈 40 例,显效 15 例,有效 5 例,无效 0 例,总有效率为 100%。治疗前后有显著性差异。

4. 穴位敷贴 李珍兰等用温阳通经方冬病夏治配合护理治疗局部性冻疮 146 例,随机分为治疗组 73 例,对照组 73 例。治疗组:取外关穴、涌泉穴及冻疮好发部位阿是穴,将温阳通经方(姜黄、川椒、桂枝等)做成的药饼敷贴于穴位上,敷贴时间为 4~5 小时,揭去药膏,再将自制"冻疮水"(干姜、红花、附子、王不留行、花椒等)涂于冻疮好发部位,1 天 2 次,正午及睡前涂抹;对照组:将蛇油冻疮膏涂于冻疮好发部位,按摩 5~10 分钟,再将自制的"冻疮水"涂于冻疮好发部位,1 天 2 次,正午及睡前涂抹。两组均于每年的初伏、中伏、末伏的第一天上午 9 时至 11 时接受治疗,3 年为一疗程。治疗结果:治疗组:治愈 45 例,好转 26 例,未愈 2 例,有效率 97%;对照组:治愈 26 例,好转 22 例,未愈 25 例,有效率 66%。两组差异均有统计学意义。

5. 其他疗法 张亮等用研制的超声波冻疮治疗仪治疗 20 名手部冻疮患者,随机分为 2 组,每组 10 名,男、女各 5 名。第一组用传统涂抹冻疮膏、静脉注射药物等方法,静脉注射 3 天,使用冻疮膏 14~15 天逐步治愈;第二组用超声冻疮治疗仪样机治疗,每天 3 次,每次 20 分钟,连续治疗 5~7 天后均治愈。

参考文献

[1] 范瑞强,邓丙戌,杨志波.中医皮肤性病学[M].北京:科学技术文献出版社,2010:473-475.

[2] 赵辨.中国临床皮肤病学[M].南京:江苏科学技术出版社,2010:685-686.

[3] 苏双印.速效冻疮酊治疗冻疮 436 例[J].实用中医药杂志,2012.28:580.

[4] 徐刚.熏蒸疗法治疗冻疮 38 例[J].中国乡村医药杂志,2002.9(4):17-18.

[5] 何宜忠.针灸治疗手部冻疮 88 例[J].中国针灸,2009,29(2):120.

[6] 许卫国,刘金竹.火针治疗冻疮[J].江西中医药,2008,39(307):61.

[7] 彭馨谊,蹇文渊.点刺放血联合穴位隔姜灸治疗冻疮 65 例[J].川北医学院学报,2011,26(3):263-264.

[8] 李珍兰,胡波,王来银,等.温阳通经方冬病夏治配合护理治疗冻疮[J].光明中医,2013,28(2):371-372.

[9] 张亮,李宁.一种超声波冻疮治疗仪的研制[J].医疗卫生装备,2017,38:39-41.

（王红梅　李煜）

第四节 皮炎湿疹类皮肤病

一、接触性皮炎

接触性皮炎是由于皮肤、黏膜接触刺激物或致敏物后,在接触部位所发生的急性、亚急性或慢性炎症反应。相当于中医的"漆疮""膏药风"等。

【病因病机】

中医认为本病是由于患者先天禀赋不耐,皮肤腠理不密,接触某些物质(如漆、药物、塑料、橡胶制品、染料和某些植物的天花粉、叶、茎等),毒邪侵入皮肤,蕴郁化热,邪热与气血相搏而发病。

【临床表现】

多数呈急性皮炎改变,一般起病较急,表现为境界清楚的红斑、丘疹、丘疱疹,严重时红肿明显并出现水疱或大疱,疱壁紧张,内容澄清,水疱破后为糜烂面,有时甚至发生组织坏死。少数反复接触致敏物质者,皮损可呈亚急性、慢性皮炎的改变,出现局部浸润、肥厚、脱屑、苔藓样变。

好发于暴露部位,皮疹的范围、形状与接触物的大小形状常一致,境界清楚。如果接触物是挥发性物质,如油漆,则皮炎呈弥漫性而无明显界限。当机体处于高敏状态时,皮疹则容易从局部扩散至全身。

可有局部瘙痒、烧灼或胀痛感。少数严重的病例,可有畏寒、发热、恶心、头痛等全身症状。

具有自限性,去除病因并经过治疗后,轻者一般1周左右痊愈,重者2周左右痊愈。

【辨证分型】

1. **热毒湿蕴证**

主症:起病急骤,皮损鲜红肿胀,其上有水疱或大疱,水疱破裂后则糜烂渗液,自觉灼热,瘙痒,伴发热,口渴,大便干结,小便黄短。舌红,苔微黄,脉弦滑数。

2. **血虚风燥证**

主症:病情反复发作,皮损肥厚干燥,有鳞屑,或呈苔藓样变,瘙痒剧烈,有抓痕及结痂。舌淡红,苔薄,脉弦细数。

【鉴别诊断】

1. **急性湿疹** 皮损为多形性、对称性分布,部位不定,边界不清楚,病程较长,易转变为慢性,无明显接触史。

2. **丹毒** 全身症状严重,常伴寒战、高热、头痛、恶心等症状,皮疹以水肿性红斑为主,表面紧张灼热,自觉疼痛而无瘙痒,无接触史。

【特色治疗】

1. **外洗** 适用人群:急性接触性皮炎和慢性接触性皮炎。多用中药散方煎水外洗,具有清热解毒、消炎止痒的功效。有利于清除皮损,控制症状,促使皮肤屏障修复。

(1)急性接触性皮炎外洗方:荆芥 30g,大黄 30g,金银花 20g,野菊花 30g,地榆 30g,苦参 30g,黑面神 30g,枯矾 20g,煎水微湿外洗患处。

(2)慢性接触性皮炎外洗方:荆芥 30g,大黄 30g,白鲜皮 30g,大枫子 30g,赤芍 20g,紫草 30g,黄精 30g,每天 1 剂煎水微温外洗患处。

2. **湿敷** 适用人群:急性糜烂渗液明显的接触性皮炎。多用中药散方煎水外洗,具有清热解毒、收敛止痒的功效。

(1)大黄 30g,苦参 30g,枯矾 20g,五倍子 30g,黄柏 20g,芒硝 20g,荆芥 20g,甘草 15g,水煎成 2000ml 放凉湿敷患处。

(2)伴大量渗出、糜烂,选用绿茶、马齿苋、黄柏、羊蹄草、石韦、蒲公英、桑叶等煎水湿敷;或 10% 黄柏溶液湿敷;或蒲公英或野菊花 30g 煎汤待冷后湿敷。

(3)鬼箭羽、冬桑叶、杉木花煎水湿敷或洗涤。

3. **外搽** 适用人群:多用于无糜烂渗液、肥厚粗糙,有鳞屑,或呈苔藓样变者。多用膏剂和霜剂,如 10% 硫黄软膏、黄连膏、青黛膏具有消炎止痒的功效。

(1)无糜烂渗液的皮损外搽 1% 薄荷三黄洗剂;有糜烂渗液的皮损在湿敷的间歇期外涂黄连油、青黛油。

(2)皮损肥厚粗糙,有鳞屑,或呈苔藓样变者,选用 10% 硫黄软膏、黄连膏、青黛膏等糠馏油外搽。

4. **针灸治疗**

(1)针刺:适用于接触性皮炎。

取穴:皮损在上肢、头面部位,主穴取曲池、尺泽、合谷;皮损在躯干、下肢,主穴取血海、委中。

方法:每天 1 次,用泻法。

(2)拔罐:适用人群:急慢性接触性皮炎中医辨证属血瘀证及血热证者。

主穴:大椎、委中、血海、风池、足三里。

配穴:百虫窝、中脘、风市、阳陵泉。

血瘀证加膈俞。血热证加曲池。

方法:闪火法拔罐后留罐 10~15 分钟。

【临床研究】

1. **外洗法** 李建广等用自拟马齿苋合剂熏洗治疗头面接触性皮炎 56 例,每日 2 次,5 天为 1 疗程。结果:56 病例中,痊愈 40 例,显效 12 例,有效 4 例,总有效率100%。

2. **湿敷法** 欧阳忠辉将56例面部接触性皮炎患者随机分为治疗组和对照组各28例,治疗组给予雷公藤制剂敷于皮损部位,对照组给予硼酸粉湿敷,均30分钟/次,2次/天,6天为1个疗程。结果显示治疗组总有效率为89.29%,对照组总有效率71.43%,结果显示雷公藤水煎冷湿敷能有效治疗面部接触性皮炎。

3. **针灸治疗**

（1）毫针针刺:李冬梅等随机将53例患者分为针刺组、药物组。结果显示针刺组与药物组比较,针刺组在第1次治疗后对改善瘙痒及烧灼感两项症状疗效优于药物组。两组间及两组内治疗前后症状评分、嗜酸性粒细胞计数、综合疗效比较没有显著性差异($P>0.05$)。

（2）拔罐疗法:赵燕等将62例轻、中度接触性皮炎患者随机分为治疗组和对照组,每组31例。治疗组采用拔罐配合TDP神灯治疗,对照组采用常规药物治疗。观察两组治疗后临床疗效及复发率。结果治疗组总有效率和愈显率分别为100.0%和96.8%,对照组分别为100.0%和61.3%。

【**机制研究**】

蒋丽观察电针从心脾论治对变应性接触性皮炎模型小鼠瘙痒和皮炎的治疗作用,与空白组比较,模型组小鼠搔抓次数显著升高,腹部皮肤产生湿疹样皮炎;血清IL-4、IFN-γ表达明显下降。与模型组比较,电针组小鼠的搔抓次数明显减少,腹部皮损炎症和镜下表皮增厚明显减轻,血清中IFN-γ含量明显升高($P<0.05$,$P<0.01$)。

参考文献

［1］李建广,梁丽英.中药熏洗治疗头面部接触性皮炎56例［J］.四川中医,2010,28(5):108.

［2］欧阳忠辉.雷公藤煎剂湿敷治疗面部接触性皮炎28例［J］.江西中医药,2007,8(38):35.

［3］李冬梅,白鹏.针刺治疗急性变态反应性接触性皮炎28例［J］.针灸临床杂志,2009,25(1):3-5.

［4］赵燕.拔罐配合TDP神灯治疗接触性皮炎疗效观察［J］.上海针灸杂志,2016,35(11):1326-1327.

［5］蒋丽,刘健华.电针对变应性接触性皮炎小鼠模型的止痒效果及免疫调节机制［J］.中国老年学杂志,2016,36(15):3015-3017.

（李红毅）

二、湿疹

湿疹是一种常见的炎症性皮肤病,临床上以皮疹形态多样,对称分布,易于渗出,自觉瘙痒,病程迁延和易复发为特征。目前常将湿疹分为急性、亚急性和慢性期,其中急性期以丘疱疹为主,有渗出倾向;慢性期以苔藓样变为主,易反复。中医依据湿疹的皮损特点、发病部位而有不同的命名。若泛发全身,滋水较多者,称"浸淫疮";以身起红粟,瘙痒极甚为主者,称"血风疮"或"粟疮";发于眉额部者,称"眉恋疮";发于耳部者,称"旋耳疮";发于乳头者,称"乳头风";发于手部者,称"痐疮";发于脐部者,称"脐疮";发于小腿者,称"湿臁疮";发于阴囊者,称"肾囊风"或"绣球风"。现中医一般将"湿疹"统称为"湿疮"。

【病因病机】

1. **病因**　本病的发生,总由禀赋不耐,风、湿、热邪阻滞肌肤所致。饮食失节,或过食辛辣刺激荤腥动风之物,或外受风、湿、热邪为本病的常见诱因。

2. **病机**　先天禀赋不耐,易受外界风、湿、热邪侵袭,饮食不节,损伤脾胃,脾失健运,湿从内生,蕴久化热,郁于血分,充于腠理,外发肌肤而发病。湿热久羁,耗伤阴血,血虚化燥生风而致肌肤失养,干燥肥厚粗糙。急性期,以湿热为主,常夹有风邪;亚急性期多脾虚湿蕴,郁而化热;慢性期,血虚风燥,余邪未清。

【临床表现】

(一) 急性湿疹

1. **症状和体征**　急性湿疹可发生体表任何部位,多对称分布,常见于头面、耳后、四肢远端、手、足暴露部位及阴囊、外阴、肛门等处。自觉瘙痒剧烈。皮疹为多数密集的粟粒大的丘疹、丘疱疹或小水疱,基底潮红。由于搔抓,丘疹、疱疹或水疱顶端搔破后呈明显点状渗出及小糜烂面,浆液不断渗出,病变中心往往较重,而逐渐向周围蔓延,外围又有散在丘疹、丘疱疹,故境界不清。

2. **并发症**　当合并有感染时,炎症可更明显,并形成脓疱,或结黄绿色或污褐色痂;还可合并毛囊炎、疖、局部淋巴结炎等。

(二) 亚急性湿疹

当急性湿疹炎症减轻之后,或急性期未及时适当处理,拖延时间较久而发生亚急性湿疹。皮损以小丘疹、鳞屑和结痂为主,仅有少数丘疱疹或小水疱及糜烂,亦可有轻度浸润,自觉仍有剧烈瘙痒。

(三) 慢性湿疹

可因急性、亚急性反复发作不愈,而转为慢性湿疹,亦可一开始即呈现慢性炎症。表现为患处皮肤增厚、浸润,棕红色或带灰色,色素沉着,表面粗糙,覆以少许糠秕样鳞屑,或因抓破而结痂,个别有不同程度的苔藓样变,具局限性,边缘亦较清楚,外围亦可有丘疹、丘疱疹散在,当急性发作时可有明显的渗出。自觉症状亦有明显的瘙痒,常呈阵发性。在手、手指、足跖、足跟及关节等处,因皮肤失去正常弹性加上活动较多,可产生破裂而致皮损部有疼痛感。慢性湿疹病程不定,易复发,经久不愈。

(四)特定部位湿疹

湿疹由于发生的部位不同,表现亦有不同。

1. **耳部湿疹** 多发生在耳后皱襞处,表现为红斑、渗液,有皲裂及结痂,有时为脂溢性,常两侧对称。外耳道湿疹可由污染的真菌刺激引起,或由于中耳炎引起的继发性传染性湿疹。

2. **乳房湿疹** 多见于哺乳的妇女 . 发生于乳头、乳晕及其周围,境界清楚,皮损呈棕红色,糜烂明显,间覆以鳞屑或薄痂,有浸润时可发生皲裂。自觉瘙痒兼有疼痛。停止哺乳后多易治愈。如顽固不愈或一侧发生者,应注意除外湿疹样癌。

3. **脐窝湿疹** 表现为鲜红或黯红色斑,有渗液及结痂,表面湿润,边缘清楚,很少波及脐周皮肤,病程慢性。

4. **外阴湿疹** 男性外阴湿疹局限于阴囊,有时延及肛门周围或累及阴茎,多表现为慢性湿疹,皮肤浸润肥厚,皱纹加深,较少有渗液,可有薄痂和鳞屑,有时有皲裂,色素增加或间有色素脱失,常长年不愈。女性外阴湿疹累及大小阴唇及其附近皮肤,患处浸润肥厚,境界清楚,有时水肿明显,有糜烂和渗出,由于月经及分泌物的刺激,病情常反复、加重和难愈,可继发局部色素减退。

5. **手部湿疹** 多呈亚急性或慢性湿疹改变,手背、手指等处出现黯红斑块,浸润肥厚,边缘不清,表面干燥皲裂,夏轻冬重。因手部经常要接触各种外界物质,不断受刺激,因而较顽固难治。

6. **小腿湿疹** 多发生于胫前或侧面,常对称性,呈亚急性或慢性湿疹表现。有些小腿湿疹常并发于静脉曲张。由于静脉曲张而致下肢静脉循环障碍,慢性瘀血,故多发生在小腿下 1/3 处。呈局限性棕红色、弥漫密集丘疹、丘疱疹、糜烂、渗出、皮肤肥厚、色素沉着。因此处皮下组织较少,久之在接近踝部发生营养障碍性溃疡。湿疹的小片皮损亦可沿皮下静脉曲张方向分布,有色素沉着及含铁血黄素沉着。

7. **钱币状湿疹** 常见于冬季,与皮肤干燥同时发生。皮损好发于手足背、四肢伸侧、肩、臀、乳房等处。皮损大小约五分硬币,为红色小丘疹或丘疱疹,密集而成钱币状,滋水较多。慢性者,皮肤厚,表面有结痂及鳞屑,皮损的周围散发丘疹、水疱,常呈"卫星状"。自觉瘙痒剧烈。

【辨证分型】

1. 风热蕴肤证

主症:发病迅速,以红色丘疹为主,泛发全身、剧痒,常抓破出血,而渗液不多。舌红,苔薄白或薄黄,脉弦数。

2. 湿热浸淫证

主症:发病急,皮损潮红灼热,丘疱疹密集,瘙痒剧烈,抓破脂水淋漓,浸淫成片;伴心烦口渴,身热不扬,大便干,小便短赤;舌质红,苔黄腻,脉滑数。

3. 脾虚湿蕴证

主症:发病较缓,皮损为淡红色斑片、水肿、丘疹或丘疱疹、结痂、鳞屑,自觉瘙痒,搔抓后糜烂渗出;伴纳少,疲惫,腹胀便溏;舌质淡胖,苔白或腻,脉濡缓。

4. 血虚风燥证

主症:病程迁延,反复发作,皮损粗糙肥厚,脱屑,表面有抓痕、血痂,颜色黯红或色素沉着,阵发性瘙痒,夜间加重;伴有口干不欲饮,纳差,腹胀;舌质淡,苔白,脉弦细。

【鉴别诊断】

急性湿疹应与接触性皮炎相鉴别(表1);慢性湿疹应与神经性皮炎相鉴别(表2);手足部湿疹应与手足癣相鉴别(表3)。

表1 急性湿疹与接触性皮炎的鉴别

	急性湿疹	接触性皮炎
病因	不明确	有明显的接触致敏物史
发病部位	对称、泛发	局限于接触部位
皮疹特点	原发性多形皮疹,境界不清	较单一,易起水疱、大疱,境界清楚
自觉症状	瘙痒剧烈	瘙痒或者烧灼感
转归	常有复发倾向	去除病因痊愈较快,不再接触即不复发

表2 慢性湿疹与神经性皮炎的鉴别

	慢性湿疹	神经性皮炎
病史	常由急性湿疹样变而来	以瘙痒为主,与精神因素、无力刺激有关
皮疹特点	黯红、浸润肥厚明显,色素增加,外周有小丘疹及丘疱疹	多角形扁平丘疹,易融合成片,呈苔藓样变,边缘见扁平发亮丘疹
分布	对称分布于全身各处	好发于颈项、骶尾、眼睑及四肢伸侧

表3 手足部湿疹与手足癣的鉴别

	手足部湿疹	手足癣
好发部位	手、足背	掌跖或指、趾间
皮疹特点	多形皮疹,渗出倾向,境界不清,对称分布,慢性者浸润肥厚	境界清楚,有叶状鳞屑附着,夏季加重,常并发指趾间糜烂
甲损害	甲病变少见	常伴有甲板增厚、污秽、脱屑
真菌镜检	阴性	阳性

【特色治疗】

1. 中药药浴

适用人群:各期湿疹。中药药浴可起到清热解毒、除湿止痒等功效,同时可帮助清洁全身皮肤。

常用药物:急性期以皮肤渗出为主者,常选用药物如马齿苋、马鞭草、黄柏、苦参、白鲜皮、炒莱菔子等,渗出明显者可加明矾,红肿明显可加金银花;慢性期以丘疹、苔藓样变为主者,用润肤汤以润燥止痒,药物包括当归、桃仁、生地、鸡血藤、伸筋草、蛇床子、土茯苓、薄荷,干燥明显者可加玉竹、白及,伴有水疱者可加茵陈、黄柏,瘙痒剧烈者可加蝉蜕。治疗宜在饭后 1~2 小时内进行,空腹或饱餐后不宜操作。

操作方法:取上述中药加水 2000ml 浸泡 20 小时,煮沸后文火煎 20 分钟,得药液约 1000ml,加入木制浴盆中加水约 100L,调水温为 38~42℃,患者裸身浸于其中,每次浸泡约 20 分钟,每日 1 次,连续 15 次为一疗程。

2. 中药涂擦

适用人群:各期湿疹。

常用药物:多使用膏剂、霜剂或油剂,如紫连膏、普连膏、青黛散油膏、紫草油、甘草油等具有清热解毒、凉血活血、润肤止痒的功效,有利于清除皮损,控制症状,促使皮肤屏障修复。

3. 耳穴治疗

适用人群:耳穴压豆适用范围较广,各期湿疹均可使用,还可改善因湿疹瘙痒导致的失眠、烦躁等。外耳有明显炎症、渗液、糜烂时不宜使用,妊娠期及习惯性流产妇女慎用。

操作步骤:对耳郭进行全面检查,观察有无充血、硬结、疣赘、色素沉着等变形、变色点,或使用探针探查耳郭上出现的压痛点,然后再对这些部位进行治疗。外耳有明显的炎症、糜烂、渗液或者感染时禁用。

4. 穴位注射

适用人群:适用于亚急性、慢性湿疹。

操作方法:穴位常选用曲池、内关、合谷、足三里等。药物一般选用具有抗炎、止痒、活血、调节免疫等作用的中西药针剂,或使用自身静脉血(自血疗法)进行穴位注射治疗。取穴定位、消毒皮肤后,以常规针刺手法进针。可适当调针,以求得气,回抽无血后缓慢、均匀注射,每个穴位注射 1~2ml。一般 1 周 1次,3 个月为一疗程,可连续治疗 1~2 疗程。

5. 穴位埋线

适用人群:适用于急、慢性湿疹,而以慢性湿疹为主。初期可起调整阴阳偏亢的作用,后期可平衡脏腑阴阳、调和气血。一般 1 月一次,3 次为一疗程。存在皮肤感染、糖尿病或严重内科疾病者忌用。

操作方法:常使用皮损局部进行围刺埋线,可辨证配合体穴进行埋线。穴位埋线可对穴位产生持久的刺激,能起长期调节阴阳、疏通经络、调和气血、扶正祛邪等作用。

6. 火针疗法

适用人群:火针具有消痈排毒、疏风止痒、温通经脉、以热引热、祛火解郁等作用。适用于湿疹慢性期。火针刺激性较强,孕妇、幼儿、年老患者以及高血压控制欠佳、心脏病等患者禁用;辨证为火热证候者亦不宜使用。

操作方法:多选用病变局部的阿是穴。充分暴露治疗部位后用 75% 酒精进行消毒,然后持火针于酒精灯上烧至通红后迅速点刺皮肤,点刺间隔为0.2~0.3cm,深度根据不同治疗目的而定。针刺后可涂抹莫匹罗星乳膏预防感染。一般 1 周治疗一次即可。

7. 放血疗法

适用人群:急性、亚急性湿疹、慢性湿疹皆可选用。

操作方法:一般根据病情选择头维、尺泽、曲泽、大椎、委中、耳尖等部位进行治疗。确定穴位后,消毒局部皮肤,以三棱针点刺或散刺后,轻轻挤压局部使其自然出血,然后用棉签吸取血清,每次放血 15~20 滴,放血过程要关注患者是否有不适反应,然后消毒治疗部位。在放血疗法前后,亦可配合针刺疗法及拔罐疗法一起进行。一般可每天或隔天一次,10 次为一疗程。

8. 普通针刺

使用人群:适用于各期的湿疹患者。

操作方法:主穴选合谷、尺泽及皮损局部。皮损局部采用"围刺法",再针尺泽、合谷,行泻法;对于脾虚湿盛者,加取三阴交、公孙、足三里穴,行平补平泻法;胃热邪实加取足三里、中脘、内关,用泻法;肺热者加取太渊、列缺用泻法;肝火亢盛者加太冲、行间、三阴交,用泻法;肾水不足者加太溪、肾俞,用补法。

9. 穴位贴敷

适用人群:各期湿疹患者。对于贴敷部位有皮肤炎症或对敷贴过敏者不宜使用。

操作方法:一般选用神阙穴,能起到激发经气、疏导气血、调整阴阳等作用,药物能刺激局部经络穴位,在局部产生药物浓度的相对优势,发挥最大的全身药理作用。

10. 吹烘疗法

适用人群:具有活血散结、通络止痒的功效,适用于慢性湿疹,掌趾干燥、龟裂,局部皮疹干燥、粗糙、肥厚者。糜烂渗液皮损忌用。

操作方法:选定10%硫黄软膏外涂于皮损处,将电吹风的热风吹于其上或用神灯烘照,每次10~20分钟,吹烘过程中可再加药,根据病情1~3天治疗1次,连续治疗多次。操作时注意电吹风或神灯的局部,以病人舒适为宜,防止引起皮肤灼伤。

11. 推拿疗法

适用人群:出生后40日以上,3周岁以下的婴幼儿急性湿疹及慢性湿疹急性发作患者。

操作方法:分阴阳,清补脾土,逆运八卦,推掐四横纹,揉小天心,揉外劳,揉乙窝风,清天河水,推六腑,揉风市。

【临床研究】

1. **耳穴疗法** 刘茱等采用矿泉疗法配合耳穴帖压治疗25例湿疹患者,其中耳穴一主穴:相应部位、肺、肾上腺、风溪;配穴:神门、心、脾、内分泌。治疗1疗程后,治愈16人,显效9人,总有效率100%。

2. **穴位注射** 白合提尼沙·阿地力等将40例肛门湿疹患者分为治疗组、对照组各20例,治疗组对长强穴使用马来酸氯苯那敏注射液2ml进行穴位注射加苦参汤外洗;对照组肛周皮肤进行亚甲蓝封闭联合苦参汤外洗,7天1疗程,治疗1~2次,观察半年后治疗组20例均治愈,治愈率100%,对照组治愈15例,好转3例,2例无效,治愈率75%。两组治愈率比较有统计学意义($P<0.05$)。

3. **穴位埋线** 谭红将80例慢性肛周湿疹患者随机分为两组。治疗组40例接受局部围刺埋线配合体穴埋线治疗,对照组40例接受曲安奈德混悬液局部封闭治疗。疗程结束后比较两组患者的临床疗效、症状积分变化以及疗程结束后3个月内的复发情况。结果治疗组总有效率为100%,明显高于对照组的75%($P<0.01$)。治疗后两组四个症状积分指标均显著改善($P<0.01$),治疗组患者的皮损、瘙痒、渗液的改善程度显著大于对照组($P<0.05$或0.01)。疗程结束后3个月内,治疗组复发3例,复发率为7.5%,对照组复发27例,复发率

为 67.5%,治疗组的复发率较低($P<0.01$)。

4. 火针疗法 刘茵等将 66 例慢性湿疹患者随机分为对照组和治疗组各 33 例。对照组患者给予盐酸西替利嗪片口服;治疗组患者则加用火针治疗,连续治疗 1 个月。对比两组治疗的临床疗效,用 EASI 评估湿疹面积和皮损严重程度,对瘙痒症状改善情况进行评价,监测治疗前后外周血嗜酸性粒细胞(EOS)计数、血清白细胞介素-18(IL-18)、血清免疫球蛋白 E(IgE)水平。结果显示:治疗组有效率为 90.9%,明显高于对照组的有效率 72.7%($P<0.05$);治疗组患者治疗后的 EASI 评分、瘙痒部位、瘙痒程度、瘙痒频率评分下降较对照组患者更为明显($P<0.05$);血清中 EOS、IL-18、IgE 下降较对照组患者更为明显($P<0.05$)。

5. 放血疗法 赵琳将 68 例慢性湿疹患者随机分为治疗组和观察组,各 34 例。治疗组采用针刺结合刺络放血进行治疗,以曲池、合谷、血海、足三里、三阴交为主穴,随症配穴:①脾虚湿盛:阴陵泉、照海;②湿热浸淫:阴陵泉、太溪;对照组采用单纯针刺进行治疗。对治疗前后情况分别进行评价,结果显示 2 组患者治疗后 EASI 分数比较差异有统计学意义;治疗组有效率高于对照组,差异有统计学意义。

6. 针刺疗法 欧阳泠星等将 55 例慢性湿疹患者随机分为治疗组 30 例和对照组 25 例。治疗组采用毫火针配合灸法治疗,对照组采用药物治疗。治疗 1 个月后,比较两组临床疗效,结果治疗组治疗 1 个月后总有效率为 73.3%,对照组为 68.0%,两组比较差异无统计学意义($P>0.05$)。而治疗组治疗后 3 个月总有效率为 70.0%,对照组为 32.0%,两组比较差异具有统计学意义($P<0.01$)。

7. 穴位贴敷 甘春梅对 80 例慢性湿疹患者,按照患者入院治疗时间分为对照组和实验组,各 40 例。对照组接受常规治疗及护理方法,实验组接受穴位贴敷治疗和系统护理干预。比较分析两组患者的临床护理效果。结果:实验组瘙痒缓解起效时间(3.45 ± 0.23)天,临床治疗总有效率为 90%,对照组瘙痒缓解起效时间为(4.46 ± 0.34)天,临床治疗总有效率为 70%,两组患者瘙痒缓解起效时间和治疗总有效率对比差异有统计学意义($P<0.05$)。

8. 中药药浴 赵军对 86 例急慢性湿疹患者按照收治时间不同分为对照组和研究组,各 43 例,对照组采用复方氟米松乳膏进行治疗,研究组采用中药药浴联合复方氟米松乳膏进行治疗,中药药浴急性期使用马齿苋、生地榆、黄柏、苦参、杠板归等中药,渗出明显者加明矾,红肿明显者加金银花;慢性期予当归、桃仁、生地黄、鸡血藤、伸筋草、蛇床子、土茯苓、薄荷,皮肤干燥明显者加白及、玉竹,瘙痒者加蝉衣,伴水疱者加茵陈、黄柏。观察两组患者的治疗效果、不良反应及复发情况。结果研究组治疗总有效率高于对照组($P<0.05$),研

究组的复发率低于对照组($P<0.05$)。

9. 推拿疗法 何玉华等将 120 例婴幼儿患者进行推拿治疗,穴位处方为手阴阳、脾土、八卦、四横纹、小天心、外劳宫、乙窝风、天河水、六腑、风市。其中男 57 例,女 52 例;年龄 <1 岁 73 例,1~2 岁 30 例,>2~3 岁 17 例;病程最短 15 天,最长 6 个月;有家族过敏史者 63 例。治疗 1 个疗程后,120 例中痊愈 81 例,占 67.5%;显效 32 例,占 26.7%;有效 6 例,占 5.0%;无效 1 例,占 0.8%;总有效率达 99.2%。

【机制研究】

龚致平等对湿疹患者进行耳穴放血疗法治疗,发现耳穴放血疗法能降低患者体内 IL-17、IL-23、PGE2、TXB2、LTB4 和 6-K-PGF1a 表达水平。

参考文献

[1] 刘茉,孙艳梅,方伟玲. 矿泉浴并耳穴贴压治疗慢性湿疹[J]. 中国疗养医学,2004,(4):15.

[2] 白合提尼沙·阿地力,丁永红,陈战斌,等. 穴位注射中西医结合治疗慢性肛门湿疹临床研究[J]. 中国医疗设备,2017,32(S1):50-51.

[3] 谭红,欧阳小琳,廖飞玮,等. 围刺埋线配合体穴埋线治疗慢性肛周湿疹的临床研究[J]. 右江医学,2012,40(6):774-776.

[4] 刘茵,朱炯. 火针治疗慢性湿疹临床疗效及患者 EASI、瘙痒评分、血清因子水平影响[J]. 辽宁中医药大学学报,2018(5):1-3.

[5] 赵琳. 针刺结合刺络放血治疗慢性湿疹的临床观察[J]. 沈阳医学院学报,2016,18(2):80-81.

[6] 欧阳泠星,方鑫楷. 毫火针配合灸法治疗慢性湿疹疗效观察[J]. 上海针灸杂志,2017,36(3):316-318.

[7] 甘春梅. 穴位贴敷治疗慢性湿疹的临床效果分析[J]. 内蒙古中医药,2017,36(18):86.

[8] 赵军. 中药药浴治疗急慢性皮炎湿疹的疗效观察[J]. 中国卫生标准管理,2016,7(20):159-160.

[9] 何玉华,康静. 推拿治疗婴幼儿湿疹 120 例[J]. 中国针灸,2012,32(12):1103-1104.

[10] 龚致平,罗周慧,谢文全,等. 耳穴放血疗法对湿疹患者 IL-17 和 IL-23 表达的影响[J]. 中国中医急症,2015,24(7):1249-1251.

[11] 龚致平,李冬玲,杨俊荣,等. 耳穴放血疗法对湿疹患者体内 PGE2、TXB2、LTB4 和 6-k-PGF1α 表达的影响及临床意义[J]. 内蒙古中医药,2017,36(1):51-52.

（李红毅）

三、特应性皮炎

特应性皮炎是一种炎症性、瘙痒性、慢性、复发性皮肤病,多见于儿童,也可发生于成人,常见于有特应性疾病(哮喘和/或过敏性鼻炎)个人史或家族史的患者。中医学将特应性皮炎称为"四弯风""奶癣""胎癥疮"等。"四弯风"病名出自清代医学古籍《医宗金鉴》:"四弯风生腿脚弯,每月一发最难缠。形如风癣风邪袭,搔破成疮痒难堪",《疡科捷径》:"岁腿弯生,淫痒滋延似癣形……"《疡医大全》:"其痒无度,搔破津水,久如湿癣"。描述了四弯风发于四弯、疮痒无度、缠绵反复的特点。

【病因病机】

中医认为本病的发病多由于先天禀赋不耐、胎毒遗热,后天饮食不节,致脾失健运,湿热内生,或外受风湿热邪,郁于肌肤而发病。婴儿期多以心火为主,因胎毒遗热,郁而化火,火郁肌肤而致;儿童期多以心火脾虚交织互见为主,因心火扰神,脾虚失运,湿热蕴结肌肤而致;青少年和成人期,多因病久心火耗伤元气,脾虚气血生化乏源,血虚风燥,肌肤失养而致。

本病的病位在皮肤,与心脾两脏关系密切,脾胃虚和心火旺是本病的主导病机。

【临床表现】

特应性皮炎临床症状多以慢性、反复发作的瘙痒和湿疹样皮疹为主要特征,常伴有皮肤干燥、耳根裂纹、鱼鳞病、掌纹症、毛周角化症、皮肤感染倾向、非特异性手足皮炎、乳头湿疹、唇炎、复发性结膜炎、丹尼—莫根眶下褶痕、眶周黑晕、苍白脸、白色糠疹、颈前皱褶、白色划痕/延迟发白等。

患者病程常经过婴儿期、儿童期和青少年成人期的逐渐演变,少数患者表现为在特定的年龄段发病。本病在不同年龄阶段有不同临床表现,通常可分为婴儿期、儿童期、青年成人期:

1. **婴儿期**　约60%患者于1岁以内发病,以出生2个月以后为多。初发皮损为颊面部的瘙痒性红斑,继而在红斑基础上出现针头大小的丘疹、丘疱疹,密集成片,皮损呈多形性,境界不清,搔抓、摩擦后很快形成糜烂、渗出和结痂等;皮损可迅速扩展至其他部位(如头皮、额、颈、腕、四肢屈侧等)。病情时重时轻,某些食品或环境等因素可使病情加剧,可出现继发感染。一般在2岁以内逐渐好转、痊愈,部分患者病情迁延并发展为儿童期特应性皮炎。

2. **儿童期**　多在婴儿期特应性皮炎缓解1~2年后发生并逐渐加重,少数自婴儿期延续发生。皮损累及四肢屈侧或伸侧,常限于肘窝、腘窝等处,其次为眼睑、颜面部。皮损黯红色,渗出较婴儿期为轻,常伴抓痕等继发皮损,久之形成苔藓样变。此期瘙痒仍剧烈,易形成"瘙痒—搔抓—瘙痒"的恶性循环。

3. **青少年成人期**　指 12 岁以后青少年期及成人阶段的特应性皮炎,可以从儿童期发展而来或直接发生。好发于肘窝、腘窝、四肢、躯干。皮损常表现为局限性苔藓样变,有时可呈急性、亚急性湿疹样改变,部分患者皮损表现为泛发性干燥丘疹。瘙痒剧烈,搔抓后出现血痂、鳞屑及色素沉着等继发皮损。

以上 3 个阶段可分别发病,部分病人可自婴儿期一直延续至成人期,其间皮疹无完全消退。患者的痒感阈值较正常人低,易感觉瘙痒。

【辨证分型】

1. **心脾积热证**

主症:多见面部红斑、丘疹、脱屑,或者头皮黄色痂皮,时伴糜烂渗液,可扩散至躯干和四肢;哭闹不安,可伴有大便秘结,小便短赤;指纹呈紫色达气关或者脉数。

2. **心火脾虚证**

主症:多见颈部、肘窝、腘窝或者躯干部红斑、丘疱疹、水疱,或伴有糜烂渗液;瘙痒剧烈,烦躁不安,眠差,纳呆;口干,或伴有大便秘结,小便短赤;舌尖红,苔薄白或微黄,脉偏数。

3. **脾虚湿蕴证**

主症:多见四肢或其他部位红斑、丘疹,或轻度肥厚,皮疹色黯淡,搔抓后可伴少许渗液;瘙痒,面色萎黄,倦怠乏力,食欲不振,口淡不渴,大便溏稀;舌质淡,苔薄白或腻,脉缓或指纹色淡。

4. **脾虚血燥证**

主症:多见皮肤干燥,四肢、颈项皮损粗糙肥厚明显或见干燥性丘疹,伴有血痂或抓痕,色黯或色素沉着;瘙痒明显,纳差或伴有腹胀;舌质淡,苔白、脉细或沉缓。

【鉴别诊断】

1. **婴儿脂溢性皮炎**　见于出生后不久的婴儿,皮疹为累及整个头皮的红斑和油性鳞屑,皮肤缺乏多形性特点,亦可累及眉部、鼻唇沟、耳后、颈部等处。自觉瘙痒轻微或不痒。预后良好,往往于数月之内可痊愈。

2. **慢性单纯性苔藓**　本病好发于成年人。皮损好发于颈项部、眼睑、肘部、骶尾部等处,皮疹表现为多角形扁平丘疹、苔藓样变,多无个人或家族遗传过敏史,也无特殊的皮损发生和发展规律。

【特色治疗】

1. **中药熏洗涂擦**

（1）潮红、丘疹、丘疱疹、无渗液的皮损,可选用金银花 15g、黄精 15g、甘草 15g,加水 2000ml,水煎至 1500ml,待冷却后取适量外用。

（2）红斑、糜烂、渗出的皮损，可选用金银花 30g、黄精 15g、甘草 15g，加水 2000ml，水煎至 1500ml，待冷却后取适量外洗和间歇性开放性冷湿敷。糜烂、渗出明显时，可选用清热解毒收敛的中药黄柏、生地榆、马齿苋、野菊花等水煎作间歇性开放性冷湿敷。湿敷间隔期可外搽 5%~10% 甘草油、紫草油或青黛油。

（3）干燥、脱屑、肥厚苔藓样皮损　充分的基础润肤治疗是必要的。使用润肤剂可改善干燥、瘙痒症状，尤其是提高皮肤屏障功能。如果能耐受，每天通常至少外用两次润肤剂。可选用 5%~10% 黄连软膏、复方蛇脂软膏或其他润肤膏外搽。

2. 毫针针刺

适用人群：缓解期患者或证型属于心火脾虚型患者。

取穴：主穴：内关、曲池、中脘、天枢、血海、阳陵泉均双侧，百会。

配穴：皮肤干燥，加列缺（双）；大便秘结，加支沟（双）；严重瘙痒者，加风池双；眠差，加安眠（双）；情绪急躁，加太冲（双）。

方法：病人取仰卧位，消毒后将一次性针灸针快速刺入上述穴位，均匀捻转针身直至有酸麻胀痛感，留针 20 分钟。每周针刺 2 次，4 周为 1 疗程。

3. 火针疗法

适用于缓解期患者。

取穴：皮损肥厚处或顽固性丘疹、结节。

方法：常规消毒，选用直径为 0.4mm 的火针，在酒精灯上将针身烧红至发白后迅速刺入皮损，深度以达到皮损基底为度，间隔据皮损肥厚程度而定，约 0.5~1.0cm，从皮损边缘至中心进行围刺。隔 4 日一次，4 次为一疗程。

4. 梅花针疗法

适用人群：皮肤顽固性瘙痒或皮肤肥厚处。

取穴：阿是穴。

方法：将梅花针垂直叩击皮肤，叩至皮肤微微出血为止，每周 1 次。

5. 刺血疗法

适用人群：皮疹鲜红，热象明显的患者。

取穴：十宣穴、耳尖、局部瘀络处。

方法：消毒后在上述部位用三棱针进行浅刺，放出适量血液。

6. 刺络拔罐疗法

适用人群：急性期或亚急性期患者。

主穴：心俞、肺俞、膈俞、胆俞、三焦俞。

配穴：腰部以上可加大椎穴，腰部以下加委中穴。

方法：选取上述穴位，消毒后用小号三棱针或注射器针头快速刺破皮肤，立刻在此处拔罐,留罐 5 分钟,每个穴位出血量约达 2ml 起罐,然后再消毒局部,24 小时内勿沾水。每周 2 次,2 周为 1 个疗程。局部瘙痒者,可在瘙痒处进行刺络拔罐。

7. 穴位注射法

适用人群:瘙痒显著的患者。

取穴:曲池、合谷、血海、足三里。

方法:将药水注入上述穴位,每周 2 次。

8. 耳穴疗法

适用人群:所有特应性皮炎的患者(耳郭糜烂明显者除外)。

取穴:心、肺、神门、肾上腺、风溪。

方法:将耳穴贴附上述穴位,每穴揉按 30~40 下,每日 3 次。

9. 艾灸疗法

适用人群:证属阳虚、气虚、血虚、脾虚湿蕴者,尤其适合食欲不振、大便溏烂、体虚倦怠者。

取穴:神阙、肺俞、脾俞、三阴交、足三里。

方法:将艾条一头点燃,距离皮肤 2~3cm,以保持热度均匀。每穴每次艾灸 20 分钟左右,患者局部皮肤有温热感而无灼痛为宜,皮肤红晕为度,每日 1 次,4 周为 1 个疗程。

10. 小儿推拿

适用人群:12 岁以下的婴幼儿及儿童。

操作方法:发作期:清天河水,揉中脘,沿两侧膀胱经抚背。

缓解期:补脾经,摩腹,捏脊,揉按足三里。

穴位加减:疹红,渗液明显者,加强清天河水;皮肤干燥者,揉按三阴交;瘙痒明显,揉按曲池,风池,三阴交;夜眠差,猿猴摘桃;便溏,揉脐,加强补脾经、摩腹;便干,揉天枢。

【临床研究】

1. **毫针针刺** 易建昌等采用针刺配合外治法治疗特应性皮炎 48 例,将 80 例患者随机分为治疗组 48 例和对照组 32 例。治疗组予针刺配合局部外用药物治疗,针刺主穴为曲池、血海、足三里、三阴交;对照组予抗组胺药(赛庚啶、氯雷他定)配合局部外用药物治疗。结果:治疗组痊愈 21 例,显效 23 例,有效 4 例,无效 0 例,总好转率为 91.7%;对照组痊愈 7 例,显效 15 例,有效 10 例,无效 0 例,总好转率为 68.8%;两组有效率比较,差异有显著性意义($P<0.05$)。

2. **火针疗法** 梁飞龙将 60 例湿疹患者随机分为治疗组(火针)和对照组(外涂卤米松软膏),火针治疗 1 周 3 次,卤米松每日 1 次,疗程 3 周。结果治疗组痊愈 8 例,显效 12 例,有效 7 例,无效 3 例,总好转率为 90%;对照组中痊愈 5 例,显效 13 例,有效 6 例,无效 6 例,总好转率为 80%。两组疗效比较,差异有统计学意义,说明火针治疗慢性湿疹疗效优于卤米松乳膏。

程杨将 114 例亚急性、慢性湿疹患者分成治疗组和对照组,治疗组采用火针,对照组采用卤米松,治疗组火针隔 2 天治疗 1 次,对照组卤米松每日 1 次,疗程 10 天,结果治疗组的即刻止痒起效时间、止痒维持时间明显优于对照组。治疗组有效率为 96.5%,对照组的有效率为 83.3%,且治疗组不良反应少。

3. 梅花针疗法 朱宏等运用梅花针治疗慢性湿疹 40 例,操作时每分钟叩打 70~90 下,至局部潮红或有点状出血且患者能耐受为度。每周 1 次,连续 10 次为一疗程,3 个月判定疗效。结果治愈 21 例,好转 16 例,未愈 3 例,治愈率为 52.5%,总有效率为 92.5%。

张宇辉等将 95 例湿疹患者随机分为随机分为 2 组,治疗组 48 例采用梅花针放血疗法,以适量为度,对照组 47 例外用派瑞松,隔 2 天治疗 1 次,在不同部位叩刺,治疗 4 周评定疗效。结果:治疗组痊愈 8 例,显效 24 例,有效 14 例,无效 3 例,对照组痊愈 3 例,显效 16 例,有效 18 例,无效 10 例。治疗组的总有效率为 93.8%,显著优于对照组的 78.8%。

4. 刺血疗法 闫玉丹将 63 例特应性皮炎患者随机分为治疗组(刺血治疗)32 例和对照组(药物治疗)31 例,治疗组选取大椎、膈俞、心俞、脾俞、曲池、委中、尺泽、阳陵泉穴位及瘙痒严重部位进行刺络放血,每周 1 次,连续 4 周。治疗组口服氯雷他定片 10mg/ 天,连续 4 周。结果显示两组的总疗效相当,但治疗组的显愈率明显优于对照组,且治疗组改善瘙痒症状优于对照组。

5. 刺络拔罐疗法 傅祖伟等将 86 例特应性皮炎患者随机分成治疗组(刺络拔罐)和对照组(咪唑斯汀缓释片),两组各 43 例。治疗组选取大椎、肺俞(双侧)、膈俞(双侧)、心俞(双侧)进行刺络拔罐,每天 1 次。对照组口服咪唑斯汀缓释片 10mg/ 天,疗程 3 周,结果治疗组痊愈 9 例,有效 25 例,进步 8 例,无效 1 例;对照组痊愈 3 例,有效 18 例,进步 20 例,无效 2 例。治疗组有效率为 79.1%,明显优于对照组 48.8%,治疗组的疗效优于对照组。

6. 穴位注射法 陈可等将 65 例特应性皮炎随机分为治疗组 35 例和对照组 30 例,治疗组采用治疗采用复方甘草甜素注射双侧足三里、神门、血海等穴位,每日 1 次,10 次为 1 个疗程,疗程间休息 5 天,连续治疗 2 个疗程。对照组口服酮替芬、氨苯那敏等药物,3 周为 1 个疗程。疗程结束后,治疗组痊愈 19 例,显效 8 例,好转 5 例,无效 3 例,总有效率为 91%。对照组痊愈 4 例,显效 7 例,好转 9 例,无效 10 例,总有效率为 67%。两组疗效比较,差异具有统计意义。

7. 耳穴疗法 刘茉等在矿泉浴的同时,选取耳穴进行治疗,主穴为相应部位、肺、肾上腺、风溪;配穴:神门、心、脾、内分泌。消毒后,将王不留籽压在耳穴上,用手指轻压穴位几分钟,使之产生痛胀感。嘱患者每隔 3 小时逐穴按摩一次,每穴按压 10~15 次。双耳交替使用,2 天换一次耳穴。治疗 3 次评定疗效。25 例患者中治愈 16 人,显效 9 人,总有效率 100%。

8. 艾灸疗法　毕明燕等收集 32 例顽固性湿疹采用艾灸治疗,主穴为阿是穴,每日 2 次,每次 15 分钟,采用回旋灸,以温热感为度。结果痊愈 25 人,有效 6 人,无效 1 人,其中有 5 人施灸 2 次即痊愈,总有效率 96.9%。

贾伟玲将 60 例湿疹患者随机分为治疗组和对照组,各 30 例,对照组口服中药煎剂(除湿胃苓汤加减),治疗组在药物的基础上加灸神阙、曲池(双)、三阴交(双)、足三里(双),疗程为 4 周,3 个月后随访复发率。结果表明治疗组的 EASI 及 VAS 评分改变均优于对照组,且复发率低于对照组,提示治疗组远期疗效稳定。

9. 小儿推拿　王芳将 60 例脾虚湿盛型湿疹患儿随机分为观察组和对照组,每组各 30 例。观察组采用小儿推拿治疗,每天 1 次,6 次为 1 个疗程,连续 3 个疗程为 1 周期。对照组口服保和丸,每次 6g,每日 2 次。结果观察组临床积分明显优于对照组,观察组的总有效率 96.7%,复发率为 6.7%,对照组的总有效率 100%,复发率为 43.3%,两组的总有效率和复发率差异显著。

【机制研究】

研究发现针刺可以有效调整人体的免疫紊乱,改善过敏状态。胡氏对 63 例 I 型超敏反应性疾病患者予以针刺合谷、曲池、足三里、血海等穴治疗,发现针刺可以升高过低的 CD8+,抑制 B 细胞合成 IgE,进而纠正 CD4+/CD8+ 比值失衡,降低过高的 IL-4,最终均导致的 IgE 生成减少。

张晓霞等通过对周围血象的观察,发现火针疗法起到双向调节作用,能够使机体白细胞数趋向生理平衡;此外高温烧红的火针能够炭化针刺部位组织,苔藓样变组织结构被破坏,局部血流循环得到改善,加速周围正常组织对病理组织的吸收。

刺络放血疗法具有改善血流变相关指标、显著降低瘀血证的血液黏稠状态、改善局部微循环的作用。刺络放血时若刺激非真毛细血管,可刺激血管平滑肌上丰富的自主神经,引起血管平滑肌细胞复杂的信号转导变化,产生细胞内、细胞间及血管局部和整体的调节反应。

郭燕等报道艾灸关元、神阙可促进或增强机体的各种特异性和非特异性免疫功能,提高吞噬细胞的吞噬功能,提高血清中 T 淋巴细胞和天然杀伤(NK)细胞含量,升高免疫球蛋白 IgG、IgA、IgM 的含量,对免疫调节网具有正向调节作用。

参考文献

[1] 易建昌.针刺配合外治法治疗特异性皮炎48例疗效观察[J].新中医,2012,44(4):95-96.

[2] 梁飞龙.火针密刺治疗慢性湿疹疗效观察[D].广州中医药大学,2016.

[3] 程杨,周小勇,曾宪玉,等.火针治疗亚急性、慢性湿疹临床观察[J].上海针灸杂志,2014,33(10):903-905.

[4] 朱宏,许丽萍.梅花针治疗慢性湿疹40例[J].武警医学,2010,21(4):336.

[5] 张宇辉,朱明芳,钟小平.梅花针放血疗法治疗慢性湿疹患者的疗效观察与护理[J].当代护士(学术版),2011,(4):98-99.

[6] 闫玉丹.刺络泻血治疗特应性皮炎的临床研究[D].北京中医药大学,2012.

[7] 傅祖伟,傅安.刺络拔罐法治疗特应性皮炎临床观察[J].新中医,2012,44(2):79-81.

[8] 陈可.穴位注射治疗异位性皮炎35例[J].上海针灸杂志,2004,(6):25.

[9] 刘茉,孙艳梅,方伟玲.矿泉浴并耳穴贴压治疗慢性湿疹[J].中国疗养医学,2004(4):15.

[10] 毕明燕,刘龙壮,林均霞.艾灸治疗顽固性湿疹32例[J].上海针灸杂志,2005(2):26.

[11] 贾伟玲.灸药结合治疗湿疹(脾虚湿蕴证)的临床研究[D].辽宁中医药大学,2016.

[12] 王芳.小儿推拿用于幼儿湿疹脾虚湿盛的临床疗效观察[J].临床医药文献电子杂志,2016,3(39):7761-7762.

[13] 胡志光,尹钢林.针刺对Ⅰ型超敏反应患者T细胞亚群和IL-4的影响[J].湖南中医学院学报,1998,(1):55-56+73.

[14] 刘桂卿,龙兴震,陈俊杰.中药湿敷治疗慢性湿疹30例[J].中医外治杂志,2009,18(1):34.

[15] 徐斌.刺络放血疗法的血管生物学基础[J].中国临床康复,2004,8(24):5126-5127.

[16] 郭燕,钱宝延.艾灸治疗艾滋病腹泻60例临床观察[J].河南中医学院学报,2005,(4):6-7.

(李红毅)

四、荨麻疹

荨麻疹是一种以皮肤作痒,时起风团疙瘩,发无定处,时隐时现,消退后不留痕迹为特征的皮肤病。西医认为是由于外源性、内源性和特发性因素导致皮肤黏膜小血管暂时性扩张和通透性增加而发生的一种局限性血管反应,有急性和慢性之分。中医学将荨麻疹称为"痦瘰"或"瘾疹"。《医宗金鉴·外科心法》:"痦瘰俗名鬼饭疙瘩,由汗出受风,或露卧乘凉,风邪多中表虚之人。初起皮肤作痒,次发疙瘩,形如豆瓣,堆累成片。"对荨麻疹的病因病机仔细研究,坚持辨证论治,拓展思路,客观认识该病的复杂性,特别是慢性荨麻疹证候复杂,结合中医特色外治疗法,可以取得很好的疗效,多年不复发。

【病因病机】

本病总由风邪导致。风邪又分"外风"与"内风"。外风侵袭者,先天禀赋不足,卫外不固,风邪乘虚侵袭所致;或表虚不固,风寒、风热外袭,客于肌表,致使营卫失调而发;或饮食不节,过食辛辣肥厚,或肠道寄生虫,使肠胃积热,复感风邪,内不得疏泄,外不得透达,郁于皮毛腠理之间而发。内风者,情志内伤,冲任不调,肝肾不足,血虚阴伤,风邪内生,阻于肌肤,发为本病。

【临床表现】

本病可以发生于任何年龄、季节。

发病突然,皮损可发生于任何部位,出现形态不一、大小不等的红色和白色风团,境界清楚,一般迅速消退,不留痕迹,以后不断成批出现,时隐时现。一日之内可以发作数次,皮疹可泛发全身,可侵犯黏膜。发生于胃肠道可伴有腹痛、腹泻,发生在喉头黏膜,则可引起喉头水肿产生呼吸困难、胸闷等,严重可窒息。根据病史长短分为急性和慢性荨麻疹,慢性荨麻疹多迁延数月或数年,反复发作。

【辨证分型】

1. 风热证

主症:风团色红,扪之有灼热感,自觉瘙痒,遇热则剧,得冷则缓;或伴发热恶风,心烦,口渴,咽干;舌质红,苔薄黄,脉浮数。

2. 风寒证

主症:风团色淡红,自觉瘙痒,遇冷则剧,得暖则减;或伴恶风畏寒,口不渴;舌质淡红,苔薄白,脉浮紧。

3. 肠胃湿热证

主症:风团色泽鲜红,风团出现与饮食不节有关,多伴腹痛腹泻或呕吐胸闷,大便稀烂不畅或便秘,舌红苔黄腻,脉数或濡数。

4. 毒热炽盛证

主症:发病突然,风团鲜红灼热,融合成片,状如地图,甚则弥漫全身;瘙痒剧烈,或伴壮热恶寒,口渴喜冷饮;或面红目赤,心烦不安。大便秘结,小便短赤。舌质红,苔黄或黄干燥,脉洪数。

5. 气血亏虚证

主症:风团色泽淡红,或者与肤色相同,反复发作,迁延数月乃至数年不愈,或劳累后加重;伴有头晕心慌,神疲乏力,唇色白,失眠。舌质淡,苔薄白,脉细。

6. 血虚风恋证

主症:风团反复发作、瘙痒,夜间多发,女性多见,面色少华,头晕乏力,心悸,失眠多梦,舌淡,苔薄白,脉象细弱。

7. 风湿热蕴肤证

主症:风团反复发作、瘙痒、色红、遇热增多,青壮年多见,口苦口干,头身困重,烦躁易怒,舌红苔黄腻或白腻,脉滑。

8. 卫阳不固证

主症:畏寒怕冷,手足不温,遇冷风团增多或发作,得暖则风团较少或消退。舌淡,苔薄白,脉弱。

9. 卫气不固证

主症:易感冒,四肢无力,风团反复发作,动则汗出,舌淡红,苔薄白,脉虚弱。

10. 肝旺风动证

主症:性格爽直,易怒,生气或操劳则风团出,病程迁延。舌稍红,苔薄白或淡黄,脉弦。

【鉴别诊断】

1. **丘疹性荨麻疹** 为风团性丘疹或小水疱;好发于四肢、臀、腰等处,夏季儿童多见,多因昆虫刺咬,胃肠功能障碍而发病,或与肠道寄生虫有关。

2. **药物性皮炎** 由于内服或注射某种药物而引起的皮肤及黏膜上的急性炎症,损害多突然发生,可泛发也可局限性发生。

【特色治疗】

1. 涂擦疗法

适用人群:全身不同程度的皮肤瘙痒,起米粒大小的红色丘疹,高出皮肤,瘙痒难忍,甚则连成片状红斑,每因受风出汗则症状加重。多使用煎液和洗剂,如复方地肤子煎液、炉甘石洗剂、薄荷酚液等具有清热祛风止痒的功效。

2. 中药药浴疗法

适用人群:慢性荨麻疹静止期与发作期,不合并呼吸困难、腹痛等急症。

可根据中医体质分型,如荨麻疹属于特禀质,药浴方药物组成:黄芪60g、白术30g、当归15g、桂枝30g、白芍30g、银柴胡20g、五味子20g、乌梅20g、防风20g、蝉蜕10g、白鲜皮20g、刺蒺藜15g、生甘草15g。

注意事项:年龄大者注意避免跌伤;高血压、心脏病、皮肤感染者不宜使用。

3. 针灸治疗

(1)火针疗法:适用于血虚风恋兼卫阳不足型慢性荨麻疹。

取穴:曲池、血海、足三里、三阴交、肺俞、膈俞。

方法:常规消毒,选用直径为0.5mm的不锈钢针,酒精灯烧红后迅速垂直的刺入皮肤内(曲池、血海、足三里、三阴交)深度为 1cm,(肺俞、膈俞)深度则为 5cm,均疾入疾出,每个穴位连续速刺 3 针,出针后马上用准备好的干棉签按压片刻,以缓解疼痛。每隔 2 天进行 1 次治疗,14 次是一个疗程。

（2）毫针针刺

1）针刺配合穴位注射:适用于荨麻疹病程 >6 周,反复发作,经抗组胺类药物治疗,仍反复发作。

取穴:针刺主穴:关元、双侧足三里、三阴交、百虫窝、曲池、风池、合谷穴。针刺配穴:肠胃湿热配中脘、丰隆;气血两虚配膈俞、气海;冲任失调配肾俞、归来;外感风热配大椎;气滞血瘀配膈俞、肝俞;外感风寒可灸关元、三阴交。穴位注射取穴:阳明经曲池穴、足三里穴;太阴经血海穴;少阳经风市穴。

方法:常规消毒后,采用长 40mm 毫针进行直刺,得气后行平补平泻,每隔 10 分钟行针 1 次,留针 30 分钟。每星期治疗 3 次,共治疗 2 个月。

2）针刺配合刺络拔罐疗法:适用于慢性荨麻疹患者。

取穴:针刺取大椎透身柱、至阳透神道、筋缩透中枢、腰阳关透命门;刺络取大椎、风门及膈俞、委中,两组穴位交替。

方法:先让患者俯卧位,诸穴常规消毒,用 0.30mm×50mm 一次性针灸针,先取大椎透身柱,快速刺入皮下后,缓慢进针,向身柱方向平刺,进针 1~1.5 寸,以有明显感传现象为佳,施以泻法,同样方法操作余下诸穴。顺序是由上而下。刺毕加用 G6805-2A 型电针仪,选连续波,强度以患者耐受为度,留针 30 分钟。穴位用碘伏消毒,选用 4 号半一次性注射针头,在穴位点刺 3~5 下,加拔火罐,留罐 10 分钟。每星期 3 次,10 次为 1 个疗程,治疗 2 个疗程。

（3）灸法

1）雷火灸:适用于皮肤黏膜表面突然出现大小不等、形状不一的风团,皮损多呈鲜红色或苍白色,风团逐渐蔓延,相互融合成片;持续时间≤24 小时;病程≥6 星期的患者。方法:取神阙穴,将点燃的雷火灸药条置于灸盒的圆孔中,使距离灸盒底部 2~3cm,并用大头针固定药条;将灸盒放置患者脐部,火头对准神阙穴施灸 15 分钟,灸至皮肤发红、深部组织发热为度(注意随时查看并询问患者以防灼伤);取下大头针,将药条投入密闭容器中使其自动熄灭,放置干燥处备用。每日 1 次。

2）艾灸:适用于慢性荨麻疹患者。

可灸血海、膈俞、神阙、大椎、涌泉、曲池、合谷、大杼穴等,也可灸带脉等。可采用艾条灸或隔姜灸,根据辨证论治需要进行选择配穴和灸法,每日一次,4 周一疗程。

4. 拔罐疗法 适用于慢性荨麻疹病程长的患者。

取穴:主穴:曲池、血海、大椎、肺俞穴。配穴:若面部肿胀发热较甚,配以耳尖穴；上肢皮损为甚，配以曲池穴；下肢皮损为甚，配以委中穴。拔罐还可以配合刺络、推拿、穴位注射、耳穴、埋线等特色疗法。

方法：闪罐后留罐15分钟，注意事项：拔罐处避免刺激，女性患者经期不宜拔罐。

5. 自血穴位注射　适用于风团间歇性或持续性自然发作、病程持续时间6周以上者，每周至少2次或者2天以上病情发作，排除物理因素（压力、振动、冷、热、光、水）所致的荨麻疹。

方法：严格无菌条件下用5ml注射器抽取病人自身静脉血2ml，轻轻摇匀，迅速注射双侧足三里穴位，每侧1ml，1次/周，3个月为1个疗程。

6. 穴位埋线　适用于慢性荨麻疹患者。

取穴：主穴：风门、风市、风市前（风市穴向前平移三寸，与董氏奇穴之驷马中穴重合）。

配穴：风热犯表证配曲池、血海、膈俞，风寒束表证配足三里、三阴交、肺俞，胃肠湿热证配曲池、足三里，气血两虚证配血海、膈俞、足三里、三阴交。

方法：选定穿刺针，取出针芯，一段约2cmPGLA线，放入穿刺针的前端，线在针孔内外的长度基本保持相同，使PGLA线呈"U"字形，刺入穴位时，线在针尖处被压而形成对折，在确保针孔外的线体进入皮肤并获得针感后，旋转、退出穿刺针，埋入线体，针孔处覆盖创可贴。2次为1疗程，一般间隔15日。

【临床研究】

1. 涂擦疗法　朱聿萍等观察复方地肤子煎液治疗荨麻疹，用复方地肤子煎液（地肤子30g，蛇床子20g，白鲜皮、苦参、荆芥、防风各10g），治疗荨麻疹67例，其中治愈48例，有效18例，无效1例，总有效率为98.5%。

2. 中药药浴疗法　翟军萍等将90例荨麻疹患者分为治疗组和对照组，每组各45例，治疗组用左西替利嗪片口服加中药浴治疗，对照组仅口服左西替利嗪片，7天为1个疗程，2个疗程后观察近期疗效，随访6月观察复发情况。2个疗程后，2组总有效率比较，差异有高度统计学意义（$P<0.01$），治疗组近期疗效显著优于对照组。随访6月后，治疗组复发率显著低于对照组，差异有显著统计学意义（$P<0.01$）。

3. 针灸治疗

（1）火针疗法：郭鹃等将70例慢性荨麻疹患者分为治疗组（火针联合氯雷他定片）和对照组（单用氯雷他定片），观察对比两组患者治疗前、治疗3周后及治疗6周后的临床症状总积分、临床疗效、DLQI评分、药物用量及复发率等，结果显示治疗组均优于对照组。

（2）毫针针刺

1）针刺配合穴位注射：金红梅等对慢性荨麻疹的治疗中采用针刺结合穴

位注射的疗法,针刺选穴阳明经足三里穴、曲池穴、合谷穴;太阴经三阴交穴;少阳经风池穴;以及经外奇穴百虫窝穴,并根据不同辨证进行配穴,研究用 1.5寸毫针对上述穴位直刺,得气后留针 30 分钟。穴位注射选用阳明经曲池穴、足三里穴;太阴经血海穴;少阳经风市穴。上述穴位选取一侧穴位消毒后一次性注射器注射 1ml 复方当归注射液,治疗每两天进行一次。共治疗 2 月。结果 4 例患者临床愈显 44 例,无效 2 例,总有效率 95.6%。研究认为针刺结合穴位注射对慢性荨麻疹的疗效颇佳。

2) 针刺配合刺络拔罐疗法:戚红亮等对慢性荨麻疹的研究治疗中,选用督脉穴位进行透刺法,用 2 寸毫针从大椎穴透刺身柱穴,至阳穴透刺神道穴,筋缩穴透刺中枢穴,腰阳关透刺命门穴。透刺均以平刺的方法向另一穴位透刺,进针深度约 1.5 寸,以患者出现针刺传感现象为佳。透刺得气后,接通 G6805 电针仪以患者耐受的连续波刺激 30 分钟。针刺结束后,选取大椎穴、风门穴、膈俞穴及委中穴。取一侧穴位(两侧穴位交替治疗),消毒后用一次性注射针头点刺 5 针,并拔罐留罐 10 分钟。上述治疗措施每两天治疗一次,共治疗 20 次。结果 50 例患者临床治愈 36 例,好转 10 例,无效 4 例,总有效率 92%。

(3) 灸法

1) 雷火灸:王英杰等对慢性荨麻疹患者应用神阙穴雷火灸治疗,对照组采用咪唑斯汀治疗。治疗两周后,雷火灸治疗组与对照组的总有效率差异无统计学意义。两组前后症状积分比较,雷火灸组症状改善优于对照组。

梁雪松对慢性寒冷性荨麻疹患者采用雷火灸并刺络拔罐疗法进行治疗。治疗组:神阙穴应用雷火灸,20 分钟 / 次,配合肺俞、膈俞放血;1 次 / 天,连续治疗 14 天。对照组:每日口服咪唑斯汀缓释片 10mg。治疗组总有效率优于对照组,复发率低于对照组,差异显著。

2) 艾灸:廖方容等采用悬灸法对带脉进行艾灸,并对带脉穴进行着重治疗,总有效率 95.8%,且艾灸带脉对过敏性鼻炎等常见伴随症状有缓解作用。林中方等对治疗组患者采用热敏穴艾灸治疗,对照组患者采用口服氯雷他定片治疗,治疗组总有效率优于对照组,治疗组复发率低于对照组,差异具有统计学意义。

4. **拔罐疗法** 李全等对曲池、血海、大椎、肺俞穴采用刺络拔罐治疗慢性荨麻疹,与单纯口服盐酸西替利嗪疗效相当。张颜等选取了刺络拔罐结合针刺、拔罐的治疗方法治疗慢性荨麻疹,其治愈率及有效率均明显高于单纯应用左旋西替利嗪。其中针刺疗法选用的是腹四关、血海、四神聪、曲池、足三里,留针 30 分钟;拔罐疗法为:神阙穴闪罐后留罐 5~10 分钟;刺络拔罐操作方法为:背部膀胱经、督脉常规走罐后,对其用梅花针循经叩刺,叩刺肝俞、肺俞、脾俞至出血,并配合拔罐治疗。

5. 自血穴位注射　王小琴对自身血清皮肤试验阳性的荨麻疹患者进行临床观察,治疗组采用足三里穴自血疗法配合口服氯雷他定片联合治疗,对照组采用口服氯雷他定片。治疗组总有效率高于对照组,差异有统计学意义。万远芳等也曾对慢性特发性荨麻疹患者做过类似试验,治疗组采用足三里自血注射与依巴斯汀片治疗,对照组采用口服依巴斯汀片。治疗组活动性评分(USA)改善明显优于对照组;治疗2个月后,治疗组对抗组胺药的需求明显低于治疗组。

6. 穴位埋线　杨才德等对慢性荨麻疹患者采用以"三风穴"为主的埋线方法作为治疗组,对照组口服氯雷他定片,并检测治疗前后血清总 IgE 的变化情况。"三风穴"为风门穴、风市穴及风市前穴(风市穴前3寸);再根据患者情况进行辨证论治,选择配穴。两组治疗后症状评分均低于治疗前;治疗组症状改善明显优于对照组。两组血清 IgE 水平经治疗后均有所降低,治疗组降低程度较对照组更为显著。

【机制研究】

艾宙等临床研究显示针刺联合抗组胺药仙特敏疗效优于单纯仙特敏,与提高患者的补体 C3 水平有关。

张婉容等研究显示走罐配合自血穴位注射脱敏疗法治疗慢性荨麻疹疗效优于常规西药治疗,且复发率低,其作用机制可能与降低患者血清中 IL-4、IgE 水平有关。阳媚等认为穴位自血疗法对慢性荨麻疹患者血清 IL-2、IFN-γ 和 IL-4 水平调节,可能是其治疗慢性荨麻疹、调整免疫紊乱的机制之一。

杨才德等研究显示"三风穴"为主的埋线方法治疗慢性荨麻疹安全有效,其作用机制可能是通过升高慢性荨麻疹患者血清 IFN-γ 水平。

参考文献

[1] 中华中医药学会皮肤科分会. 瘾疹(荨麻疹)中医治疗专家共识[J]. 中国中西医结合皮肤性病学志,2017,16(3):274-275.

[2] 陈洪铎,廖万清. 皮肤性病学[M]. 北京:人民卫生出版社,2015:186.

[3] 刘爱民. 慢性荨麻疹的中医辨证思路与治疗体会[J]. 中国皮肤性病学杂志,2014,28(11):1164-1165.

[4] 赵炳南,张志礼. 简明中医皮肤病学[M]. 北京:中国中医药出版社,2016:167.

[5] 朱聿萍,王程秀. 复方地肤子煎剂涂擦治疗荨麻疹67例[J]. 陕西中医,2005,(11):1213.

[6] 翟军萍. 药浴疗法治疗慢性荨麻疹临床疗效观察[J]. 世界最新医学信息文摘,2016,16(52):143-144.

[7] 郭鹃.火针结合氯雷他定治疗慢性荨麻疹的临床观察[D].成都中医药大学,2015.

[8] 金红梅.针灸配合穴位注射治疗慢性荨麻疹46例[J].上海针灸杂志,2014,33(1):77.

[9] 戚红亮.独取督脉配合刺络拔罐治疗慢性荨麻疹50例[J].上海针灸杂志,2013,32(10):868.

[10] 王英杰,柴维汉,王海瑞,等.雷火灸治疗慢性荨麻疹疗效观察[J].上海针灸杂志,2012,31(2):107-109.

[11] 杨志新,张晓峰,赵英侠,等.艾灸增强小鼠细胞免疫功能抗肿瘤作用的研究[J].中医药学刊,2002,(1):94-95.

[12] 廖方容,傅春文.艾灸带脉治疗顽固性荨麻疹48例[J].中国针灸,2011,31(11):991-992.

[13] 林中方,何斌.腧穴热敏化艾灸治疗慢性荨麻疹临床观察[J].中医临床研究,2014,(7):1-3.

[14] 李全,尹洪娜.刺络拔罐治疗慢性荨麻疹疗效观察[J].中医药学报,2015(3):121-122.

[15] 张颜,周建伟,黄蜀,等.针刺、拔罐结合刺络放血治疗慢性荨麻疹60例[J].中国民族民间医药杂志,2007(2):95-98,124.

[16] 王小琴,温馨,赵鹏.自血穴位注射疗法联合氯雷他定治疗ASST阳性的慢性荨麻疹120例疗效观察[J].重庆医学,2015,44(4):490-491.

[17] 万远芳,段兵权,温馨.自血穴位注射对慢性特发性荨麻疹患者的疗效观察[J].中国中西医结合皮肤性病学杂志,2014,13(5):288-291.

[18] 杨才德,李玉琴,龚旺梅,等."三风穴"为主埋线治疗慢性荨麻疹21例及对IgE水平的影响[J].中国中医药现代远程教育,2014,12(24):70-72.

[19] 艾宙,张倩如,邹婷,等.针刺治疗慢性荨麻疹50例及其对血清补体C3的影响[J].中国针灸,2003,(11):12-14.

[20] 张婉容,郎娜.走罐配合自血穴位注射治疗慢性荨麻疹及对患者血清IL-4、IgE的影响[J].中国针灸,2014,34(12):1185-1188.

[21] 阳媚,吴钱红,杨红杰.穴位自血疗法治疗慢性荨麻疹及对Th1/Th2细胞因子的影响[J].针灸临床杂志,2016,32(1):5-8.

[22] 卫哲,杨才德,马重兵,等.中国穴位埋线疗法系列讲座(二十七)"三风穴"为主穴位埋线对慢性荨麻疹患者血清IFN-γ的影响[J].中国中医药现代远程教育,2016,14(10):106-108.

（刘爱民　徐胜东）

五、颜面部再发性皮炎

颜面部再发性皮炎,中医称之为"桃花癣",是发生在面部的一种轻度红斑鳞屑性皮炎。

【病因病机】

中医认为本病主要是从外感受风热之邪困阻颜面皮肤所致。

【临床表现】

多见于20~40岁女性,春秋季节多发,突然发病,初起于眼睑周围,渐次扩展至颊部、耳前,有的病例可发展至整个颜面部,有时亦可发生于颈部和颈前三角区,但不会蔓延至躯干和四肢。基本损害是轻度局限性红斑,表面有细小糠状鳞屑,自觉瘙痒。有时皮损可轻度肿胀,但无丘疹和水疱,不发生浸润和苔藓化。

【辨证分型】

风热证

主症:面部轻度局限性红斑,表面有细小糠状鳞屑,自觉瘙痒。舌淡红,苔薄,脉略数。

【鉴别诊断】

1. **面部接触性皮炎**　有明确接触史,局部红肿显著,常出现丘疹和水疱,消除致病原后不再发。

2. **面部湿疹**　皮疹呈多形性,有丘疹和丘疱疹,常有渗出倾向,可发生苔藓样变,剧痒。

3. **脂溢性皮炎**　发生于皮脂溢出的基础上,基本损害是毛囊性丘疹或丘疹融合而成的黄红色斑片,表面有油腻性鳞屑或痂皮,毛囊口扩张。

4. **类固醇皮炎**　有反复涂抹含氟的皮质类固醇激素制剂病史,发生于面部,青年女性多见,有红斑、丘疹、脓疱和毛细血管扩张,严重者可发生局部皮肤萎缩。

【特色治疗】

1. **外擦法**　适用人群:颜面部再发性皮炎无渗液者。外擦中药软膏制剂多为除湿止痒软膏、三黄洗剂、紫草膏、玫芦消痤膏等。除湿止痒软膏是将多种中药研制成乳剂的成品制剂,临床使用方便。本软膏的药物组成主要以祛湿解毒为主。其中黄连、黄柏、白鲜皮、冰片、花椒可麻醉镇静、止痛。玫芦消痤膏亦属纯中药制剂,具有抗炎、杀菌、止痒的作用,并有增强皮肤细胞活性,促上皮组织增生,抗紫外线等作用。

2. **湿敷法**　适用人群:颜面部再发性皮炎有无渗液者均可。中药洗剂湿敷,主要采用具有清热解毒、燥湿疗疮、杀虫止痒、凉血止血等药物经熬制后,冷敷于面部皮疹处片刻,以达到外治疗效。一般选用蒲公英、黄柏、苦参、百部等清热解毒、燥湿杀虫;苍术、佩兰等祛风燥湿;蛇床子、白鲜皮、地肤子等祛风止痒;槐米、生地榆、旱莲草等解毒敛疮、凉血止血;五倍子收湿敛疮。煎水冷敷面部患处 2~3 次,或再擦初榨食用橄榄油。

3. 针灸法 适用于颜面部再发性皮炎急慢性期。

取穴:主穴:血海、曲池、肺俞、风门及大椎。

配穴:足三里、关元和气海。

方法:穴位局部消毒后,取 1~2 寸毫针,面部穴位平刺,其他穴位直刺,得气后连接 G-6805 治疗仪,采用疏密波,电流强度以病人能忍受为度,针 30 分钟,10 次为 1 个疗程,共 3 个疗程。

4. 穴位注射法 适用于颜面部再发性皮炎急慢性期。

取穴:足三里、手三里。

方法:可用丹参注射液 2ml,2 次 / 周注射上穴,每次选用 1 对,共 4 周。

【临床研究】

1. 外擦法 陈俊杰等使用除湿止痒软膏联合皮炎擦剂治疗 45 例颜面再发性皮炎,痊愈率及愈显率治疗组分别为 66.67% 和 93.33%,临床疗效显著。

吕继君观察玫芦消痤膏配合咪唑斯汀治疗本病 47 例,治疗组有效率为 91.5%,明显高于对照组 58.7% 的有效率。

2. 湿敷法 任建文等予六味洗剂凉湿敷患处联合西替利嗪口服治疗 44 例颜面再发性皮炎,总有效率 86.4%,治疗效果明显优于使用达里波氏液凉湿敷患处及尤卓尔涂搽患处,并口服西替利嗪的对照组。

3. 针灸疗法 徐佳等观察针灸加穴位注射治疗颜面再发性皮炎,总有效率分别为 96.7%,明显好于口服氨苯那敏对照组。针灸取穴选用血海、曲池、肺俞、风门及大椎放血以宣肺泻热,祛风止痒,另取足三里、关元和气海养血扶正培本。

【机制研究】

现代研究认为针刺对肥大细胞、五羟色胺和组胺有明显调节作用,可下调血中组胺和五羟色胺的含量。针灸对机体免疫具有双向调节功能,可抑制过度免疫反应,使机体免疫达到新的动态平衡。

参考文献

[1] 陈俊杰,黄旭腾,王阿宾. 除湿止痒软膏联合皮炎擦剂治疗颜面再发性皮炎疗效观察[J]. 实用中医药杂志,2011,27(9):595-596.

[2] 吕继君. 咪唑斯汀联合玫芦消痤膏治疗颜面再发性皮炎疗效观察[J]. 中国实用医药. 2010,5(3):174.

[3] 任建文,王香兰,李俊杰. 六味洗剂湿敷治疗颜面再发性皮炎的临床研究[J]. 中国中西医结合皮肤性病学杂志,2006,5(1):33-35.

[4] 徐佳,曲惠卿.针灸加穴位注射治疗颜面再发性皮炎30例[J].南京中医药大学学报,
2009,25(6):470-471.

[5] 李连生,白俊昆.皮肤病针灸疗法[M].天津:天津科技出版社,1993.

[6] 骆永珍,张燕华,周荣兴.针灸与免疫[M].北京:人民卫生出版社,2006.

（李红毅）

第五节　结缔组织病

硬皮病

硬皮病是一种以皮肤和内脏组织胶原纤维进行性硬化为特征的结缔组织病。中医学将其称为"皮痹"。本病的特点是皮肤肿胀、硬化,后期发生萎缩。临床上分为局限性和系统性两种类型。前者仅限于皮肤;后者除皮肤外,还常累及肺、胃肠、心、肾等内脏器官。女性多见,病程呈慢性经过。"皮痹"病名始见于《黄帝内经》,《素问·痹论》中曰:"风寒湿三气杂至,合而为痹……以秋遇此者为皮痹。"

【病因病机】

本病外因风寒湿邪侵袭,内因脾肾阳虚,气血失和所致。

1. 气血不足,卫外不固,腠理不密,风寒湿邪乘虚侵入,以致经络阻隔,气血凝滞而成。

2. 脾肾阳虚,阴寒内盛,寒湿凝滞,痹阻经络,血瘀经脉而为病。

【临床表现】

1. **局限性硬皮病**　初起皮损为紫红色斑,慢慢扩大至一定程度即长久不变,颜色逐渐变淡,皮肤发硬,毳毛脱落,局部不出汗,或有轻微瘙痒或刺痛,后期皮肤萎缩,色素减退。临床上根据皮损形态及分布情况分为四型:

（1）点滴状硬斑病:表现为黄豆大小,密集不融合的发硬的小斑点,呈白色或象牙色,多为圆形,皮损稍有凹陷,表面光滑,四周有色素沉着。好发于颈、胸、肩、背、臀等部位。

（2）斑片状硬皮病:开始为淡红色或紫红色斑块,呈椭圆形或不规则形,大小不定,逐渐扩大,中间颜色亦随之变淡(淡黄色或象牙色),皮损微凹,境界清楚,周围有紫晕环。以后皮肤萎缩硬化,弹性消失,表面光滑,干燥如皮革样,不能捏起,无毛,无汗,皮损上有黄褐色的色素沉着,或可见毛细血管扩张。皮损可单发或多个发病,好发于头面、躯干,进展缓慢,消退后可遗留白色萎缩性瘢痕。

（3）带(线)状硬皮病:皮损呈凹陷性条索状硬斑,似刀砍状。有时皮损下

的肌肉、骨骼也可能萎缩。好发于头面、四肢、躯干,发生于额部的可由头皮向前方伸延,甚至引起颜面部偏侧萎缩。发生于胁肋间的呈束带状分布。多是儿童患者。

（4）泛发性硬斑病：即大面积、大小不等的片状皮肤硬化斑。常从躯干开始,先为大面积斑状硬化,后不断出现新的皮损,逐渐涉及全身皮肤。发于面、手足部的似肢端硬化病。发于躯干四肢的类似系统性硬皮病,但无内脏损害。有少数患者可转变为系统性硬皮病。

2. 系统性硬皮病　临床分为肢端型和弥漫型两种。皮肤病变均为早期水肿、继而硬化、晚期萎缩。

（1）肢端型系统性皮痹（硬皮病）：约占系统性皮痹（硬皮病）95%左右,病程较缓慢,预后相对较好。

1）前驱症状：90%患者有雷诺现象,还可有关节痛、不规则发热、体重减轻等。

2）皮损特点：手和面部最早受累且最有特征。早期皮肤肿胀,有紧绷感;渐发展至皮肤硬化,表面光滑,不易捏起;最后皮肤,以及皮下组织、肌肉萎缩。受损皮肤出汗减少或无汗,毛发脱落及皮脂缺乏。病变逐渐向前臂、颈部、躯干发展。

典型的面部损害为"假面具脸"。即面部弥漫性色素沉着,皮肤绷紧变薄,皱纹消失,缺乏表情,鼻部尖细,嘴唇变薄,口周有放射状沟纹,张口困难。手部损害为手指变硬,不能弯曲,形如腊肠样或呈爪形,指端可有点状坏死。

3）骨关节及肌肉损害：关节疼痛、肿胀和僵硬;肌无力和肌痛,晚期可出现肌肉萎缩;骨质吸收可出现指趾变短、牙齿松动等。

4）内脏损害：消化道受累表现为吞咽困难、吸收不良、脂肪泻等。呼吸系统受累表现为间质性肺炎及肺间质纤维化、肺气肿等。心脏受累可出现心电图异常、心功能不全等。肾脏受累时可出现高血压、蛋白尿、血尿、尿毒症。其他有末梢神经炎、多汗、肌肉疼痛、贫血等。

（2）弥漫型系统性皮痹（硬皮病）占系统性皮痹（硬皮病）的5%,一开始即为全身弥漫性硬化。无雷诺现象及肢端硬化。病情进展迅速,常在两年内全身皮肤和内脏广泛硬化,预后差。

（3）CREST综合征为肢端型系统性皮痹（硬皮病）的一种特殊类型,由以下五种临床表现组成：皮肤钙化、雷诺现象、食管功能异常、肢端硬化和毛细血管扩张。此型患者较少发生肾脏和肺部损害,预后较好。

【辨证分型】

1. 寒湿痹阻证

主症：皮肤紧张而肿,或略高于正常皮肤,遇寒变白变紫,皮肤不温,肢冷恶寒,遇寒加重,得温减轻;关节冷痛,屈伸不利,常伴有口淡不渴,周身困重,四肢倦怠。舌淡,苔白或白滑,脉沉或紧。

2. 湿热痹阻证

主症:皮肤紧张而肿,肤色略红或紫红,关节肿胀灼热,屈伸不利,触之而热,伴身热,口不渴或渴喜冷饮,大便略干或黏腻,小便短赤。舌红苔黄或黄腻,脉滑数。

3. 痰毒瘀阻证

主症:皮肤坚硬如革,板硬、麻痒刺痛,捏之不起,肤色黯滞,黑白斑驳,肌肉消瘦,或手足溃疡,痛痒难当,关节疼痛、强直或畸形,活动不利,或指、趾青紫,雷诺现象频发,或胸背紧束,转侧仰卧不便,吞咽困难、咳嗽、气短、胸痹心痛,妇女月经不调等。舌质黯,有瘀斑或瘀点,舌下脉络青紫,脉细或细涩。

4. 肺脾气虚证

主症:皮肤紧硬,局部毛发稀疏或全无,或皮肤萎缩而薄,皮硬贴骨,肌肉消瘦,肌肤麻木不仁,周身乏力,咳嗽、气短,劳累或活动后加重,头晕目眩,面色不华,爪甲不荣,唇白色淡。舌有齿痕,苔白,脉弱或沉细无力。

5. 脾肾阳虚证

主症:皮肤坚硬,皮薄如纸,肌肉消瘦,精神倦怠,毛发脱落,形寒肢冷,面色㿠白,面部肌肉僵呆如面具,腰膝酸软,腹痛腹泻或便秘,动则气喘。舌质淡,苔白,脉沉细无力。

【鉴别诊断】

1. **硬化性萎缩性苔藓**　皮损好发于女性的外阴及肛周,男性的龟头或包皮处,为萎缩性白色斑片,缺乏弹性。组织病理学为基底细胞液化变性,真皮乳头均一化变性。

2. **Pasini-Pierini 特发性斑状萎缩**　呈不规则形、境界清楚、直径 1~10cm 的灰色斑,皮肤略凹陷。与硬皮病相反,本病先发生轻度萎缩,后成继发性硬化。周围无淡紫色晕。多见于躯干,尤其是背部。病程多年后萎缩始终浅表性。组织学上无真皮基质硬化。但也有认为它是局限性硬皮病的一型。

3. **虫蚀状皮肤萎缩**　好发于额部、面部、颊部,皮损有蜡样光泽,但皮肤无硬化,触之柔软。常于幼年(5~12 岁)发病,少数有家族史,女性稍多,皮损均始发于双侧额部,对称分布。

4. **类脂质渐进性坏死**　是由红色丘疹扩展成的硬皮病样斑块,中央萎缩呈褐色且有光泽,有毛细血管扩张。病理表现为不同程度的肉芽肿性炎症、胶原变性(渐进性坏死)和硬化。组织细胞在胶原变性区边缘呈水平和(或)层样模式排列成栅状,周围常有纤维化。皮下脂肪受累表现为间隔性脂膜炎。

5. 硬肿病 起病较快,硬肿的皮肤毛发正常,与正常皮肤无清楚界限。若将硬肿的皮肤捏压在拇指和食指之间,皮肤可起皱。组织病理表皮和附属器基本正常,真皮增厚,可为正常的 3 倍,胶原束增粗,且被清晰间隙所分离,形成"胶原窗"。肥大细胞增多,成纤维细胞未见增多,血管周围轻度细胞浸润。

6. 皮肌炎 皮肌炎是以红斑、水肿为皮损特点,伴有肌无力和肌肉炎症、变性的疾病,主要累及皮肤和血管,常伴有关节、心肌等多器官损害,各年龄组均可发病。皮肌炎特征性皮损为掌指 / 指(趾)关节伸侧的紫红色丘疹(Gottron 丘疹),其中心可发生萎缩并伴有色素减退和毛细血管扩张以及掌指 / 指(趾)关节伸侧、膝、肘关节伸侧及内踝对称性融合的紫红色斑(Gottron 征),伴或不伴水肿。此外,面部以上眼睑为中心特殊的水肿性紫红色斑和甲周毛细血管扩张也具有诊断意义。

血清肌酶谱检查:肌酸激酶、门冬氨酸氨基移换酶、丙氨酸氨基移换酶、乳酸脱氢酶和醛缩酶显著增高。特别是 CK 和 ALT 是横纹肌组织内含有的酶,特异性高。尿肌酸排泄增高,24 小时排泄量 >200mg,常达 400~1200mg,伴肌酐排泄量减少。

【特色治疗】

1. 中药药物离子导入

适用人群:各型局限性硬皮病、系统性硬皮病。

常用药物:乳香、没药、川椒、皂角、当归、桑枝、蒲公英、黄芩各30g等药物,煎煮后通过中药离子导入仪,作用皮肤关节局部,治疗时间 30 分钟,儿童不宜超过 15 分钟,每日两次,十次为一疗程。

2. 蜡疗

适用人群:各型局限性硬皮病、系统性硬皮病。

方法:选用中药蜡膏(60℃)置于皮肤病变部位或关节、指端等部位,每次治疗时间为 30 分钟。蜡疗之前可在病变局部涂活血通络、清热解毒中药粉剂或膏剂。

3. 穴位贴敷

适用人群:各型局限性硬皮病、系统性硬皮病。

方法:在夏季三伏天,将吴茱萸等中药调成膏状,辨证选择相应的穴位贴敷治疗,成人每次贴敷时间为 0.5~1 小时,儿童贴药时间为 15~30 分钟。

注意事项:①过敏体质禁用。②贴敷后出现局部瘙痒、起皮疹者立即停止贴敷。

4. 中药熏洗

适用人群:各型局限性硬皮病、系统性硬皮病。

常用中药:当归、熟大黄、伸筋草、透骨草、鸡血藤、艾叶、桑枝、红花、三棱、莪术等药物煎汤,趁热在患处熏蒸、淋洗或坐浴,熏洗药温不宜过热,一般熏蒸为 50~70℃,淋洗浸泡为 40~45℃,每次 20~30 分钟。

5. 中药外敷

适用人群:各型局限性硬皮病。

方法:将当归、伸筋草、透骨草、鸡血藤、艾叶、桑枝、红花等药物煎药成汤,用 6~8 层纱布敷料在药液中浸湿,取出敷料稍拧干,拧至不滴水为宜。将敷料敷于患处。每次湿敷约 30 分钟,每日湿敷 1~2 次。

6. 药灸罐疗法

适用人群:各型局限性硬皮病、系统性硬皮病。

方法:将药灸条置于药灸罐内,点燃药灸条,以 2~3cm/s 的速度在硬皮病皮损部位缓慢移动,每次治疗时间为 20~30 分钟。每日 1 次,一周为一个疗程。

7. 针灸治疗

(1)体针:根据病情需要辨证取穴:大椎、风池、膻中、丰隆、血海、阴陵泉、足三里、关元、命门、气海等;每次取 5~6 穴,施以补泻手法。

(2)灸法:根据病情辨证采用神阙灸、艾条灸、艾炷灸、温针灸等。

1)神阙灸

方法:在神阙穴上放置具有温补元阳,活血散瘀、消肿止痛作用的脐疗散,再把姜汁复合片放于其上,将艾团置于脐宝罐内放在姜汁复合片上,点燃艾团,使患者腹部感觉温热为准,每次 30~40 分钟。

2)艾条灸

方法:是将点燃的艾条悬于施灸部位上 2~3cm,灸 10~20 分钟,至皮肤温热红晕,而又不致烧伤皮肤为度。

3)艾炷灸

方法:先将施灸部位涂以少量凡士林,然后将小艾炷放在穴位上,并将之点燃,连续灸 3~7 壮,以局部皮肤出现轻度红晕为度。

4)温针灸

方法:将针刺入腧穴并给予适当补泻手法得气后留针,将纯净细软的艾线捏在针尾上,或用一段长约 2cm 的艾条,插在针柄上,点燃施灸。待艾绒或艾条燃完后除去灰烬,将针取出。

(3)其他:根据病情可行耳针、电针、梅花针、十二井穴点刺及穴位注射等方法。

8. 火针疗法

适用人群:各型局限性硬皮病、系统性硬皮病。

方法:将针体在火焰上烧红,迅速将针尖刺入皮损部位。点刺深度为 1~2mm。每周治疗一次,4 次为一个疗程。

注意事项:①治疗宜在饭后 1~2 小时内进行,空腹或饱餐后不宜操作;②火针治疗后 24 小时局部不宜着水。

9. 火疗法

适用人群:各型局限性硬皮病、系统性硬皮病。

取穴:皮损局部。

方法:①将 45~50℃的双层湿毛巾铺于患处,用 95% 的酒精洒于湿毛巾上、酒精点燃 15~30 秒后用湿毛巾扑火;②重新喷洒酒精,反复治疗 9 次;③操作完成后将药物涂于患处,然后覆以保鲜膜封包,平躺 45 分钟。

注意事项:①空腹及饱餐后禁做火疗;②治疗后应大量喝温水,勿冷食、冷饮;③ 12 小时内不宜洗澡。

10. 其他疗法 根据病情,可选用中医诊疗设备如:中药熏蒸床,中药蒸房,红外线治疗仪,灸疗仪,电针仪,场效应治疗仪,中频治疗仪,磁振热治疗仪,特定电磁波治疗仪,数码经络导频治疗仪,智能通络治疗仪,多频率微波治疗仪,特定电磁波治疗仪等。

【临床研究】

1. "热敷药"法 闫小宁等观察"热敷药"治疗硬皮病的临床疗效,35 例治疗组用"热敷药"局部外敷,"热敷药"由白附子、川乌、独活、艾叶、白鲜皮、透骨草、红花、木通、料姜石等中药组成。用时将药包上笼屉加热蒸 1 小时后布包趁热外敷局部,每日 2 次,每次 30 分钟,连续 1 个月为 1 个疗程,连续用药 6 个月,热敷后硬斑处发痒如虫行,是有效之征。33 例对照组外用肝素钠软膏,每日 2 次。两组均口服积雪苷片,每次 24mg,每日 3 次;维生素 E 每次 0.1g,每日 3 次。治疗前后皮肤硬度积分、关节痛积分、关节功能积分比较,两组差异有统计学意义,而对照组治疗前后两组差异无统计学意义。故"热敷药"组优于对照组;同时,治疗组中医证候总有效率 97.1%;对照组总有效率 87.9%,治疗组明显优于对照组。

2. 火针疗法 王俊志等对 58 例局限性硬皮病患者采用独活寄生汤化裁联合火针的治疗方法。内服中药组成:独活 15g、秦艽 20g、防风 10g、细辛 3g、当归 15g、川芎 15g、熟地黄 20g、白芍 20g、杜仲 15g、桂枝 15g、牛膝 15g、人参 15g、巴戟天 10g、肉苁蓉 10g、鸡血藤 20g、乌梢蛇 10g、羌活 10g、威灵仙 15g、炙甘草 10g。每日 1 剂,分早晚 2 次餐后 0.5 小时温服。配合火针治疗,针刺部位常规消毒后,点燃酒精灯,一手持针,靠近欲针刺部位,烧红针尖,迅速向皮损部位以 0.2~0.5cm 的间隔进行点刺,刺入深度约 0.5mm,自上而下分排点刺,随进随出。每 7 天治疗 1 次,以 4 次为 1 个疗程,共治疗 28 天。结果:58 例患者中,痊愈 30 例,显效 18 例,有效 6 例,无效 4 例,总有效率为 93.1%。最短用药时间 35 天,最长 1 年平均 6.8 个月。结论独活寄生汤化裁联合火针治疗局限性硬皮病有良好疗效,副作用小,值得临床推广应用。

3. 中药熏洗疗法 朱明芳等 1998—2002 年采用中药熏洗疗法配合中药口服治疗硬皮病 36 例,与低分子右旋糖酐加丹参静滴治疗的 25 例进行对照观察。治疗组:中药熏洗方选用桂枝、苏木、羌活、艾叶、地骨皮、侧柏叶、千里光、枫球、苦参、苍术各 60g。熏洗方法:选用中草药熏蒸治疗机将熏洗方药倒入治疗机内的药罐中加热煮沸,把机内温度控制在 30℃左右,患者裸露只穿短裤坐于机中,机内温度从 30℃开始,逐渐增至 50℃,每次熏蒸 15 分钟,然后将已煮沸的药水去渣取液,倒入准备好的药浴池内,加入食醋 200ml,患者全身浸入药液中,同时用药液浸湿毛巾敷面,水温保持在 50~60℃之间,每次浸浴 5~30 分钟。中药内服采用益肾壮阳、活血化瘀为法,基本方为熟地 20g、鹿角霜 30g、仙灵脾 15g、桂枝 10g、细辛 3g、白芥子 15g、艾叶 15g、归尾 20g、川芎 10g、炮姜 5g、甘草 6g,日 1 剂,30 天为 1 疗程。对照组给予低分子右旋糖酐 500ml 加丹参注射液 20ml,静脉滴注,每日一次,30 天为 1 疗程。观察期间均停用其他治疗药物。结果显示:中药熏洗 + 中药口服组的总有效率为 91.67%,低分子右旋糖酐加丹参组的总有效率 68%,两组经组间比较,有显著性差异($P<0.01$)。结果提示采取中药熏洗配合中药口服治疗硬皮病疗效明显优于对照组。

4. 拔罐疗法 周英电针配合刺络拔罐治疗局限性硬皮病 52 例,采用 0.40mm × 0.40mm 毫针围刺,依据局部皮肤损害面积。每针间隔 0.5 寸成 45°角刺入患处中心基底部、行捻转泻法,得气后接电针仪,采用疏密波,每次选 4 个穴位。刺络拔罐采用七星针 1 个、数个火罐,对病变部位用 75% 乙醇常规消毒后用七星针对准病变部位垂直敲打,中等刺激量,令其微出血,再拔火罐。每次留罐 12 分钟,取罐后再次常规消毒以防感染。结果 52 例中,近期治愈 14 例,占 26%;显效 29 例,占 55%;有效 9 例,占 17.6%。按病变部位统计,共计治疗 87 个部位,近期治愈 18 个部位。占 20%;显效 56 个部位,占 64.4%;有效 13 个部位,占 14.9%。总有效率 10%;愈显率在 80% 以上。提示拔罐疗法治疗硬皮病疗效良好。

参考文献

[1] 闫小宁,韩世荣,李文彬,等."热敷药"治疗硬皮病患者 35 例临床观察[J].中医杂志,2012,53(4):304-306.

[2] 王俊志,党晨,王兆博.独活寄生汤化裁联合火针治疗局限性硬皮病 58 例[J].亚太传统医药,2016,12(11):131-132.

[3] 杨会军,刘维,吴元峰,等.针灸治疗硬皮病的临床方案探析[J].中国针灸,2016,36

（9）：1005-1008.

［4］朱明芳．中药熏洗疗法配合中药口服治疗硬皮病36例临床观察［J］．中国医师杂志，2003，5（2）：261-262.

［5］周英．电针配合刺络拔罐治疗局限性硬皮病52例［J］．上海针灸杂志，2008，27（11）：29.

（李领娥）

第六节　无菌性脓疱性皮肤病

掌跖脓疱病

掌跖脓疱病是一种局限于掌跖部位的慢性复发性皮肤病。临床上以在红斑基础上周期性发生无菌性小脓疱，伴角化、鳞屑为特征。发病原因尚不清楚，可能与金属致敏、感染、吸烟等有关。掌跖脓疱病属中医"痫疮"的范畴。

【病因病机】

中医认为禀赋不足，肺脾失调，运化失职，水液代谢障碍，湿邪内蕴，复感风热毒邪，内外搏结，毒热蕴聚肌肤，外发于四肢末端。血热外发则为红斑；热毒炽盛则化腐成脓。

【临床表现】

本病好发于中年人。发病部位在掌跖部，跖部比掌部多见。轻时病变发于一侧，重时可以对称或整个掌跖全部受累。初始角质增厚，呈黯红色，伴有糠状鳞屑。皮损扩大，局部充血，常成批出现数量不等、针尖至针头大小的深在水疱或黄色脓疱，逐渐增多，范围扩大，伴有中等或严重瘙痒、烧灼或疼痛感。本病易反复发作，缓解期长短不一，常因各种外界刺激、局部多汗、月经及自主神经功能紊乱等因素而加重。

并发症：本病常伴有不同类型的关节病，包括慢性复发性多灶性骨髓炎、胸锁关节受累、脓疱性关节骨炎等。可伴有甲状腺功能异常。有发生糖尿病的倾向。

【辨证分型】

1. **热毒炽盛证**

主症：皮疹见掌跖部脓疱，反复发作，甚则皮损可泛发于肘、膝等其他部位，伴发热口渴，舌质红绛。

2. **湿热蕴结证**

主症：皮损以糜烂渗出为主，脓疱少见，有痂皮脱落，以足跖部为主，舌红苔黄腻，脉滑数。

【鉴别诊断】

1. **局限型连续性肢端皮炎** 多有外伤史,脓疱常初发于指、趾末端或甲周,常伴沟纹舌,病理表皮内见 Kogoj 海绵样脓疱。

2. **脓疱型细菌疹** 常有感染灶,去除病灶或用抗生素后脓疱消失。

3. **手足癣和湿疹** 手足癣不对称发病,皮损周围可见丘疱疹,脱屑,真菌镜检阳性;湿疹皮损干燥皲裂,不形成脓疱,病程慢,瘙痒明显。

【特色治疗】

1. **涂擦疗法**

适用人群:皮损较少,局部有红斑、脓疱者。多使用膏剂和霜剂,如黄连膏等具有清热燥湿、凉血解毒等功效的药膏。可配合神灯照射治疗。

2. **熏洗浸泡疗法**

适用人群:脓疱较多,或伴有糜烂者。

常用药物:大黄、黄芩、黄柏、苦参各 30g。若为重型掌跖脓疱病者,可用淫羊藿 10g,鹤虱 10g,蛇床子 15g,刺猬皮 15g,石榴皮 15g。

每日 2 次,每次 30 分钟,保持药液温度 30~40℃。

3. **中药封包疗法**

适用人群:皮疹多为密集性小脓疱或少量水疱,一般不破溃,伴角化、脱屑、痛痒,反复发作者。

常用方法:予黄连膏、冰黄肤乐软膏、肤痔清软膏等药膏或中药糊剂均匀涂抹于患处,每晚用保鲜膜封包 8 小时,次日清晨去除。

4. **火针疗法**

适用人群:皮疹多为密集性小脓疱或少量水疱,一般不破溃,无糜烂,伴痛痒,反复发作者。

操作方法:患者选取舒适体位,常规消毒,将火针在酒精灯外焰烧至通红,直至发白,点刺掌跖部脓疱,对准疱心,快速进针,立刻出针,所流出的脓液及其他物质,用消毒棉球擦净,一般 1 个脓疱点刺 1 次即可,3 日 1 次,4 次为 1 个疗程,若脓疱消退后,不再予以点刺。

5. **药线灸疗法**

取穴:在掌跖皮损处取梅花穴(定准皮损四周为 4 个穴位,再加中间 1 个穴位,形成梅花状)、脐周 4 穴、脾俞、曲池、足三里、四缝。

操作方法:左手固定皮损周围皮肤,右手食指和拇指持药线(壮医药线:2号线 0.7mm)一端,线头露出 1cm 左右,将药线点火至有火星,将有火星线端对准穴位点灸。灸后如果局部有灼热感或痒感,则嘱患者不要用手搓,以免抓破出现继发感染。

【临床研究】

1. **熏洗浸泡法** 沈敏娟等人用黄柏洗剂治疗掌跖脓疱病 60 例,将 120 例掌跖脓疱病患者分为中药外治疗组和口服迪银片组各 60 例,中药外洗治疗组:黄柏洗剂(枯矾 20g、苦参 20g、黄柏 30g、生地榆 20g、土槿皮 20g、马齿苋 20g、蛇床子 20g、白花蛇舌草 20g 等药物,水煎 30 分钟浓缩成洗剂,每瓶 250ml)每日两次,每次一瓶;对照组口服迪银片,每日 2 次,每次 4 片,共治疗 4 周。

2. **中药封包法** 李成瑞通过内服中药加外用封包治疗掌跖脓疱病 25 例,内服方以四妙散加味,药物组成:黄柏 15g,苍术 15g,薏苡仁 30g,泽泻 10g,茯苓 10g,蒲公英 20g,丹皮 12g,苦参 15g。日 1 剂,水煎,分 2 次服。封包:予冰黄肤乐软膏,每晚封包 8 小时。连续治疗 8 周,结果:治愈 12 例;显效 8 例;有效 3 例;无效 2 例。

3. **火针疗法** 张艳红等用火针疗法联合中药汤剂治疗掌跖脓疱病,将 60 例患者随机分为治疗组和对照组各 30 例,治疗组采用火针联合中药汤剂,操作方法:患者选取舒适体位,常规消毒,将火针在酒精灯外焰烧至通红,直至发白,点刺掌跖部脓疱,对准疱心,快速进针,立刻出针,所流出的脓液及其他物质,用消毒棉球擦净,一般 1 个脓疱点刺 1 次即可,3 日 1 次,4 次为 1 个疗程,若脓疱消退后,不再予以点刺。中药汤剂药物:土茯苓 60g,萆薢、乌梢蛇各 30g,猪苓 15g,泽泻 20g,白鲜皮 15g,茵陈、紫花地丁各 20g,蒲公英、金银花各 30g,蝉蜕 10g,蜂房 15g,蚕砂(包煎)、赤小豆各 30g,车前子(包煎)15g,蜈蚣 2 条和甘草 10g,日 1 剂,水煎,早晚温服;对照组只服用中药汤剂。疗程 8 周。结果:治疗组痊愈 14 例,显效 10 例,有效 4 例,无效 2 例;对照组痊愈 8 例,显效 6 例,有效 10 例,无效 6 例,两组差异有统计学意义。

4. **药线灸疗法** 李艳玲通过中药外洗联合壮医药线灸治疗掌跖脓疱病 32 例,将 64 例掌跖脓疱病患者随机分为治疗组和对照组各 32 例,治疗组采用中药外洗方联合壮医药线灸,外洗方:苍术 15g,苦参 30g,地榆 20g,百部 30g,黄柏 20g,白鲜皮 20g,忍冬藤 20g。水煎温泡患处,每日 1 次,2 周为 1 个疗程,共治疗 2 个疗程。取穴:在掌跖皮损处取梅花穴(定准皮损四周为 4 个穴位,再加中间 1 个穴位,形成梅花状)、脐周 4 穴、脾俞、曲池、足三里、四缝,操作:左手固定皮损周围皮肤,右手食指和拇指持药线(壮医药线:2 号线 0.7mm)一端,线头露出 1cm 左右,将药线点火至有火星,将有火星线端对准穴位点灸。每日 1 次,8 天为 1 个疗程,休息 2 天,再行第 2 个疗程,共治疗 3 个疗程;对照组口服雷公藤多苷片,60mg/ 天,疗程为 4 周。结果:治疗组总有效率为 78.1%,对照组为 43.76%,两组疗效差异有统计学意义($P<0.05$)。

【机制研究】

孙昂远等为了探讨掌跖脓疱汤治疗掌跖脓疱病的疗效和安全性,通过酶联免疫吸附法(ELISA)检测30例符合掌跖脓疱病热毒证患者和20例健康对照者的外周血中TNF-α、IL-17和IL-22的含量,发现掌跖脓疱汤作用机制可能与抑制TNF-α、IL-17和IL-22表达有关。

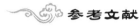 **参考文献**

[1] 范瑞强,邓丙戌,杨志波.中医皮肤性病学[M].北京:科学技术文献出版社,2010:531.

[2] 沈敏娟,匡钱华.黄柏洗剂治疗掌跖脓疱病60例[J].中华皮肤科杂志,2003,(2):51.

[3] 李成瑞.内服中药加外用封包治疗掌跖脓疱病25例临床观察[J].内蒙古中医药,2010,29(24):8-9.

[4] 张艳红,杨素清.火针联合中药汤剂治疗掌跖脓疱病的临床观察[J].针灸临床杂志,2016,32(4):46-48.

[5] 李艳玲,马桂敏.中药外洗联合壮医药线灸治疗掌跖脓疱病32例[J].上海中医药杂志,2008(10):52-53.

[6] 孙昂远,刘越阳,李铁男,等.掌跖脓疱汤治疗掌跖脓疱病的临床疗效和作用机制的初步研究[J].中国中西医结合皮肤性病学杂志,2015,14(4):242-244.

(杨志波)

第七节　皮肤脉管性疾病

静脉曲张综合征

静脉曲张综合征是由静脉曲张及其功能不全引起的一系列病理生理变化所致的相应临床表现,如淤积性紫癜、小腿静脉性溃疡、淤积性皮炎、脂肪皮肤硬化症。中医学中对应静脉曲张综合征的疾病包含筋瘤、臁疮、下注疮、湿毒疮等。"筋瘤"相当于西医学的"静脉曲张",其病名出自《灵枢·刺节真邪》:"筋屈不得伸,邪气居其间而不得反,发为筋瘤……其形尖而色紫,青筋累累,盘曲聚结如蚯蚓状。""臁疮"病名首见于《疮疡经验全书》,《医宗金鉴》中对其描述与下肢静脉性溃疡相符。《疡科心得集》记载"湿毒疮,生于足胫之间,状如牛眼,或紫或黑,脓水淋漓,止处即溃烂,久而不敛",《疡医大全》中又提到:"下注疮又名湿毒疮。生脚膝间,脓水不绝,连年不愈。"因此"下注疮""湿毒疮"的记载与淤积性皮炎表现相合。虚实夹杂,兼顾标本,内外同治,辨证论治,以中医理论为纲,达到治愈、改善、控制并发症的目的。

【病因病机】

本病多因长期从事站立负重工作,或多次妊娠导致气虚、气滞血瘀,加之外邪侵袭,饮食不节,外伤筋脉。

久立负重,劳倦伤气,气虚血瘀,或由多次妊娠,气滞血瘀,血壅于下,结成筋瘤;或骤受风寒或涉水淋雨,寒湿侵袭,凝结筋脉,筋挛血瘀,成块成瘤;或因外伤筋脉,瘀血凝滞,阻滞筋脉络道而成筋瘤。筋瘤日久,瘀停脉络,久而化热,或小腿皮肤破损染毒,湿热下注而成,疮口经久不愈。

【临床表现】

1. 静脉曲张　好发于长久站立工作者或怀孕的妇女,多见于下肢。

早期感觉患肢坠胀不适和疼痛,站立时明显,行走或平卧时消失。患肢浅静脉逐渐怒张,小腿静脉盘曲如条索状,色带青紫,甚则状如蚯蚓,瘤体质地柔软,抬高患肢或向远心方向挤压可缩小,但患肢下垂放手顷刻充盈。有的在肿胀处发生红肿、灼热、压痛等症状,经治疗后则条索状肿物较为坚韧。瘤体如被碰破,流出大量瘀血,经压迫或结扎后方能止血。病程久者,皮肤萎缩,颜色褐黑,易伴发湿疮和臁疮(慢性溃疡)。

2. 淤积性皮炎　又称静脉曲张性湿疹,好发于静脉曲张者小腿胫前的下1/3处及两踝附近,亦可累及足背及跖内缘,伴有青筋暴露,皮损呈局限性黯红色,弥漫密集丘疹、丘疱疹、糜烂、流滋,日久皮肤变厚,色素沉着,病情顽固。因处置不当或继发感染加剧病情,严重时可诱发自身敏感性皮炎。

3. 下肢静脉性溃疡　本病多见于久立、久行者,常为筋瘤病的后期并发症之一。

初起小腿肿胀、色素沉着、沉重感,局部青筋怒张,朝轻暮重,逐年加重,或出现浅静脉炎、淤积性皮炎、湿疹等一系列静脉功能不全表现,继而在小腿下1/3处(足靴区)内侧或外侧持续漫肿、苔藓样变的皮肤出现裂缝,自行破溃或抓破后糜烂,滋水淋漓,溃疡形成,当溃疡扩大到一定程度时,边缘趋稳定,周围红肿,或日久不愈,或经常复发。

后期疮口下陷、边缘高起,形如缸口,疮面肉色灰白或晦黯,滋水秽浊,疮面周围皮色黯红或紫黑,或四周起湿疮而痒,日久不愈。继发感染则溃疡化脓,或并发出血。严重时溃疡可扩大,上至膝下到足背,深达骨膜。少数病人可因缠绵多年不愈,蕴毒深沉而导致岩变。

【辨证分型】

1. 劳倦伤气证

主症:久站久行或劳累时筋瘤瘤体增大,下坠不适感加重;常伴气短乏力,脘腹坠胀,腰酸;舌淡,苔薄白,脉细缓无力。

2. 寒湿凝筋证

主症:筋瘤瘤色紫黯,喜暖,下肢轻度肿胀;伴形寒肢冷,口淡不渴,小便清长;舌淡黯,苔白腻,脉弦细。

3. 外伤瘀滞证

主症:局部外伤病史,青筋盘曲,状如蚯蚓,表面色青紫,患肢肿胀疼痛;舌有瘀点,脉细涩。

4. 湿热蕴肤证

主症:小腿青筋怒张,局部发痒,红肿、疼痛,继则破溃,滋水淋漓,疮面腐黯;伴口渴,便秘,小便黄赤;苔黄腻,脉滑数。

5. 气虚血瘀证

主症:病程日久,疮面苍白,肉芽色淡,周围皮色黑暗、板硬,肢体沉重,倦怠乏力;舌淡紫或有瘀斑,苔白,脉细涩无力。

6. 脾虚湿蕴证

主症:多见于淤积性皮炎,皮损黯红,弥漫密集丘疹、丘疱疹,瘙痒,抓后糜烂渗出,可见鳞屑,日久皮肤变厚,色素沉着;伴纳少,腹胀便溏,易疲乏;舌淡胖,苔白腻,脉濡缓。

【鉴别诊断】

1. 瓜藤缠(结节性红斑)　多见于女性,与结核病、风湿病有关;皮肤结节多发生于小腿,伸、屈侧无明显区别,呈圆形、片状或斑块状,一般不溃烂;可有疼痛、发热、乏力、关节痛;血沉及免疫指标异常。

2. 结节性血管炎　多见于中年女性;小腿以下后外侧面多发性结节,足背亦常见,可双侧发病;结节多呈小圆形,表面红肿,后期可出现色素斑、点,结节可以破溃;病程较长,反复发作。

3. 血管瘤　常在出生后即被发现,随年龄增长而长大;瘤体小如豆粒,大如拳头,正常皮色或呈黯红或紫蓝色,形成瘤体的血管一般为丛状的血管或毛细血管。

4. 结核性臁疮　常有其他部位结核病史;皮损初起为红褐色丘疹,中央有坏死,溃疡较深,呈潜行性,边缘呈锯齿状,有败絮样脓水,疮周色紫,溃疡顽固,长期难愈;病程较长者可见新旧重叠的瘢痕,愈合后可留凹陷性色素瘢痕。

5. 臁疮恶变　可为原发性皮肤癌,也可由臁疮经久不愈,恶变而来;溃疡状如火山,边缘卷起,不规则,触之觉硬,呈浅灰白色,基底表面易出血。

【特色治疗】

1. 针刺疗法

(1)火针疗法

适用人群:筋瘤患者无火针禁忌者。

主要工具:火针、酒精灯。

方法:选用火针在酒精灯烧红后快速刺入皮肤,深约1mm,迅速出针。贺氏火针常配合放血疗法,即病人取坐位或卧位。常规消毒后,点燃酒精灯,左手持灯靠近针刺部位,右手握笔式持针,将针尖、针体伸入火外焰烧红,对准迂曲之血管垂直快速进针,随即出针(约1/10秒),令其出血,有时可有血液随针孔向外射出,不必慌张,以自尽为度。再以消毒干棉球按压针孔。轻者每周1次,重者每周2次。

(2)毫针针刺:适用于筋瘤、臁疮、淤积性皮炎各时期无针刺禁忌证者。

选穴:血海、曲池、足三里为主穴,局部取穴:足三里、三阴交、阴陵泉、太溪、太白、太冲。按照针灸的阴阳气血配穴法运用阴经、阳经、气穴、血穴配穴。

操作:百会、中脘、内关、三阴交、足三里、关元、气海应用补法,选取合谷、太冲、太白、阴陵泉、丰隆、悬钟、解溪、血海应用泻法。留针30分钟,每日一次。

2. 放血疗法

适用人群:筋瘤无凝血障碍及其余放血禁忌证者。

部位:筋瘤局部及辨证选穴。

操作:用小角度捻转进针法将三棱针刺入屈曲静脉,速入速出,并用手压迫周围血管使瘀血流出,放出适量的血。常用三棱针进行刺络放血,贺氏火针常配合放血疗法,前已介绍不再赘述。

3. 涂擦疗法 适用于筋瘤、臁疮、淤积性皮炎患处周围皮肤表面。根据辨病辨证及疾病发展时期特点,配伍成方,并制成油剂、酊剂、膏剂等。红肿期多以清热解毒为主,常用黄芩、黄连、黄柏、大黄、金银花、连翘等药物组方;疮疡久不收口多以硫黄、冰片、珍珠、紫草、老鹳草、土荆皮收敛生肌,去腐生新。

4. 箍围疗法

适用人群:筋瘤、臁疮、淤积性皮炎初起、成脓及溃后均可。

常用药物:根据患处阴阳属性不同选择用药,阳证使用玉露散、金黄散,阴证使用回阳玉龙散,半阴半阳证用冲和散。

操作:将散剂与液体调制成糊状外敷于患处,如酒调以助药力、醋调散瘀解毒、金银花露调取其清热解毒、葱姜韭蒜汁调取其辛香散邪等。涂布时,疮疡初期可整体涂布,若溃后溃疡中心与周围用不同药物涂布,随证选择。

5. 艾灸

适用人群:辨证有寒凝痹阻的患者。

取穴:以患处局部为主,丰隆、足三里等穴辨证选穴。

操作:采用温和灸平补平泻,艾条点燃,对准应灸部位,距创面2~3cm,进行悬灸,使患者局部有温热感而无灼痛,以灸至创缘皮肤深红为佳,每次30分钟左右,一日一次。

6. 中药渍渍疗法

（1）中药湿敷：适用于臁疮及淤积性皮炎红肿及渗出较多时，或创面久不收口。

常用药物：臁疮早期常用黄连、黄柏、石榴皮、明矾、马齿苋等煎汤外敷，祛湿止痛，温经通络，清热解毒；中后期则常用丹参、桃仁、红花等煎汤外敷，益气通络，活血化瘀；或内服药药渣水煎湿敷或淋洗创面。

操作：将敷料（多层消毒纱布或毛巾）置于药液中浸透，稍挤拧至不滴水为度，敷于患处，每隔 15~20 分钟重复操作一次，每次持续 1~2 小时，每日湿敷次数据病情而定。

（2）中药熏洗：适用于局部红肿，破溃渗液较多者。

常用药物：局部红肿明显，用清热解毒药物如马齿苋 60g，黄柏 20g，大青叶 30g，野菊花 30g；破溃渗液较多者常用白矾 60g，石榴皮 60g，艾叶 30g，燥湿止痒，敛疮生肌；缓解期可用海桐皮、豨莶草、威灵仙。

操作：按病情需要，配伍方剂，将中药加水煎煮成汤，趁热以蒸气熏患处，待药水温度自然下降适宜后，再用药液泡洗患处。

【临床研究】

1. 针刺疗法

（1）火针疗法：张晓霞将 42 例筋瘤患者仅进行火针治疗，经治疗后痊愈 16 例，其中治疗 10 次痊愈者 7 例，好转 26 例。治疗时间最短者 4 次，最长者 52 次，总有效率 100%。

（2）三棱针围刺：余林涛用三棱针治疗下肢静脉曲张采用腧穴与局部放血相结合的方法，首先用小角度捻转进针法将三棱针刺入曲张的静脉，速入速出，并用手压迫周围血管使瘀血流出。随后以三棱针缓慢刺入血海、足三里、漏谷等穴位，待患者产生酸胀针感止。余氏以此法治疗下肢静脉曲张患者，结果痊愈 60 例，显效 50 例，无效 40 例，有效率为 73%。

（3）毫针针刺：刘云霞等以腹针结合体针治疗 1 例下股静脉曲张淤积性皮炎患者。腹针取穴为气海、关元、中脘、下脘和下风湿点，体针以足三阴经腧穴为主。每周 3 次，6 次为 1 疗程，3 个疗程后患者曲张所致皮肤色素沉积和下肢水肿基本消失。尹根起等用针灸治疗臁疮 30 例，治愈者 24 例，占 80%；显效者 6 例，占 20%；无效 0 例，总有效率 100%。针刺的穴位主要包括箕门、三阴交、伏兔、足三里、阳陵泉、承山等穴。提出针灸治疗臁疮应以补气行血为主，治疗常用补法，以达到阴阳平衡的目的，从而促进臁疮愈合。廖启军等通过针刺足三里、血海、曲池、三阴交、太溪、悬钟六个穴位，每日 1 次针刺，配合口服复方丹参片治疗。通过对治疗 1 周、2 周、4 周末的愈显率对比结果分别为 38.2%，76.47%，94.12% 和 32.35%，41.18%，64.71%，治疗组高于对照组。

2. 放血疗法　王桂玲用贺氏三通法治疗下肢静脉曲张 46 例,温通法与强通法一体为用,以中粗火针刺入病变血络,速入速出以令血出。微通法体针则独取"血海"一穴以活血养血。四次为一疗程,一个疗程后统计观察结果。结果痊愈 40 例,显效 4 例,无效 2 例,总有效率 95.2%。

3. 涂擦疗法　唐汉钧将臁疮责之气虚血瘀、正虚邪恋,用复黄生肌膏(大黄、血竭、蛋黄、珍珠粉、紫草)治疗臁疮 21 例,痊愈 17 例,显效 2 例,好转 2 例;对照组传统生肌敛疮药物白玉膏治疗臁疮患者 20 例,痊愈 9 例,显效 5 例;好转 5 例;无效 1 例,复黄生肌膏优于白玉膏。任青松等用独角膏治疗臁疮患者 20 例,治愈 16 例,见效 3 例,恶化 1 例。任氏独角膏成分为独角莲、蜈蚣、黄连、蕲蛇、全蝎,能清热消肿、活血止痛、托毒生肌。宋绍潼用活血通脉酒(藏红花、苏木、地鳖虫、川当归、桂枝、麝香酒泡)外擦患处治疗筋瘤 30 例,连续治疗 3 个月,显效 6 例,有效 19 例,无效 5 例,总有效率 83%。

4. 箍围疗法　吉久春将臁疮患者分为治疗组和对照组 31 例,治疗组用生肌散和青黛膏外敷创面。生肌散以炉甘石、滴乳石、滑石、朱砂、冰片为材料,青黛膏以凡士林调匀青黛、石膏、黄柏、滑石。结果治疗组痊愈 25 例,好转 4 例,无效 2 例,有效率为 93.5%。高中和等以血竭胶囊内药粉为敷料治疗 37 例老年臁疮患者,结果痊愈 20 例,有效 12 例,无效 5 例,有效率为 86%。王爱华应用溃疡散治疗臁疮 20 例,将溃疡散(寒水石(凉制)、朱砂、雄黄、冰片、煅石决明、人工麝香)敷于患处,2 个月后观察,总有效率为 100%,痊愈 16 人,有效 4 人。王玉英应用乳没散(乳香、没药、炒五味子、黑木耳和白糖)外敷治疗臁疮 50 例,用药 3 天后观察溃疡疮面,分泌物较前减少;7 天后溃疡基底红润,疮周红肿消退,皮肤亦由灰黑色转成嫩红色,并逐渐向中心爬行;10 天后有 40 例溃疡愈合,有 10 例患者溃疡面明显好转,治愈率达 80%。

5. 中药溻渍疗法

(1)中药湿敷:李婷用口服中药联合溻渍疗法治疗淤积性皮炎,治疗组 36 例予口服除湿活络饮(黄柏 15g、苍术 15g、川牛膝 10g、薏苡仁 30g、苦参 15g、土茯苓 30g、白鲜皮 10g、地肤子 15g、丹参 15g、木瓜 15g)联合马齿苋洗剂湿敷,每日 2 次,每次 20~30 分钟;对照组 36 例予四妙丸、血府逐瘀片联合生理盐水湿敷,方法同前,6 周后治疗组疗效优于对照组,有统计学差异。

(2)中药熏洗:吴建萍等总结崔公让老先生治疗淤积性皮炎的临床经验。崔老善用赤芍甘草汤(当归 20g、赤芍 60g、陈皮 15g、两头尖 12g、生甘草 30g)加疮疡外洗方(白矾 60g、石榴皮 60g、黄柏 60g、椿根皮 60g、艾叶 60g)内外同治,在临床上取得了很好的疗效。张宇等使用自拟清营方(主方为蒲公英、七叶一枝花、黄连、紫草、蛇床子、血竭)随证加减熏洗臁疮疮面。研究结果显示治疗组治愈率为 90%,溃疡愈合时间为 12~112 天,溃疡复发率为 8%;对照组治愈率仅为 77%,溃疡愈合时间为 15~149 天,溃疡复发率高达 29%。治疗组的治愈率明显高于对照组,愈合时间也优于对照组,溃疡复发率显著低于对照组。

6. 艾灸　童丹丹将 42 例下肢静脉曲张伴溃疡的病人进行火针联合针灸中药治疗,针完后将艾条对准患处,距离皮肤 2~3cm 处熏烤 10~15 分钟,以局部有温热感而无灼痛为宜。每周 1 次,共治疗 4 次。痊愈 8 例,占 19.0%,显效 28 例,占 66.7%;有效 2 例,占 4.8%;无效 4 例,占 9.5%,总有效率为 90.5%。李杰辉等观察艾灸病损局部治疗下肢静脉性溃疡的临床疗效,将 70 例下肢静脉性溃疡患者随机分为两组,治疗组 38 例,对照组 32 例,基础治疗均予地奥司明片 1 片 / 次,2 次 / 日,改善静脉功能,治疗组予患处温和灸平补平泻,每次 30 分钟,1 次 / 日,2 周为 1 个疗程,共 2 个疗程。治疗组总有效率为 97.3%,优于对照组,差异有统计学意义。

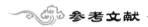 参考文献

[1] 赵辨. 临床皮肤病学. 第 2 版. 南京:江苏科学技术出版社,1989.

[2] 李曰庆. 中医外科学[M]. 北京:中国中医药出版社,2007.

[3] 张晓霞,马淑惠. 贺普仁用火针治疗筋瘤 42 例临床报道[J]. 北京中医,1999,(5):5.

[4] 楼映,黄纲,唐汉钧. 唐汉钧运用中药治疗下肢慢性溃疡经验简介[J]. 辽宁中医杂志,2007,34(2):138-139.

[5] 余林涛. 三棱针治疗下肢静脉曲张 150 例报告.[J]世界中医骨伤科杂志. 2001,3(2):171-172.

[6] 刘云霞,蔡仲逊. 腹针为主治愈下肢静脉曲张淤积性皮炎 1 例[J]. 中国民间疗法,2008,(8):9.

[7] 尹根起,张志芬,杨秀英,等. 针灸治疗臁疮 30 例临床报告[J]. 针灸临床杂志,2003,(6):30.

[8] 廖启军. 针刺配合复方丹参片治疗郁积性皮炎疗效观察[J]. 实用中医药杂志,2011,27(10):670-671.

[9] 王桂玲,谢新才,贺普仁. 贺氏三通法治疗下肢静脉曲张 46 例[J]. 中国针灸,2004(1):11.

[10] 任青松,刘惠洁. 独角膏治疗下肢静脉溃疡 20 例[J]. 河南中医,2003(12):68.

[11] 宋绍潼. 活血通脉酒治疗筋瘤(静脉曲张 30 例)临床观察报告[C]// 中华中医药学会皮肤科分会第七次学术年会、2010 年重庆四川中西医结合皮肤性病学术年会、全国中西医结合诊疗皮肤性病新进展新技术学习班论文汇编. 2010.

[12] 吉久春,陈长宽. 生肌散与青黛膏外用治疗臁疮 31 例[J]. 中医外治杂志,1996,(3):23.

[13] 高中和,石红乔.血竭胶囊治疗老年臁疮 37 例[J].山西中医,2001(3):5.

[14] 王爱华.外用溃疡散联合碘伏局部治疗臁疮的临床观察[J].湖北中医杂志,2016,(6):44-45.

[15] 王玉英.乳没散外敷治疗臁疮 50 例临床观察[J].安徽医药,2005,(9):663.

[16] 李婷.除湿活络饮联合溻渍疗法治疗淤积性皮炎的临床观察[M].黑龙江中医药大学,2016.

[17] 吴建萍,崔炎.崔公让教授赤芍甘草汤内服加疮疡外洗方外洗治疗下肢淤积性皮炎 65 例[J].中医研究,2013,26(9):26-27.

[18] 张宇,王小平,粟文娟,等.清营方中药熏洗结合疮面缠缚治疗臁疮疗效观察[J].现代中西医结合杂志,2012,(1):6-8.

[19] 童丹丹,黄蜀,吴艳,等.火针艾灸配合中药治疗下肢静脉曲张性溃疡 42 例[J].中国针灸,2009,29(2):122.

[20] 李杰辉,张春霞,狄钾骐,等.艾灸外治下肢静脉性溃疡的临床研究[J].中医药导报,2016,22(10):61-63.

(李元文)

第八节 丘疹鳞屑性皮肤病

一、银屑病

银屑病是以鳞屑性红斑为主要临床表现的慢性炎症性皮肤病,临床分为寻常型、脓疱型、关节型和红皮病型,其中以寻常型最为常见。中医学将银屑病称为牛皮癣、白疕、蛇虱、松癣、干癣等。"白疕"病名出自《外科大成》"白疕,肤如疹疥,色白而痒,搔起白疕,俗称蛇虱,由风邪客于皮肤,血燥不能荣养所致"。从内因、外因等方面对其病因病机进行了系统阐述,并以中医理论为基础,以辨证论治为原则采用中药口服及中医特色外治疗法能够有效控制本病的进展并延长缓解期。

【病因病机】

本病外因风寒湿热燥毒诸邪侵袭肌腠,内因素体热盛,饮食不节,情志内伤。外邪侵袭,可以致营卫不和,气血失调,郁于肌肤;情志内伤,七情化火;饮食失节,湿热内生。而素体热盛是银屑病发生的主要原因,火热之邪,蕴伏于营血,流于肌肤,发为红斑;热伤营血,肌肤失养则起鳞屑;化燥生风,风盛则痒。

【临床表现】

1. **寻常型银屑病** 多急性发病,皮损初起为粟粒大小红色丘疹,逐渐扩大为棕红色斑块,边界清楚,基底浸润明显,表面覆盖多层干燥的银白色鳞屑,轻轻刮去鳞屑,露出淡红色半透明的薄膜(薄膜现象),再刮除薄膜,可见点状出血现象(即 Auspitz 征)。

在其发病的过程中,皮损可以表现为多种形态,如点滴状、钱币状、盘状、地图状、蛎壳状等。皮损可以侵犯全身各处,但是以头皮、四肢伸侧多见,指(趾)甲和黏膜亦可以被侵。头部常见束状发,部分病人可见甲的改变,轻者呈点状凹陷,顶针样甲,重者甲板增厚。一般冬重夏轻。病程一般可分为三期:

(1)进行期:新皮损不断出现,原皮损不断扩大,颜色鲜红,鳞屑较多,针刺、摩擦、外伤处可见同样皮疹,称为同形反应。

(2)静止期:病情稳定,基本无新发皮损,原皮损颜色黯红,无明显变化。

(3)消退期:皮损颜色变淡,鳞屑减少,逐渐从中心开始消退,留有暂时性色素减退斑或色素沉着斑。一般下肢、头皮的皮损消退相对缓慢。

2. 关节型银屑病　病人除有银屑病的皮损外,还有类风湿关节炎的症状,其关节症状往往与皮肤症状同时加重或减轻。这种关节炎可以同时发生于大小关节,也可以发生于脊柱,但以手、腕、足等小关节多见,尤其是指(趾)末端关节受累更为普遍。受累的关节可以红肿、疼痛,严重大关节可以积液,活动受限。但类风湿因子常阴性。

3. 脓疱性银屑病　本型在临床少见,分为泛发型和掌跖脓疱病。

泛发型脓疱性银屑病,大多急性发病,在银屑病的基本损害上,出现密集的针头至粟粒大小的浅在性无菌性脓疱,部分融合成脓湖,伴有高热、关节痛和肿胀、全身不适和血沉加快、白细胞增多等全身症状。本病可分为急性泛发性、妊娠期泛发性、婴幼儿及环状脓疱型银屑病 5 个临床亚型。

掌跖脓疱病,皮损仅限于手足部,损害为对称性红斑上出现针头至粟粒大小的无菌性脓疱,疱壁不易破裂,1~2 周后可以自行干涸,可见小片鳞屑常伴有沟状舌。

4. 红皮病型银屑病　这是少见的一种严重的银屑病,约占银屑病病人的1%。常因银屑病在急性进行期中的某种刺激诱发,临床表现为剥脱性皮炎。表现为全身皮肤弥漫性红色或黯红色,炎症浸润明显,大量麸皮样鳞屑,其间伴有小片的正常皮岛。手足呈整片的角质剥脱,指甲肥厚、浑浊、变形。患者常伴有高热、畏寒、头痛以及全身不适症状。各处淋巴结肿大,白细胞计数增高。

【辨证分型】

1. 血热内蕴证

主症:多见于银屑病进行期,发病急骤,新生点状皮疹迅速出现,就皮疹迅速扩大,皮疹鲜红,鳞屑较多,鳞屑不能掩盖红斑,易于剥离,可见点状出血,同形反应常见,瘙痒相对明显,常伴心烦易怒、口干舌燥、咽喉肿痛、便秘溲赤等全身症状。舌质红或绛,舌苔白或黄,脉弦滑或数。

2. 血虚风燥证

主症:多见于银屑病静止期、消退期。病程日久,皮疹颜色淡红,皮肤干燥、脱屑。可伴口干咽燥,女性月经量少。舌质淡红,舌薄白或少苔,脉细或缓。

3. 气血瘀滞证

主症:病程较长,反复发作,经年不愈,皮损紫黯或色素沉着,鳞屑较厚,有的呈蛎壳状,或伴有关节活动不利,苔薄舌有瘀斑,脉细涩。

4. 湿热蕴阻证

主症:皮损有糜烂,鳞屑呈乌褐色、油腻状,多发于腋窝、乳房下及会阴等处,或局部有脓疱。可伴口苦咽干,胸腹胀满,食欲不振,小便黄。舌质红,苔黄腻,脉濡滑或数。

5. 火毒炽盛证

主症:多见于红皮病型银屑病。因火热炽盛为毒,入于营血,煎灼肌肤而见周身皮肤弥漫潮红、浸润、水肿,大量脱屑或伴有渗出,常伴发热、烦躁、便秘、溲赤。舌红绛,苔黄,脉弦数。

6. 脓毒蕴蒸证

主症:多见于泛发性脓疱型银屑病。因毒热炽盛,兼感湿邪,肉腐为脓。在水肿、灼热的潮红斑片上可见密集的粟粒大小脓疱,伴寒战高热、烦躁、大便秘结、小便短赤。舌红,苔黄腻或有沟纹,脉弦滑数。

7. 风寒湿痹证

主症:多见于关节病型银屑病。初期关节红肿热痛,后期畸形弯曲,多侵犯远端指趾关节。皮疹红斑不鲜,鳞屑色白较厚,抓之易脱,常冬季加重或复发,夏季减轻或消失。伴畏冷,关节酸楚或疼痛,瘙痒不甚。皮疹或轻或重,皮损的病情变化多与关节症状的轻重相平行。苔薄白,脉濡滑。

【鉴别诊断】

1. 玫瑰糠疹 好发于躯干及四肢近端,为多数椭圆形小斑片,其长轴沿肋骨及皮纹方向排列,鳞屑细小而薄。病程仅数周。

2. 副银屑病 鳞屑较薄,基底炎症轻微,长期存在,多无自觉症状。

3. 毛发红糠疹 在斑片周围常能见到毛囊角化性丘疹,皮损表面密集的细小鳞屑,掌跖角化过度。

【特色治疗】

1. 涂擦疗法

适用人群:寻常型银屑病进展期、稳定期、恢复期,皮损少而局限者,如皮损面积占全身面积的 10% 以下者。多使用膏剂和霜剂,如紫连膏、普连膏、青黛散油膏等具有清热解毒、凉血活血、润肤止痒的功效,有利于清除皮损,控制症状,促使皮肤屏障修复。

2. 中药熏蒸疗法

适用人群:寻常型银屑病静止期、消退期和皮损表现为大斑块者,急性期不宜用,以免继发红皮病。治疗宜在饭后 1~2 小时内进行,空腹或饱餐后不宜操作。熏蒸前后适当补充水分,防止出汗过多引起虚脱。

常用药物:各型银屑病患者需根据不同皮疹特点选用适宜的药物。血热证:木槿皮、黄柏、苦参、白鲜皮、金银花、连翘、防风各 30g;血虚证:生地、元参、百部、忍冬藤、蛇床子蝉蜕、荆芥各 30g;血瘀证:木贼、麻黄、紫荆皮、白鲜皮、地肤子、苍术、黄柏各 20g。

3. 熏药疗法

适用人群:可用于寻常型银屑病各型皮疹,尤其是瘙痒明显及皮损肥厚者;急性期不推荐使用。伴随严重高血压、孕妇和体质较弱的患者一般慎用或禁用。

常用药物:苍术 10g,苦参 10g,防风 10g,白鲜皮 15g,黄柏 10g,桃仁 15g,鸡血藤 15g,三棱 10g,莪术 10g,上药研碎均匀卷成药卷,每次每块皮损按其厚薄程度熏 15~30 分钟,一天 2 次,熏时皮肤的温度一般在 40~80℃之间。

4. 中药封包疗法

适用人群:寻常型银屑病静止期皮损较厚者,或各型银屑病皮损干燥脱屑者,或拒绝使用含有糖皮质激素类药膏的患者。

操作步骤:取适量普连膏、紫连膏或青黛散油膏等均匀涂擦患处后,外用保鲜膜进行封包,松紧适度,每日 2 次,夏季时可在保鲜膜上扎透气孔,封包时间为 1~2 小时,以皮肤有潮热感为宜,利于药物的吸收。

5. 中药溻渍疗法

适用人群:寻常型银屑病进行期,皮疹红肿明显。

操作步骤:将灭菌纱布叠至 6~8 层厚度后浸于中药洗液中,使用时将其拧至不滴水为度,将其溻渍于皮损处,每日 2 次,每次 20 分钟。

常用药物:黄柏、黄芩、防风、蒲公英、板蓝根、蛇床子、连翘各 20~30g,甘草 10g。

6. 中药药浴疗法

适用人群:各型银屑病患者,急性期慎用。

各型银屑病患者需根据不同皮疹特点选用适宜的药物。血热型:生大黄 100g、黄柏 100g、苦参 100g、虎杖 100g、野菊花 60g、蛇床子 60g、蒲公英 60g、白芷 60g、千里光 60g、石菖蒲 30g、红花 30g、薄荷 30g、皮硝 30g、枯矾 30g。血虚型:大生地 100g、全当归 100g、鸡血藤 100g、刺五加皮 60g、地骨皮 60g、七叶一枝花 60g、徐长卿 60g、刺蒺藜 60g、杭白菊 60g、威灵仙 60g、楮桃叶 60g、侧柏叶

60g、丹参60g、花椒30g。

注意事项：年龄较大者注意避免跌伤；高血压、心脏病、皮肤感染者不宜使用。

7. 针灸治疗

（1）火针疗法：适用于静止期银屑病患者。

取穴：皮损局部。

方法：常规消毒，选用直径为0.5mm的不锈钢针，酒精灯烧红后快速刺入1mm深，迅速出针，7日一次，3次为一个疗程。

（2）毫针针刺：适用于银屑病静止期或消退期患者。

取穴：主穴：合谷、三阴交、血海、曲池、皮损局部。

配穴：瘙痒、皮损多发于四肢加风市；多发于头皮加风池，多发于躯干加风门，病情反复难愈加肺俞、膈俞、足三里。

方法：皮损局部采用"围刺法"，合谷、曲池、血海、风市、风门、风池、神门等穴，采用泻法；三阴交、肺俞、足三里采用补法。皮损局部有灼热感，皮损周围用较粗的毫针点刺出血。留针30分钟，每日一次，10次为一个疗程。治疗3~5个疗程观察疗效。

8. 刺血拔罐疗法

适用人群：寻常型银屑病中医辨证属血瘀证及血热证者。

主穴：大椎、陶道。

配穴：上肢加肩胛冈（两侧肩胛冈中点）、肩髃；腰骶，加肾俞、环跳、血海、梁丘、阳陵泉；头面部，加翳明、听宫、百会、四神聪。

血瘀证加血海、膈俞。血热证加大椎、曲池。

方法：小号三棱针点刺，闪火法拔罐，出血少许撤除，头面部禁用。

9. 走罐疗法

适用人群：静止期斑块型银屑病辨证属血瘀证者，尤宜于皮损位于腰部及大腿肌肉丰满部位者。

方法：在皮损处涂擦凡士林，左手持钳夹95%酒精棉球点燃后将管内空气燃尽，右手迅速将罐体扣在皮损部位，罐吸附于皮损表面，快速向皮损远端方向拉动罐体，速度为10~15cm/s，每次拉动方向一致（腰腹部可以沿带脉经络方向，也可以根据皮损形态），拉动至正常皮肤后，借助腕力将罐体与皮肤分离。如此重复作用于皮损处40次。

10. 耳背割治

适用人群：寻常型银屑病中医辨证属血热型者。

操作步骤：按摩双耳数分钟后，用75%酒精或碘伏常规消毒。于外耳轮取穴：耳尖、肝阳；对耳轮体部取穴：腰骶椎、胸椎、颈椎、内分泌。另外还可根据体表皮损分布情况在耳部相应穴位取穴。用采血针、三棱针或手术刀片将耳部皮肤横向划开 3mm 左右切口,每处出血 2~3 滴为宜。躯干取穴以背部及四肢伸侧为主,每次取皮损 1~2 处交替进行。于皮损边缘做同上治疗,划口数目视皮损大小而定,出血数滴,局部有热胀感为佳。操作要轻、快、浅,切忌伤及软骨,术毕用 75% 酒精擦拭局部皮肤,不必盖敷料,一般切口 2~3 天即可愈合,每次只在一侧治疗,下次改在另一侧操作,两侧治疗,此疗法每周 1 次,4 次为 1 疗程,若治疗 1 疗程有效而未愈者,可继续第 2 疗程。

【临床研究】

1. **涂擦疗法**　黄玉华等观察普连膏治疗血热型银屑病的临床疗效,50 例治疗组用普连膏(黄芩 1 份、黄柏 1 份、凡士林 8 份充分调匀)涂于皮损处;50 例对照组用安慰剂。治疗前后 PASI 评分比较,两组差异有统计学意义,普连膏组优于对照组;同时,治疗组治愈 20 例,显效 21 例,有效 7 例,无效 2 例,总有效率 82.58%;对照组治愈 13 例,显效 17 例,有效 12 例,无效 8 例,总有效率 63.19%,两组差异有统计学意义。

2. **中药熏蒸疗法**　卞青等将 60 例银屑病患者随机分成 2 组,其中治疗组予以中药清热凉血方口服联合中药熏蒸治疗,中药熏蒸方(苦参 9g,地肤子 9g,蛇床子 15g,黄柏 9g,明矾 6g,白鲜皮 15g,土茯苓 15g,野菊花 9g);对照组仅口服中药。疗程 12 周,以 PASI 评分判定疗效。治疗组总有效率 93.33%,对照组有效率为 66.67%。治疗后 PASI 评分显著下降,较治疗前有显著性差异。

3. **中药封包疗法**　段晓诚将 100 例寻常型银屑病血瘀证患者分为两组,对照组 50 例予中药药浴,采用丹参祛瘀洗剂(艾叶 20g,丹参 20g,蛇床子 20g,侧柏叶 30g,当归 20g,大皂角 20g,鸡血藤 20g,白鲜皮 20g,透骨草 30g,煎煮 60min,滤出 5000ml 药汁)煎煮药液洗浴,治疗组采用中药药浴联合封包疗法,中药药浴后,再予以封包。将止痒润肤乳、硫黄酸的混合软膏,与西药卤米松乳膏、卡泊三醇按比例混匀涂在患处,再用塑料薄膜进行封包。1 个疗程后观察疗效,治疗后两组 PASI 评分差异有统计学意义($P<0.05$),提示两组药物均有减轻皮损作用,治疗组作用优于对照组。

4. **中药药浴疗法**　陈晓霞等将 160 例寻常型银屑病患者分为治疗组和对照组,治疗组采用中药药浴[苦参、蛇床子、黄柏、苍术、苍耳子、玄参、丹参、白鲜皮、地肤子各 30g,冰片 15g(后下)],煎煮过滤,浓缩制成 500ml 分装备用}联合外用 5% 的硼酸软膏,对照组仅用 5% 的硼酸软膏,3 周一个疗程,2 个疗程后,判断疗效。治疗组疗效明显高于对照组($P<0.05$)。

5. **针灸治疗**

(1)火针疗法:黄蜀等将 120 例静止期斑块型银屑病患者随机分为火针

治疗组和对照组(外用他扎罗丁乳膏),疗程30天。临床疗效,治疗组共56例,痊愈20例,显效23例,有效10例,无效3例,总有效率94.6%,对照组57例,痊愈23例,显效18例,有效14例,无效2例,总有效率96.5%,两组差异无统计学差异。治疗组43例痊愈,显效患者治疗后3个月随访时复发10例,占23.3%,对照组41例痊愈,显效患者治疗后3个月随访时复发21例,占51.2%,差异有统计学意义。

(2)毫针针刺:吴家萍等将60例寻常型银屑病患者随机分为针灸组30例和西药组30例,针灸组主穴为背俞穴肺俞、膈俞、肝俞、脾俞、肾俞,配穴根据斑块所在部位而循经取穴,如合谷、外关、百会、曲池、委中等,留针30分钟,另选取肾俞及较明显皮损处行艾条灸治,每处2~3分钟,隔日治疗1次。西药组口服阿维A胶囊20mg,每日1次。两组疗程均为12周。治疗前后进行PASI评分,发现治疗结束后两组PASI评分均较治疗前明显下降($P<0.01$),针灸组较西药组下降明显($P<0.05$)。针灸组临床痊愈4例,显效17例,有效6例,无效3例,愈显率为70.00%,总有效率为90.00%;西药组痊愈1例,显效15例,有效12例,无效2例,愈显率为53.33%,总有效率为93.33%;两组愈显率的差异有统计学意义($P<0.05$),总有效率的差异无统计学意义($P>0.05$),提示针灸治疗寻常型银屑病疗效显著,且优于阿维A胶囊。

6. 刺血拔罐疗法　阚丽君等单纯刺血拔罐治疗寻常型银屑病患者79例,取穴:主穴为肺俞、心俞、肝俞、脾俞、肾俞,配穴为大椎、委中,每天或隔天1次,15次为1疗程。共治疗2个疗程。发现临床治愈29例,显效37例,有效5例,无效8例,总有效率为83.55%。

7. 走罐疗法　为了评价走罐疗法治疗血瘀证斑块状银屑病的有效性和安全性,丰靓等将新疆维吾尔自治区中医药研究院、焉耆县人民医院皮肤科门诊及病房符合纳入标准的200例血瘀证斑块状银屑病患者采用计算机随机分组法按照1∶1∶1的比例随机分配到平行的4组中,每组50例。安慰组模拟走罐、治疗1组走罐10次、治疗2组走罐30次、治疗3组走罐50次。在治疗1周、2周、3周时对患者皮损进行PASI评分(银屑病面积与严重程度评分),观察不良反应,进行统计分析。结果:试验最终纳入186例患者,脱落14例,治疗前后,治疗组与安慰组银屑病面积严重程度指数(PASI)评分相比具有显著性差异($P<0.01$),各组治疗前后的PASI评分具有显著性差异($P<0.01$);治疗组组间对PASI评分的影响无显著性差异。结论:走罐疗法是治疗血瘀证斑块状银屑病的一种安全有效的方法,临床推荐30次为走罐疗法的频次。

张成会等将66例银屑病病例进行分析,其中治疗组32例,采用中药药浴联合走罐疗法治疗,治疗组治疗4、8周的有效率分别为87.5%和93.8%,PASI

评分治疗后与治疗前相比显著下降,两组差异均有统计学意义。

8. **耳背割治** 杨欢将 61 例血热型银屑病患者随机分为治疗组 31 例和对照组 30 例,治疗组采用耳背割治加中药内服,对照组采用单纯中药内服。治疗 2 个疗程后,进行 PASI 表评分。结果治疗组较对照组 PASI 评分有所下降,统计学分析有显著性差异($P<0.05$)。

【机制研究】

张秀君等应用电针围刺治疗斑块型银屑病,通过共聚焦激光显微镜(皮肤CT)检测局部皮损的微观变化。研究发现,电针可以有效缓解静止期肥厚银屑病的皮损,共聚焦激光显微镜结果显示,治疗后银屑病皮损表皮厚度变薄、乳头密度减少、血管直径减少。

康静涛等研究显示,针灸治疗后银屑病患者血中 IL-8 和 TNF-α 表达水平较治疗前明显下降,更接近正常值;而 IL-10 表达水平明显上升超过正常人正常值。

参考文献

［1］中华医学会皮肤性病分会银屑病学组.中国银屑病治疗专家共识(2014 版)［J］.中华皮肤科杂志,2014,47(3):213-215.

［2］范瑞强,邓丙戌,杨志波.中医皮肤性病学［M］.北京:科学技术文献出版社,2010:473-475.

［3］何馨.针刺治疗银屑病 115 例疗效分析［J］.中国针灸,1999,(3):29-30.

［4］徐宜厚,王保方,张赛英.皮肤病中医诊疗学［M］.北京:人民卫生出版社,2007:417.

［5］黄玉华,董亦秋.普连膏治疗银屑病血热型疗效观察［J］.实用中医药杂志,2015,31:141-142.

［6］卞青,蔡希,唐烨.中药熏蒸法治疗寻常型银屑病 60 例［J］.长春中医药大学学报,2014,30:509-511.

［7］段晓诚,张月娟,段文丽,等.封包疗法治疗寻常型银屑病血瘀证的疗效观察及护理［J］.中医药导报,2017,23(10):114-116.

［8］陈晓霞,代喆,蒲晓英,等.中药药浴治疗寻常型银屑病 80 例［J］.四川中医,2005,23(1):62-63.

［9］黄蜀,陈纯涛,董亦秋,等.火针治疗静止期斑块状银屑病疗效观察［J］.上海针灸杂志,2014,33(7):652-653.

［10］吴家萍.针灸治疗寻常型银屑病 30 例临床随机对照观察［J］.针刺研究,2011,36(1):62-64.

［11］阚丽君,王淑荣.刺血拔罐治疗寻常型银屑病 79 例［J］.中国中医药科技,2012,19(4):

296.

[12] 丰靓,郭菲,吉燕,等.以走罐疗法为主治疗血瘀证斑块状银屑病临床研究[J].中华中医药杂志,2014,29(10):3343-3345.

[13] 张成会,李斌,丰靓,等.中医特色外治疗法对寻常型斑块状银屑病的临床疗效观察[J].中华中医药杂志,2011,26(10):2470-2472.

[14] 杨欢,刘智艳,刘娟.耳背割治对血热型银屑病PASI的影响[J].中医外治杂志,2011,20(1):3-5.

[15] 张秀君,王红梅,刘栋.电针围刺治疗斑块型银屑病疗效观察[J].中国中西医结合皮肤性病学杂志,2014,13(3):149-151.

[16] 梁静涛,夏浩敏,廖方正.针灸治疗银屑病的系统机制探讨[J].四川中医,2007,(4):97-99.

（王红梅　林鹏）

二、玫瑰糠疹

玫瑰糠疹是一种红斑丘疹鳞屑性急性炎症性皮肤病。皮损以被覆糠秕状鳞屑的玫瑰色斑丘疹为特征,病程具有自限性。中医学将其称为"风热疮""风癣""血疳疮""母子疮"。"风热疮"病名出自《外科秘录》。《外科正宗》称"风癣""风癣如云朵,皮肤娇嫩,抓之则起白屑"。《医宗金鉴》称"此症由风热闭塞腠理而成,形如紫疥,痛痒时作,血燥多热,宜服消风散"。还称"血疳",并阐述其病因及治法。

【病因病机】

中医认为本病为血分有热,复感风邪,风热燥盛,腠理闭塞而发病。

1. 外感风热,郁闭肌肤　风热外感,郁滞肌肤腠理,不得宣泄而发。

风邪为六淫邪气之首,可夹热、湿、寒客于肌肤,郁而发热,闭塞腠理。风邪久羁则生热化燥,内耗阴血,以致血枯而肌肤失养。热盛则脉络充盈,表现为红斑;风袭肌腠,则瘙痒;风热燥盛,肌肤失养则搔之屑起。

2. 血分有热,化燥生风　过食辛辣炙煿,或情志抑郁化火,导致血分蕴热,热伤阴液而化燥生风,外泛肌肤而成。

血分蕴热的原因有很多。七情内伤,气机壅滞,郁久化火,致心火亢盛,加之心主血脉,故致热伏营血;或饮食失节,过食肥甘厚腻生冷之品,损伤脾胃,致脾失健运,内生湿邪,蕴而化热;或脾胃后天之本,生化之源,功能统血而濡养全身,因枢机不利则壅滞而生内热。

【临床表现】

本病好发于青年和中年人,以春秋季多见。

皮损最先在躯干或四肢近端某处出现,皮损为一个如指甲盖大小或稍大的圆形或椭圆形的淡红色或黄红色鳞屑斑,称原发斑或母斑。母斑出现 1~2 周后,即在躯干及四肢近端出现多数与母斑相似而较小的红斑,称子斑或继发斑。皮损长轴与皮纹走行一致,中心略有细微皱纹,边缘不整,略似锯齿状,表面附有少量秕糠状细小鳞屑,多数孤立不相融合。子斑出现后,母斑颜色较为黯淡。斑疹颜色不一,自鲜红至褐色、褐黄色或灰褐色不等。皮损好发于胸、背、腹、四肢近端、颈部。尤以胸部两侧多见。

患者有不同程度的瘙痒,部分患者初起可伴有周身不适、头痛、咽痛、轻度发热、颈或腋下臀核肿大等全身不适。

本病预后良好,一般经 4~6 周可自行消退,亦有迁延 2~3 个月,甚至更长一段时间痊愈。愈后一般不复发。

【辨证分型】

1. 风热蕴肤证

主症:发病急骤,皮损呈圆形或椭圆形淡红色斑片,中心有细微皱纹,表面有少量秕糠状鳞屑;伴心烦口渴,大便干,小便微黄;舌红,苔白或薄黄,脉浮数。

2. 风热血燥证

主症:皮疹为鲜红色或紫红色斑片,鳞屑较多,皮损范围大,瘙痒较剧,伴有抓痕、血痂等;舌红,苔少,脉弦数。

【鉴别诊断】

1. 点滴状银屑病
为浸润性丘疹及斑丘疹,境界更清楚,刮除表面银白色鳞屑可见点状出血,病程更长。

2. 二期梅毒(斑丘疹性梅毒)
为大小一致的铜红色斑疹,分布更广泛,数目更多,无或少鳞屑,常累及掌跖及黏膜。梅毒血清检查阳性。

3. 脂溢性皮炎
皮疹好发于头面部、鼻唇沟、耳郭后、躯干中线部皮脂腺分泌旺盛处,斑片和丘疹有油腻性鳞屑。皮损排列无特殊性。

4. 体癣
其皮损边缘除鳞屑外并有小丘疹或丘疱疹围绕。真菌检查阳性。

5. 花斑癣
多发于胸背、颈侧、肩胛等处,皮损为黄豆至蚕豆大小的斑片,微微发亮,先淡红或赤紫,将愈是呈灰白色斑片。一般无自觉症,或有轻度瘙痒。真菌检查阳性。

【特色治疗】

1. 中药药浴疗法

适用人群:玫瑰糠疹患者一般皆适用。

常用药物:患者皮疹色红者,选用连翘 15g、黄柏 30g、苦参 30g、蛇床子 30g、生大黄 30g、生甘草 10g 等中药进行熏洗;皮疹色淡、上覆鳞屑少者、后期经久不愈皮疹颜色黯淡者,选用白芍、当归、丹参、川芎、鸡血藤各 15g 等。把药物煎煮后,将药汁放入熏洗容器内进行熏洗,泡浴 30 分钟,1~2 次 / 天。

注意事项:温度不能太高,避免烫伤;年龄较大者注意避免跌伤;高血压、心脏病、皮肤感染者不宜使用。

2. 中药涂擦疗法

适用人群:玫瑰糠疹患者一般皆适用。

常用药物:患者皮疹色红,青黛膏涂擦皮疹以清热凉血,或皮损早期用三黄洗剂外搽;皮疹干燥、脱屑选用普连膏、黄连膏等药膏涂擦。

注意事项:若对上述药物过敏者可用动物油或者医用保湿剂外擦,1~2 次 / 天。

3. 中药湿敷疗法

适用人群:玫瑰糠疹患者一般皆适用。

操作步骤:将灭菌纱布叠至 6~8 层厚度后浸于中药洗液中,使用时将其拧至不滴水为度,将其溻渍于皮损处,10 分钟更换 1 次,更换 3 次,每次治疗 30 分钟,1~2 次 / 天。

常用药物:取马齿苋 30g、黄柏 15g 等中药水煎行冷湿敷以清热解毒。

4. 毫针疗法

适用人群:风热蕴肤、风热血燥患者。

取穴:合谷、曲池、大椎、肩井、血海、足三里、风池等。

方法:常规消毒,取上述腧穴用泻法,留针 20~30 分钟,1 次 / 天,10 天为 1 个疗程。

5. 拔罐疗法

适用人群:玫瑰糠疹患者一般皆适用。

沿背部双侧膀胱经腧穴、任脉、督脉、手阳明经,足太阴经等经穴为主。选大椎、大杼、神阙、血海、合谷、曲池、膈俞、尺泽。操作以拔罐加泻法为主以通经活络、祛风止痒,留罐 10~15 分钟,1 次 / 天。

6. 刺血拔罐疗法

适用人群:血热风盛患者。

取穴:肺俞、膈俞、肝俞、血海等穴位。

方法:常规消毒,用三棱针在所选腧穴刺络放血后拔罐,一周一次。

7. 敷脐疗法

适用人群:瘙痒明显、夜寐不安者。取珍珠母、远志等安神止痒,将中药研细末或做成药糊、药饼等,放于神阙穴以健脾和胃、行气和血、安神止痒等,隔日 1 次。

8. 耳针疗法

适用人群:情绪烦躁者,或瘙痒明显,夜寐欠安者。

取穴:肺、心、肝、神门、肺俞、内分泌等腧穴。

方法:常规消毒耳郭,将医用胶布剪成 0.5cm × 0.5cm 的小方块,用镊子把王不留行置于胶布中心,贴于穴位,并进行按压,嘱患者按压 2~3 次 / 天。每次 10~15 下,以耳部微热、微痛为度。3~5 天换贴 1 次,一般两侧交替取穴。

9. 刮痧疗法

适用人群:皮疹色红,瘙痒明显者。

方法:患者取卧位,全身放松,以刮痧板蘸刮痧油,在患者后背部双膀胱经均匀刮拭至皮肤发红及皮下有瘀斑、瘀点为度,治以清热解毒,2 次刮痧需间隔 5 天以上,以皮肤痧退为标准。

10. 穴位注射

适用人群:玫瑰糠疹患者一般皆适用,对穴位注射药物过敏者忌用。

取穴:足三里、曲池。

方法:取曲安奈德注射液 40mg、维生素 B_6 注射液 100mg 制备成封闭液,选双侧曲池、足三里,常规消毒皮肤,注射针头直入穴位 5 分 ~2 寸,得气后,回抽无血,缓慢将封闭液等份注入穴位,一周一次。

【临床研究】

1. **中药药浴疗法**　杨海春将 70 例随机分为 2 组,治疗组 40 例和对照组 30 例,治疗组采用中药组:马齿苋 30g,蒲公英 30g,苦参 30g,白鲜皮 30g,蛇床子 30g 加 NB-UVB 进行照射,对照组:阿昔洛韦 200mg,每日 5 次口服;盐酸西替利嗪 10mg,每日 1 次;炉甘石洗剂外搽,每日 3~5 次。治疗 2 周后,治疗组 40 例,治愈 32 例,显效 8 例。总有效率 100%。对照组 30 例,治愈 3 例,显效 6 例,好转 8 例,无效 23 例。总有效率 56.7%。2 组总有效率比较有显著性差异($P<0.01$)。

2. **中药湿敷疗法**　杨武韬选取 2013 年 2 月—2015 年 6 月到门诊就诊的中医辨证符合血热风盛证的患者 100 例,随机分为治疗组和对照组,各 50 例,治疗组予以自拟黄柏合剂湿敷,每天 3 次局部外用,配合耳穴,对照组予以西替利嗪片 10mg,每天 1 次睡前口服,维生素 C 0.2g 每日 3 次口服,7 天为 1 疗程。结果:治疗 7 天后,治疗组总有效率 92%,对照组总有效率 68%,两组比较差异有两统计学意义($P<0.05$)。结论:黄柏合剂湿敷配合耳穴治疗对玫瑰糠疹具有确切的临床疗效。

3. **刺络拔罐疗法**　王泽将 130 例玫瑰糠疹患者随机分为治疗组和对照组,每组 65 例。治疗组采用刺络拔罐法治疗,对照组采用常规西医治疗。治疗 2 个疗程后进行疗效总结对照。结果:治疗组总有效率为 95.4%,对照组总有效率为67.7%,两组比较差异有统计学意义($P<0.01$),结果表明治疗组总有效率优于对照组。结论:刺络拔罐法治疗玫瑰糠疹总有效率优于常规西医治疗。

4. 穴位注射疗法 黄伟通过观察泛昔洛韦联合曲安奈德、维生素B_6穴位注射治疗玫瑰糠疹的疗效。方法:治疗组45例口服泛昔洛韦,曲安奈德、维生素B_6穴位注射。对照组38例口服氯雷他定、维生素C、葡萄糖酸钙,连续14天。结果:总有效率治疗组95.56%,对照组为68.42%,两组比较有显著性差异($P<0.05$)。结论:泛昔洛韦联合曲安奈德、维生素B_6穴位注射治疗玫瑰糠疹疗效较好。

参考文献

[1] 赵辨. 中国临床皮肤病学[M]. 南京:江苏科学技术出版社,2009:1008,1025.

[2] 周宝宽. 审证求因治疗玫瑰糠疹[J]. 辽宁中医药大学学报,2012,14(2):16-17.

[3] 陈红风. 中医外科学[M]. 北京:中国中医药出版社,2016:197-199.

[4] 黄伟. 药物口服及穴位注射治疗玫瑰糠疹疗效观察[J]. 实用中医药杂志,2010,26(3):166-167.

[5] 杨海春,王根会. 药浴结合窄谱中波紫外线治疗玫瑰糠疹疗效观察[J]. 河北中医,2005,(7):522.

[6] 杨武韬,林鹍. 黄柏合剂湿敷配合耳穴治疗玫瑰糠疹血热风盛证100例的临床疗效研究[J]. 中国医学工程,2015,23(12):141.

[7] 王泽. 刺络拔罐法治疗玫瑰糠疹疗效观察[J]. 上海针灸杂志,2014,33(6):558-559.

(刘红霞 左永杰)

三、扁平苔藓

扁平苔藓是一种原因不明的亚急性或慢性炎症性皮肤病,相当于中医的"紫癜风",临床特点为多角形扁平紫红色丘疹,黏膜常受累。"紫癜风"一名首见于宋代《圣济总录》,书中记载:"紫癜风之状,皮肤生紫点,搔之皮起而不痒痛是也。"

【病因病机】

扁平苔藓为脾失健运、复感风热,情志失调,肝肾不足,气血失和,郁滞而病。

1. 因饮食不节,脾失健运,湿蕴不化,兼因外感风热,以致风湿蕴聚,阻滞经络,发于皮肤;

2. 因情志不畅,气滞血瘀,阻于肌肤而致;

3. 因素体阴血不足,肝肾亏虚,阴虚内热,虚火上炎于口所致。

【临床表现】

好发于中年人四肢屈侧,也可全身泛发。皮损特点为紫红色或紫蓝色多角形扁平丘疹,境界清楚,有蜡样光泽,可见白色光泽小点或细浅的白色网状条纹(Wickham纹);皮损可密集分布或互相融合成斑块;急性期可出现同形反应,常伴瘙痒约50%患者发生黏膜损害,口腔黏膜最易累及,损害为树枝状或网状白色或灰白色细纹,可形成糜烂或大疱性皮损。部分患者有甲损害,表现为甲板变薄、纵嵴、远端甲板分裂、翼状胬肉等。累及头皮,可造成永久性脱发。本病病程慢性,2/3患者经过1~2年自行消退、留色素沉着斑,亦可数年内反复发作。

本病临床上可分为多种亚型,如急性泛发型扁平苔藓、慢性局限型扁平苔藓、色素型扁平苔藓、肥厚型扁平苔藓和大疱型扁平苔藓等。

【辨证分型】

1. 风湿阻络证

主症:起病急,病程短,皮疹多为泛发,可为紫色扁平丘疹,瘙痒剧烈,可伴身热、口干。舌质红或黯红,苔薄黄,脉数。

2. 阴虚内热证

主症:皮疹多见于黏膜部位,口腔、阴部黏膜可出现网状白色细纹、紫红色斑、糜烂;伴头晕耳鸣,五心烦热,口干咽燥,腰膝酸软等。舌质红,苔白,脉细数。

3. 肝郁血瘀证

主症:病程较长,皮疹颜色紫黯,干燥粗糙,融合成片状、环状、线状等,剧痒难忍;伴烦躁易怒或情志抑郁,胁肋胀痛,经前乳胀。舌质黯,苔薄白,脉弦细。

【鉴别诊断】

1. 银屑病　银屑病好发于四肢的伸侧,以肘、膝关节最为常见,常呈对称性,典型皮损为被覆银白色鳞屑性红色斑丘疹或斑块,刮除银白色鳞屑可见薄膜现象,剥去薄膜可见点状出血(Auspitz征),自觉不同程度瘙痒。必要时可行皮肤活组织病理检查。

2. 玫瑰糠疹　多累及中青年,以春秋季多发。典型皮损为覆有领圈状糠状鳞屑的玫瑰色斑疹,有母斑及子斑,常呈椭圆形,长轴与皮纹平行,常伴不同程度的瘙痒。

3. 盘状红斑狼疮　好发于头面部,特别是两颊和鼻背。基本皮损为境界清楚的紫红色丘疹或斑块,皮疹边缘略隆起,表面附有黏着性鳞屑,鳞屑下方有角栓及毛囊口,陈旧皮损中心可有萎缩,毛细血管扩张和色素减退,一般无明显自觉症状,黏膜损害多累及口唇,表现为红斑,糜烂和溃疡,可与口腔扁平苔藓相鉴别。

4. **扁平苔藓型药疹**　皮损表现与扁平苔藓一致,发疹前常有明确的用药史。

5. **黏膜白斑**　多见于中年以上男性,主要发生在颊、唇和舌黏膜,其次为硬腭、齿龈等处,也可以发生于外阴和肛门。损害为白色斑片,单发或多发,境界不清楚,边缘稍隆起。表面薄膜与其下黏膜粘连,用力去除可引起出血。晚期白斑增厚,可产生浅裂口和小溃疡。通常无自觉症状,亦可有针刺感或轻度疼痛。

6. **念珠菌病**　以急性假膜性念珠菌病最常见。多累及老人、婴幼儿及免疫功能低下者(尤其是艾滋病患者),新生儿可通过母亲产道被感染。一般起病急、进展快,在颊黏膜、上腭、咽、齿龈、舌等黏膜部位出现凝乳状白色斑片,紧密附着于黏膜表面,不宜剥除(假膜),用力剥除假膜后露出潮红糜烂面。

7. **天疱疮**　外观正常皮肤上发生水疱或大疱,或在红斑基础上出现大疱,疱壁薄,尼氏征阳性,易破溃形成糜烂面,渗液较多,可结痂。寻常型天疱疮的口腔黏膜损害几乎可出现于所有患者,多为首发表现;增殖型天疱疮的口腔黏膜损害出现较迟较轻;落叶型天疱疮口腔黏膜受累少,较轻微。

【**特色治疗**】

1. **中药药浴疗法**

适用人群:适用于风湿阻络证,阴虚内热证,肝郁血瘀证的扁平苔藓患者;

常用药物:需根据不同的皮疹特点辨证选择适合的药物。如:马齿苋、黄柏、连翘、茯苓、白术、夏枯草、桃仁、当归、丹参、黄芪等。

2. **中药涂擦疗法**

适用人群:适用于风湿阻络证,阴虚内热证,肝郁血瘀证的扁平苔藓患者,适用于皮损少而局限者,皮损面积占全身面积的 10% 以下者;

常用药物:青黛膏,普连膏,黄连膏,青鹏软膏等;

操作步骤:将适量药膏涂擦于局部皮损处,具有清热解毒、凉血活血、润肤止痒等功效。

3. **中药封包疗法**

适用人群:适用于皮损浸润肥厚型的扁平苔藓患者;

操作步骤:取适量中药药膏均匀的涂擦患处后,外用保鲜膜封包,松紧适度,封包前在保鲜膜表面扎数个透气孔,封包时间为 1~2 小时,每日一次;

注意事项:注意观察封包部位是否出现局部发红、发痒或局部起皮疹等不良反应,如有发生,应立即取下保鲜膜,洗去药膏或中药。

4. 中药湿渍疗法

适用人群:适用于风湿阻络证,阴虚内热证,肝郁血瘀证的扁平苔藓患者;

常用药物:马齿苋、大青叶、菊花、金银花、黄柏、苦参等;

操作步骤:用6~8层纱布或纯棉白色毛巾浸入新鲜配制的药液中,待吸透药液后,用镊子取出,拧至不滴水为度,随即敷于患处,务必使其与皮损紧密接触,大小与皮损相当,每次10分钟左右,更换3次纱布或毛巾,每日一次。

5. 针灸疗法

(1)毫针疗法

适用人群:适用于风湿阻络证,阴虚内热证,肝郁血瘀证的扁平苔藓患者;

取穴:辨证取穴,常用曲池、合谷、血海、梁丘、足三里、阿是穴等;风湿偏重者,加风池、脾俞等;阴虚偏重者,加阴陵泉、三阴交等;肝郁血瘀者,取肝俞、膈俞等。

(2)火针疗法

适用人群:适用于皮损浸润肥厚型的扁平苔藓患者;

取穴:局部皮损处;

操作方法:常规消毒,选用直径为0.5mm的无菌针灸针,在酒精灯外焰烧红针尖后,快速刺入皮肤约1mm,迅速出针;一周一次;

注意事项:火针治疗后24小时不沾水,避免感染。

(3)毫火针疗法

适用人群:适用于皮损浸润肥厚型的扁平苔藓患者;

取穴:局部皮损处;

操作方法:常规消毒,选用直径为0.25mm的无菌针灸针,在酒精灯外焰烧红针尖后,快速刺入皮肤1mm深,迅速出针;一周一次;

注意事项:火针治疗后24小时不沾水,避免感染。

【临床研究】

1. 耳穴贴压疗法　余克等用中药配合耳穴贴压治疗口腔扁平苔藓39例,所取耳穴(神门、交感、皮质下、肝、肾)可调节神经内分泌和免疫功能,结果显效29例,有效8例,无效2例,总有效率94.9%。

2. 局部封闭疗法　高文信等以复方丹参注射液局部封闭治疗口腔扁平苔藓48例,注射时进针深度达黏膜下层,结果治愈27例,有效12例,无效9例,总有效率81.25%。

3. 烙法疗法　朱晓云根据热致炭化的原理,用烙法治疗口腔扁平苔藓6例,认为不但操作简单、安全性高,而且术后感染率低。

4. 冷冻疗法　许钦玉等冷冻治疗口腔扁平苔藓32例,结果痊愈19例,显效10例,无效3例,总有效率90.62%。

参考文献

[1] 刘红霞. 皮肤病中医外治技法[M]. 北京:人民军医出版社:228-231.

[2] 李斌,陈达灿. 中西医结合皮肤性病学[M]. 北京:中国中医药出版社:213-216.

[3] 张学军. 皮肤性病学[M]. 北京:人民卫生出版社:91,139,143,151,161.

[4] 赵辨. 中国临床皮肤病学[M]. 南京:江苏科学技术出版社,2009:1320.

[5] 刘朝霞. 刘红霞当代中医皮肤科临床家丛书(第三辑)[M]. 北京:中国医药科技出版社,2017:49-53.

[6] 余克,张东明,明玉华. 中药配合耳穴治疗口腔扁平苔藓[J]. 湖北中医杂志,2002,24(8):39.

[7] 高文信,王万成,吕晓丽,等. 复方丹参注射液局部封闭治疗口腔扁平苔藓[J]. 白求恩医科大学学报,1995,21(1):75-76.

[8] 朱晓云. 烙法治疗口腔扁平苔藓疗效观察[J]. 中医外治杂志,2000,9(6):41.

[9] 许钦玉,荣守亮,王会彬. 冷冻治疗口腔扁平苔藓32例分析[J]. 菏泽医专学报,2003,15(4):52.

(刘红霞 徐优璐)

第九节 皮下脂肪炎症性疾病

结节性红斑

结节性红斑是一种由真皮深层中、小血管和脂膜炎症引起的结节性皮肤病,以皮内及皮下结节,好发于小腿伸侧,色红漫肿,自觉疼痛,常反复发作为临床特征,多见于青年女性,以春秋季节发病为多。本病属中医"湿毒流注""瓜藤缠"的范畴。

【病因病机】

本病外因风寒湿热诸邪侵袭肌腠,内因饮食不节,情志内伤,湿邪内生,素体湿热从热化,素体寒湿从寒化;久病化瘀,瘀阻肌肤经络。

本病病因病机主要有三,其一,湿热蕴结,流注下肢,阻滞经脉;其二,瘀血阻滞,日久不去,瘀阻脉络;其三,寒湿凝滞,运行不畅,寒湿为阴邪,趋于下方,日久寒湿可蕴而化热,可见寒热错杂,究其本源为寒湿所致。

【临床表现】

1. 好发于青年女性,春秋季节多见。患者部分有风湿病或结核病史。多数发病前有前驱症状,上呼吸道症状、发热、肌肉酸痛、关节痛、乏力等。

2. 皮疹多对称发生于小腿伸侧,其次为大腿、臀部、前臂,为直径 1~5cm 大小数个至数十个结节,略高于皮肤表面,呈半球形或红斑状,红斑下方为皮下结节,呈淡红色或鲜红色,时间久者结节呈黯红或紫红色,最后呈黄色。

3. 自觉疼痛及压痛,多不发生溃疡。

4. 大部分患者皮损 3~6 周后可自行消退且不遗留瘢痕。可反复发作。部分患者结节持续不退,炎症及疼痛较轻。

【辨证分型】

1. 湿热下注证

主症:双下肢红斑、疼痛性结节,发病较急,伴发热、头身困重、关节憋胀酸痛,口腻或口渴不欲饮,胸闷脘痞,腿踝浮肿。舌质红,苔白腻或黄腻,脉濡数或滑数。

2. 寒湿瘀滞证

主症:结节黯红,反复缠绵不愈。伴有关节疼痛,遇寒加重,手足厥冷,口不渴,大便不干。舌质淡,苔白或白腻,脉沉缓或迟或细弱。

3. 气滞血瘀证

主症:胫前结节触痛明显,皮损紫红或黯红,隐隐作痛,常伴胸闷,善叹息,月经不调。舌质紫黯或有瘀斑、苔薄白,脉弦细或涩。

【鉴别诊断】

1. 硬红斑　硬红斑发生于两小腿屈侧下 1/3 处,结节为黯红色,一般较大,损害较深,无疼痛或压痛,病程长,结节可破溃,不易愈合。愈后局部皮下脂肪萎缩。组织学为脂肪小叶脂膜炎,伴结核样肉芽肿浸润。

2. 结节性血管炎　虽易发生在小腿伸侧,但多在小腿下部,结节硬小,常与血管走向一致,病程长。

3. 结节性多动脉炎　结节数目少,不对称,常与血管方向一致,多合并高血压及其他全身症状。

4. 变应性皮肤血管炎　皮损为多形性,可有红斑、丘疹、斑丘疹、紫癜、瘀斑、结节、溃疡、水疱或风团等。好发于四肢,尤其是小腿和前臂,播散性、对称性分布,消退和复发交替,病程长。

【特色治疗】

1. 涂擦疗法

适用人群:所有结节性红斑患者,药物过敏者除外。多使用膏剂和霜剂。皮疹鲜红者,可选用如意金黄散蜂蜜调制膏剂、普连膏;皮疹偏于黯红者可选用紫连膏、回阳玉龙膏。

2. 熏药疗法

适用人群:可用于寒湿瘀滞、气滞血瘀证患者。皮疹偏于黯红,病程日

久者

常用药物:威灵仙 10g,当归 10g,草乌 5g,独活 10g,桃仁 10g,藿香 10g。上药研碎均匀卷成药卷,熏下肢足三里、三阴交穴位每次 15 分钟,也可熏久不褪去皮疹,15 分钟,一天一次。

3. 中药封包疗法

适用人群:所有结节性红斑患者,药物过敏者除外。多使用膏剂和霜剂。皮疹鲜红者,可选用如意金黄散蜂蜜调制膏剂、普连膏;皮疹偏于黯红者可选用紫连膏、回阳玉龙膏。

操作步骤:使用药膏等均匀涂擦患处后,外用保鲜膜进行封包,松紧适度,每日 2 次,夏季时可在保鲜膜上扎透气孔,封包时间约为 1~2 小时,以皮肤有潮热感为宜,利于药物的吸收。或涂药后纱布覆盖,包扎。

4. 刺血拔罐疗法

适用人群:结节性红斑中医辨证属湿热下注证者。

主穴:委中、血海。

方法:小号三棱针点刺,闪火法拔罐,出血少许撤除,头面部禁用。

5. 穴位注射

适用人群:结节性红斑中医辨证属寒湿瘀滞证、气滞血瘀证者。

方法:用一般注射器配细长针头,吸入 4ml 的丹参注射液,取脾、胃二经位于两侧下肢的穴位:一侧取足三里、血海;另一侧取丰隆、阴陵泉(两侧穴位每日交换使用),常规消毒,快速刺入皮下,缓慢进针达适当深度,用小幅度提插,不捻转,使针刺局部有明显酸胀感或沿经络传递感(注意避开神经),再回抽一下有无回血,无血时将药液徐缓注入,每穴 1ml,1 次/日,6 次/疗程,息 3 日/疗程。

6. 皮损针刺

适用人群:结节性红斑中医辨证属湿热下注证者。

皮肤常规消毒后应用 30 号 1.5 寸不锈钢毫针,于皮损正中垂直刺入基底部,提插、捻转少顷,使之得气,随即将针提起,改变针刺方向,斜刺皮损四周,提插、捻转少顷,使之得气,随即出针。如遇出血,待止血后消毒局部。隔日治疗 1 次,每例治疗 7 次。

【临床研究】

1. **涂擦疗法** 祈建湖运用益黄膏(益母草、黄柏、大黄、苍术、厚朴、陈皮等)与止痛消炎膏(独活、芒硝、生天南星、生草乌、冰片等)外敷对比,发现益黄膏总有效率为 97.3%,止痛消炎膏总有效率为 64%,益黄膏治疗结节性红斑疗效优于止痛消炎膏。

2. **穴位注射疗法** 陈文华采用穴位注射丹参注射液方法(取穴:一侧取

足三里、血海,另一侧取丰隆、阴陵泉,两侧穴位每日交换使用),临床效果良好,利用丹参活血祛瘀、止痛之功效,合脾胃二经之取穴,故能疏通经气、调节脏腑,以达清热利湿、活血化瘀之功用。

3. 皮损针刺 刘寿全采用皮损针刺治疗,皮肤常规消毒后,应用30号1.5寸不锈钢毫针,于皮损正中垂直刺入基底部,提插、捻转少顷,使之得气,随即将针提起,改变针刺方向,斜刺皮损四周,提插、捻转少顷,使之得气,随即出针。如遇出血,待止血后消毒局部。隔日治疗1次,每例治疗7次。痊愈24例(52.17%),显效12例(26.09%),有效8例(17.39%),无效2例(4.35%),总有效率达95.65%。

4. 针灸治疗 杨志新取穴阴陵泉透阳陵泉加血海治疗结节性红斑,均双侧。施捻转泻法,局部酸胀向下扩散。阴陵泉属足太阴脾经合穴,为祛湿之要穴,化湿滞利下焦,透阳陵泉清热解毒,通经活络,血海和营凉血。

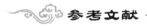 **参考文献**

[1]杨志波,范瑞强,邓丙戌.中医皮肤性病学[M].北京:中国中医药出版社,2010:195-196.

[2]范瑞强,邓丙戌,杨志波.中医皮肤性病学[M].北京:科学技术文献出版社,2010:473-475.

[3]祁建湖.益黄膏外敷治疗结节性红斑临床观察[J].实用中医药杂志,2012,28(10):860-861.

[4]陈文华.穴位注射丹参治疗结节性红斑[J].药物与临床,2007,19:42.

[5]刘寿全.结节性红斑局部针刺治疗46例效果观察[J].岭南皮肤性病科杂志,1999,6(2):17-19.

[6]杨志新.相对穴及临床应用[M].北京:人民卫生出版社,2005:178.

(李凯)

第十节 皮肤附属器疾病

一、痤疮

痤疮是一种毛囊、皮脂腺的慢性炎症性皮肤病。因典型皮损能挤出白色半透明状粉汁,故中医学将痤疮称为粉刺。《医宗金鉴·外科心法要诀·肺风粉刺》云:"此证由肺经血热而成,每发于面鼻,起碎疙瘩,形如黍屑,色赤肿痛,破出白粉刺,日久皆成白屑,形如黍米白屑,宜内服清肺饮,外敷颠倒散。"本病以皮肤毛囊口黑头粉刺、丘疹、脓疱、结节及囊肿,伴皮脂溢出为临床特征。好发于颜面、胸、背部。多见于青春期男女。

【病因病机】

本病多为素体阳热偏盛,又饮食不节,脾失健运,肺胃积热,气血郁滞,湿热痰瘀凝滞而发病。

1. 素体阳热偏盛,肺经蕴热,或复感风邪,致肺热熏蒸,蕴阻肌肤而致;

2. 饮食不节,过食辛辣油腻之品,生湿、生热,结于胃肠,不能下达,反而上逆,上蒸颜面而发病;

3. 脾气不足,运化失常,湿浊内停,郁久化热,热灼津液,煎炼成痰,湿热瘀痰凝滞肌肤而发。

【临床表现】

1. **寻常痤疮**　主要发生在面部,也可见于胸背部,少数患者四肢和臀部亦可受累。其表现有:

(1)皮脂溢出:多数痤疮患者为油性皮肤,而且痤疮的严重程度与皮脂分泌量有一定相关性,但在痤疮消退以后,皮脂溢出仍可能持续存在。

(2)粉刺:是毛囊漏斗过度角化形成的皮损,分开放性和闭合性两种。前者又称黑头粉刺,为痤疮最常见的表现,皮损为针头至米粒大小,中央为扩张的毛孔,毛孔中有脂质栓,栓头因脂质氧化而呈黑色,栓体白色半透明;后者亦名白头粉刺,为毛囊漏斗膨胀所致,很难看到开口,表现为针头大小的白色或淡红色丘疹。在痤疮皮损区,显微镜下还可见到微粉刺,常先于炎症反应出现,皮肤外观基本正常。粉刺进一步发展可形成炎性丘疹、脓疱、结节、囊肿、炎症后色素沉着和瘢痕等,临床上以炎性丘疹最多见,也常有多种皮损并存。自觉轻微痒痛。慢性病程,时轻时重,反复发作,青春期后逐渐缓解自愈。

2. **特殊类型痤疮**

(1)聚合性痤疮(acne conglobata):多见于男性,青春后期发病。皮损常位于胸、肩、背及后颈部,同时也可在臀部、前臂、大腿及面部发生。皮损有粉刺、丘疹、脓疱、结节及囊肿,粉刺通常具有双头或多头,常形成大的脓肿,脓肿间以窦道相连,囊肿内常含有恶臭的黏液脓性物质,常遗留凹陷性瘢痕。

(2)暴发性痤疮(acne fulminans):男性多见。特点是有轻度痤疮数月或数年的患者突然病情加重,伴发热、多关节痛,并出现体重下降、贫血、白细胞增多、血沉升高等。糖皮质激素和抗生素联合治疗有效。

(3)坏死性痤疮(acne necrotica):又称痘疮样痤疮,皮损可波及颞部、发际前缘、鼻、耳、颊,甚至躯干四肢。其特点是额部的毛囊性丘疹、脓疱、坏死及凹陷性瘢痕,开始为粟粒大小的黯红色毛囊性脓疱,中心部分有毳毛贯穿,中心部分很快结痂坏死,形成盘状痂皮,最后脱痂遗留凹陷性瘢痕,因此又称痘疮样痤疮。常分批出现,每批经过 1 个月左右遗留瘢痕而愈,可反复发生,病程可延至数月或数年。

(4) 婴儿痤疮(infantile acne):多于出生后 3 个月内发生,几乎只见于男婴。发病机制尚未明了,似有一定的遗传因素,也有学者认为是由于母体雄激素在胎儿阶段进入体内引起。表现为黑头粉刺、丘疹及脓疱,但少有囊肿及结节,经几周或数月后消退,不留后遗症,但也有报道持续几年的婴儿痤疮,偶可形成瘢痕。患者青春期更易发生严重痤疮。

【辨证分型】

1. 肺经风热证

主症:丘疹色红,或有痒痛,或有脓疱;伴口渴喜饮,大便秘结,小便短赤;舌质红,苔薄黄,脉弦滑。

2. 肠胃湿热证

主症:颜面、胸背部皮肤油腻,皮疹红肿疼痛,或有脓疱;伴口臭、便秘、溲黄;舌质红,苔黄腻,脉滑数。

3. 痰湿瘀滞证

主症:皮疹颜色黯红,以结节、脓肿,囊肿、瘢痕为主,或见窦道,经久难愈;伴纳呆腹胀;舌质黯红,苔腻,脉弦滑。

【鉴别诊断】

1. 酒渣鼻　多见于壮年人;皮疹分布以鼻准、鼻翼为主,两颊、前额也可以发生,不累及其他部位;无黑头粉刺,患部潮红、充血,常伴有毛细血管扩张。

2. 职业性痤疮　常发生于接触沥青、煤焦油及石油制品的工人,同工种的人往往多发生同样损害;丘疹密集,伴毛囊角化;除面部外,其他接触部位如手背、前臂、肘部亦有发生。

3. 颜面播散性粟粒性狼疮　多见于成年人;损害为粟粒大小淡红色、紫红色结节,表面光滑,对称分布于颊部、眼睑、鼻唇沟等处;用玻片压之可呈苹果酱色。

【特色治疗】

1. 涂擦疗法

适用人群:各型寻常痤疮的患者。

方法:痤疮皮疹为炎性丘疹、脓疱者多用姜黄消痤搽剂、玫芦消痤膏,具有清热祛湿,消痤止痒的功效;皮疹为黑头、白头粉刺者,多用克痤隐酮凝胶;皮疹为质硬伴疼痛的丘疹或结节者,多用如意金黄散、龙珠软膏,具有清热解毒、消肿止痛的功效;皮疹较多者可用颠倒散茶水调涂患处,具有清热解毒,软坚散结的功效。

2. 中药熏蒸疗法

适用人群:面部重度及胸背部痤疮患者。

操作步骤:将中草药用 20~30℃温水浸泡 30 分钟,首次煎制用急火煮沸后再用慢火煮沸 15 分钟,第 2 次煎制时用急火煮沸后再用慢火煮沸 10 分钟,每次煎制汤汁约 300ml,冷却后装桶置于 4℃中备用。治疗前将中药煎制剂 300ml 加水至 900ml 后装入中药熏蒸自控治疗仪中进行敞开式熏蒸治疗 26 分钟,工作环境温度 20~40℃,出气口距离面部 30~40cm。

常用药物:根据皮疹的表现选用黄芩、马齿苋、金银花、连翘、蒲公英等清热解毒类药物。

注意事项:治疗宜在饭后 1~2 小时内进行,空腹或饱餐后不宜操作。熏蒸前后适当补充水分,防止出汗过多引起虚脱。

3. 中药面膜疗法

适用人群:皮损为粉刺、炎性丘疹、脓疱、结节的患者。

操作步骤:清水洁面后,将中药饮片加工研粉(至少 200 目),按比例混合后用蒸馏水、矿泉水或绿茶水调成糊状,涂抹于患者颜面,避开眉眼及口周,厚度约 3~5mm,平敷 15~20 分钟,温水清洗干净,隔日一次。

常用药物:以炎性皮疹及粉刺为主者皮损选择生石膏、黄芩、大黄、黄连、连翘等清热解毒类药物,以黯红斑为主选用桃仁、当归、丹参、赤芍等凉血化瘀类药物。

4. 中药溻渍疗法

适用人群:皮损为炎性丘疹、脓疱、结节、囊肿的患者。

操作步骤:用 6~8 层纱布或纯棉白色毛巾浸入新鲜配制的药液中,待吸透药液后,用镊子取出,拧至不滴水为度,随即敷于患处,务必使其与皮损紧密接触,大小与皮损相当,每次 10 分钟左右,更换 3 次纱布或毛巾,一天 2 次。

常用药物:选用黄芩、金银花、连翘、马齿苋、地榆、蒲公英等清热解毒类药物。

5. 针灸治疗

(1)火针疗法

1)火针疗法

适用人群:皮损为炎性丘疹、脓疱、结节、囊肿的患者。

取穴:皮损局部。

方法:常规消毒,选用直径为 0.5mm 的无菌针灸针,在酒精灯外焰烧红针尖后,快速刺入皮肤约 1mm,迅速出针;一周一次。

注意事项:火针治疗后 24 小时不沾水,避免感染。

2）毫火针（又称改良火针）疗法

适用人群：皮损为炎性丘疹、脓疱、结节、囊肿的患者。

取穴：局部皮损处。

操作方法：常规消毒，选用直径为 0.25mm 的无菌针灸针，在酒精灯外焰烧红针尖后，快速刺入皮肤 1mm 深，迅速出针；一周一次。

注意事项：火针治疗后 24 小时不沾水，避免感染。

（2）毫针针刺

适用人群：皮损为炎性丘疹、脓疱、结节、囊肿的患者。

取穴：主穴：大椎、合谷、四白、太阳、下关、颊车、皮损局部。

配穴：肺经风热证加曲池、肺俞胃肠湿热证加大肠俞、足三里、丰隆；月经不调加膈俞、三阴交。

方法：皮损局部采用"围刺法"，合谷、曲池、血海、风市、风门、风池、神门等穴，采用泻法；三阴交、肺俞、足三里采用补法。皮损局部有灼热感，皮损周围用较粗的毫针点刺出血。留针 30 分钟，每日 1 次，10 次为一个疗程。

（3）刺血拔罐疗法

适用人群：面部重度及胸背部痤疮患者。

取穴：主穴：大椎。

配穴：肺经风热证加肺俞、灵台、风门；胃肠湿热证加大肠俞、尺泽、足三里；月经不调加膈俞、委中、三阴交。

方法：取背俞穴、大椎、委中等穴位，点刺放血后留罐 5~10 分钟。一般 1 周治疗 1 次。治疗后 24 小时保持皮损处干燥。

6. 拔罐疗法

适用人群：面部重度及胸背部痤疮患者。

方法：沿背部双侧膀胱经腧穴、任脉、督脉、手阳明经，足太阴经等经穴为主。选大椎、大杼、神阙、血海、合谷、曲池、膈俞、尺泽。操作以拔罐加泻法为主以通经活络、祛风止痒，留罐 10~15 分钟，一天一次。

7. 耳针疗法

适用人群：各型寻常痤疮患者伴有情绪烦躁者，或瘙痒明显，夜寐欠安者。

取穴：肺、心、肝、神门、肺俞、内分泌等腧穴。

方法：常规消毒耳郭，将医用胶布剪成 0.5cm×0.5cm 的小方块，用镊子把王不留行置于胶布中心，贴于穴位，并进行按压，嘱患者按压 2~3 次／天。每次 10~15 下，以耳部微热、微痛为度。3~5 天换贴 1 次，一般两侧交替取穴。

8. 耳部放血疗法

适用人群：皮损为炎性丘疹、脓疱、结节、囊肿的患者。

方法：采用耳背割治放血或耳尖点刺放血，以表皮渗出血为度。一般 1 周治疗1次。

注意事项:术后24小时保持皮损处干燥。

9. 自血疗法

适用人群:各类证型及临床分期的痤疮。

定位:足三里、曲池、血海、关元、气海、脾俞等。

方法:用一次性消毒针管从正中静脉、贵要静脉、桡静脉抽血4ml,注入穴位,每穴0.5ml,两侧交替进行。每周1次,3周1个疗程。由于自血含有免疫物质,能够调节机体代谢,使之产生活性物质,增强免疫功能,抑制皮脂腺分泌,从而治疗痤疮。

【临床研究】

1. 涂擦疗法　袁伟等探讨姜黄消痤搽剂与红蓝光联合应用治疗寻常痤疮的临床疗效,将入选的175例寻常痤疮患者随机分为两组,治疗组采用姜黄消痤搽剂联合红蓝光照射治疗,对照组仅用红蓝光照射治疗,连续治疗4周后,按痤疮临床评分标准评价及记录疗效评分判断疗效。结果治疗组的临床疗效明显高于对照组,其有效率为82.22%,对照组的有效率为43.53%,差异有显著统计学意义($P<0.01$);治疗组中Ⅱ、Ⅲ度的疗效优于Ⅰ、Ⅳ度($P<0.01$)。结论:姜黄消痤搽剂与红蓝光联合治疗寻常痤疮起效快、疗效高、安全性好。

2. 中药熏蒸疗法　李勇等观察中药熏蒸联合5-氨基酮戊酸介导光动力治疗中重度痤疮的临床疗效,将72例中重度痤疮患者分为两组各36例,治疗组给予中药熏蒸联合5-氨基酮戊酸介导光动力治疗,对照组给予口服米诺环素联合外用红霉素软膏治疗。结果:治疗组痊愈22例,显效8例,好转4例,无效2例,有效率为94.4%;对照组痊愈4例,显效6例,好转13例,无效13例,有效率为63.9%,两组有效率比较,差异有显著性($P<0.05$)。结论:中药熏蒸联合5-氨基酮戊酸介导光动力治疗中重度痤疮疗效显著。

3. 中药面膜疗法　曾雪等将233例Ⅰ~Ⅲ度寻常痤疮患者随机分为面膜组113例(中药面膜20g,由黄芩4g,黄柏4g,大青叶4g,熟石膏粉6g,淀粉2g组成,研细,过100目筛,制成药粉)和西药组120例,分别采用中药面膜综合疗法和5%过氧化苯甲酰凝胶外用治疗,面膜组每周治疗2次,西药组每日治疗1次,均连续治疗4周。分别于治疗1、2、4周后观察皮损积分及中医证候积分改善情况,记录不良反应发生率以及受试者对中药面膜综合疗法使用后的评价。结果233例病例共完成228例。治疗4周后,面膜组皮损及中医证候疗效总有效率明显高于对照组,差异均有统计学意义($P≤0.05$)。结论:中药面膜综合疗法治疗Ⅰ~Ⅲ度寻常痤疮安全有效,不良反应发生率低,易于操作及推广。

4. 中药溻渍　李凤春等将采取溻渍法治疗痤疮的60例患者,分为治疗组和对照组,分别 30 例。治疗组 30 例中,男 13 例,女 17 例;对照组 30 例中,男 16 例,女 14 例。对照组给予加减枇杷清肺饮口服治疗;治疗组在对照组治疗基础上配合中药溻渍法(枇杷叶 12g,桑白皮 12g,地骨皮 12g,金银花 12g,黄芩 10g,黄连 6g,山栀 10g,白花蛇舌草 30g,丹参 30g,生山楂 15g,生甘草 5g,两煎后药渣加水再煎 20 分钟,取汁 100ml 溻渍液,先洗后溻渍 10 分钟,清水冲洗,每晚 1 次)治疗。结果:总有效率治疗组为 90.00%,对照组为 76.67%,两组比较差异具有统计学意义($P<0.05$)。结论:加减枇杷清肺饮内服配合溻渍法治疗寻常型痤疮肺经风热证临床疗效显著,适合临床推广。

5. 针灸治疗

(1)火针疗法:姜敏等将 58 例囊肿型痤疮患者随机分为治疗组和对照组,每组 29 例。治疗组采用火针配合口服异维 A 酸治疗,对照组采用单纯口服异维 A 酸治疗。观察两组治疗前后囊肿数目变化情况,比较两组临床疗效。结果两组治疗 1、2、3、4 周后囊肿数目与同组治疗前比较,差异均具有统计学意义($P<0.01,P<0.05$)。治疗组治疗 1、2、3、4 周后囊肿数目与对照组比较,差异均具有统计学意义($P<0.01$)。治疗组总有效率为 89.3%,对照组为 34.5%,两组比较差异具有统计学意义($P<0.01$)。结论:火针疗法是一种治疗囊肿型痤疮的有效方法。

(2)毫针针刺:徐世钊等将 100 例患者随机分成针药治疗组 70 例和针灸对照组 30 例。针药治疗组采用清上防风汤加减配合针灸治疗,针灸对照组采用体针治疗,结果显示:两组治愈率相比差异有显著性($P<0.05$),针药治疗组明显优于针灸对照组。结论:清上防风汤加减配合针灸可作为治疗寻常型痤疮的方法之一,值得临床应用。

(3)刺络拔罐:史华明等观察耳部及背部穴位放血配合拔罐治疗痤疮 60 例,60 例均为门诊病例。其中男性 25 例,女性 35 例;年龄 16~40 岁;最小者 16 岁,最大者 40 岁;病程最短者半年,最长者 5 年;黑头丘疹者 20 例,脓疱结节者 35 例,囊肿瘢痕者 5 例。耳部及背部放血后,取大椎穴、肺俞穴。常规消毒后用 5ml 一次性注射器,点刺腧穴局部,使其表皮渗出血为度,然后以闪火法拔罐。治疗 60 例,基本痊愈 38 例,显效 12 例,有效 8 例,无效 2 例,总有效率 96.67%。结论:刺络拔罐可作为治疗重度胸背部痤疮的方法之一。

【机制研究】

孙莉等研究显示,机体的细胞免疫和体液免疫失衡可能是造成痤疮的皮损由轻度到重度逐渐发展的重要机制,PS、IL 等炎症因子均参与痤疮发病的各个环节。基因研究的进展也证实了痤疮皮损局部存在基因水平的改变,CYP17-34C 等位基因可能是男性重型痤疮的易感基因之一,γ-分泌酶亚单位 3 个基因突变是引发家族性反常性痤疮的主要环节。这些认识为痤疮的治疗提供了新的理论基础。但是,有关基因的研究还比较少,切入点也比较单一,要真正全面地揭示痤疮发生的分子生物学基础,还需要更深入的研究。

参考文献

[1] 贾淑琳,范瑞强,禤国维,等.国医大师禤国维教授滋阴清热法治疗痤疮理论探讨[J].南京中医药大学学报,2016,32(3):207-209.

[2] 李艳萍,张友堂.痤疮病因病机探讨[J].中国中医基础医学杂志,2004,10(11):859-860.

[3] 痤疮(粉刺)中医治疗专家共识[J].中国中西医结合皮肤性病学杂志,2017,16(4):382-384.

[4] 李勇,查旭山,刘靖,等.中药熏蒸联合5-氨基酮戊酸介导光动力治疗中重度痤疮36例[J].河南中医,2014,34(9):1791-1792.

[5] 曾雪,刘瓦利,赵婷,等.中药面膜综合疗法治疗寻常痤疮的临床研究[J].中国中西医结合杂志,2012,32(5):624-627.

[6] 李凤春,许教雄,何仍亮,等.加减枇杷清肺饮内服及溻渍法治疗寻常型痤疮30例总结[J].湖南中医杂志,2015,31(7):77-78.

[7] 刘红霞.火针治疗皮肤病[C]//2014中华中医药学会美容分会学术年会暨重庆市中医药学会皮肤外科专业委员会年会,2014.

[8] 孙莉,李娟,颜敏,等.痤疮的发病机制研究进展[J].山东医药,2013.53(32):97-100.

[9] 袁伟,贾长莎.姜黄消痤搽剂联合红蓝光治疗寻常痤疮疗效观察[J].中国皮肤性病学杂志,2012,26(3):218-221.

[10] 姜敏,姜琨,曾宪玉,等.火针配合药物治疗囊肿型痤疮疗效观察[J].上海针灸杂志,2015,(11):1082-1084.

[11] 徐世钊,王雪梅.清上防风汤加减配合针灸治疗寻常性痤疮疗效观察[J].中华中医药学刊,2007,25(3):597-598.

[12] 史华明,王春芳,鲁贵青.耳部及背部穴位放血配合拔罐治疗痤疮60例[J].中国民间疗法,2009,17(6):18.

(刘红霞　李铮)

二、玫瑰痤疮

玫瑰痤疮是一种发生在颜面中央(鼻及鼻周)的以红斑和毛细血管扩张为主的慢性炎症性皮肤病。通常好发于20~50岁的成年人,女性多于男性,主要表现为反复发作的一过性或持久性红斑,并发有毛细血管扩张、丘疹、脓疱等皮损,伴或不伴局部不适。

中医学根据其疾病好发部位及皮损特点命名为"酒渣鼻",《诸病源候论》即有记载:"此由饮酒,热势冲面,而遇风冷之气相搏所生,故令鼻面生皶,赤疱匝匝然也。"《医宗金鉴》亦注:"此证生于鼻准头,及鼻两边。由胃火熏肺,更因风寒外束,血瘀凝结。故先红后紫,久变为黑,最为缠绵。治宜宣肺中郁气,化滞血,如麻黄宣肺酒、凉血四物汤俱可选用,使荣卫流通,以滋新血。再以颠倒散,敷于患处。若日久不愈,以栀子仁丸服之,缓缓取愈。"

【病因病机】

肺开窍于鼻,胃经起于鼻旁,本病多因饮食不节,嗜食辛辣,或酗酒无度,肺胃蕴热而上蒸颜面,发于鼻尖或两翼,复感风邪收束,瘀血凝结鼻面而致。

饮食不节,嗜酒炙煿,助火化热,热毒炽盛而充斥络脉,血络外现;热蕴肌肤,故感局部灼热;湿热相结酿化为脓,发为脓疱;肺胃积热不解,上冲熏蒸鼻面日久,故见毛孔扩大;复感外邪,瘀结于肌肤,致经络阻隔,气血瘀滞,故鼻部组织增生成赘。

【临床表现】

本病好发于颜面中央,以鼻尖、鼻翼为主,其次为颊部、颏部、前额,常对称分布,患者颜面犹如涂脂。皮损表现为红斑、毛细血管扩张和有炎症的毛囊丘疹及脓疱等。病程缓慢,可分为四种类型,但其皮损类型也可相互重叠:

1. **红斑毛细血管扩张型** 此型玫瑰痤疮多数首发于面颊部,少数首发于鼻部或口周。首发于面颊部患者,最初一般表现为双面颊部阵发性潮红,且情绪激动、环境温度变化或日晒等均可能明显加重潮红。在潮红反复发作数月后,可能逐步出现持续性红斑或毛细血管扩张,部分患者可出现红斑区肿胀。面颊部常伴有不同程度的皮肤敏感症状如干燥、灼热、刺痛或瘙痒。

2. **丘疹脓疱型** 在红斑毛细血管扩张型玫瑰痤疮的患者中,部分患者可逐步出现丘疹、脓疱,多见于面颊部;部分患者可同时出现红斑、丘疹、脓疱,多见于口周或鼻部。

3. **肥大增生型** 此型多见于鼻部或口周,极少数见于面颊部、前额、耳部。在红斑或毛细血管扩张的基础上,随着皮脂腺的肥大,可能逐步出现纤维化,表现为肥大增生改变的皮损(鼻部的肥大改变皮损亦称为"鼻瘤")。

4. **眼型** 很少有单独的眼型,往往为以上三型的伴随症状。此型的病变多累及眼睑的睫毛毛囊及眼睑的相关腺体,包括睑板腺、皮脂腺和汗腺,常导致睑缘炎、睑板腺功能障碍、睑板腺相关干眼和睑板腺相关角膜结膜病变,表现为眼睛异物感、光敏、视物模糊、灼热、刺痛、干燥或瘙痒的自觉症状。

除上述症状外尚有一些特殊类型酒渣鼻,如类固醇性酒渣鼻,是由于局部长期使用皮质类固醇激素,导致皮肤变薄,毛细血管扩张加重,表面镶嵌囊样、圆形、位置较深的丘疹或脓疱、硬结,皮肤呈黑红色,自觉不适和疼痛。肉芽肿性玫瑰痤疮是一种特殊性酒渣鼻,常发生在面部口周形成蝶状,玻片压诊呈黄褐色或果酱色样小结节。

【辨证分型】

1. **肺胃热盛证**

主症:红斑多发于鼻尖、两翼或连口唇,斑色鲜红,压之退色,自觉灼热、干燥,两颊潮红,遇风或饮食温热辛辣之品更甚,口干口渴,欲进冷饮,小便色黄,大便秘结难下;舌红,苔薄黄欠津,脉弦滑或数。

2. **热毒蕴肤证**

主症:在红斑基础上出现痤疮样丘疹、脓疱,色绛而硬,触之灼热,血络外张,面部灼痛不适;口干,便秘;舌红绛,苔黄,脉细数。

3. **气滞血瘀证**

主症:鼻部肥大成赘,呈结节状,毛孔粗大,状若草莓,甚则如瘤,色黯红,自觉麻木或刺痛;舌淡黯或深红偏紫,舌下脉络瘀紫曲张,脉沉缓稍涩。

【鉴别诊断】

1. **痤疮** 痤疮常有粉刺,而玫瑰痤疮有阵发性潮红及毛细血管扩张。玫瑰痤疮与痤疮也可重叠存在。

2. **脂溢性皮炎** 面部的脂溢性皮炎一般发生于前额部、眉弓、鼻唇沟或下颌部等皮脂腺丰富的部位,表现为黄红色斑片,玫瑰痤疮有阵发性潮红和毛细血管扩张。

3. **接触性皮炎** 接触性皮炎有明确的接触药品或化妆品病史,起病突然,瘙痒明显,红斑表现为持续性,无明显阵发性潮红现象。

4. **激素依赖性皮炎** 本病有长期的糖皮质激素或含糖皮质激素的护肤品使用史,在停用后 3 天左右出现明显的灼热、干燥、瘙痒等"难受三联症",但玫瑰痤疮患者长期误用糖皮质激素治疗也可逐渐出现上述症状。

5. **颜面粟粒性狼疮** 皮损特点为面颊部、鼻部或眼周圆形坚硬的丘疹或结节,呈半透明状,表面光滑,无阵发性潮红,无毛细血管扩张,用玻片按压时,呈苹果酱色。病理诊断可鉴别。

6. **红斑狼疮** 表现为持续性红斑或红斑块,无阵发性潮红。血清自身抗体检测或皮损组织病理检查可进一步鉴别。

【特色治疗】

1. **中药溻渍疗法**

适用人群:适用于玫瑰痤疮红斑与毛细血管扩张型、丘疹脓疱型。

操作步骤:用 6~8 层纱布或纯棉白色毛巾浸入新鲜配制的药液中,待吸透药液后,用大镊子取出,拧至不滴水为度,随即敷于患处,务必使其与皮损紧密接触,溻渍范围大小与皮损相当,每次 10 分钟左右,更换 3 次纱布或毛巾,2次/天。

常用药物:黄芩、黄连、金银花、连翘、大黄、马齿苋、桃仁、赤芍、丹皮等。

注意事项:注意药液温度不宜过高,避免刺激局部皮损,湿渍时纱布应与面部尽量贴合紧密,口鼻处留有呼吸孔。

2. 中药面膜疗法

适用人群:适用于玫瑰痤疮各型。

操作步骤:将中药饮片加工研粉(至少200目),按比例混合后用蒸馏水、矿泉水或绿茶水调成糊状,涂抹于患者颜面,避开眉眼及口唇,厚度为3~5mm,平敷15分钟左右,温水清洗干净,隔日一次。

常用药物:生石膏、炒黄芩、生地黄、柏子仁、赤芍、鱼腥草、大青叶、马齿苋、地榆等。

注意事项:注意面膜调制温度适度,避免敷用时间过长,温水洗净后使用润肤剂。

3. 中药涂擦

适用人群:适用于红斑与毛细血管扩张型、丘疹脓疱型、肥大增生型患者。

(1)鼻部有红斑、丘疹者,可用颠倒散洗剂面部外搽,3次/天,具有清热祛脂之效。

(2)鼻部有脓疱、结节者,可选用金黄膏于皮损局部涂搽,2~3次/天,可清热解毒,消肿散结。

(3)鼻赘形成者,可先以三棱针刺破放血,后用颠倒散外敷,1次/天,活血通络的同时清热凉血,解毒消肿。

操作步骤:将适量药膏或洗剂涂擦于局部皮损处,涂抹均匀,厚度为1~2mm。

注意事项:使用时避开眼周、鼻孔、口唇等黏膜交界或敏感部位,以防刺激黏膜、或呛吸误服。

4. 针灸治疗

(1)毫针疗法

适用人群:适用于各型玫瑰痤疮患者。

取穴:取印堂、迎香、地仓、承浆、颧髎,配禾髎、大迎、合谷、曲池,可随证加减穴位。

操作步骤:患者取坐位,进针后轻度捻转,留针20~30分钟,每天1次。

(2)毫火针疗法

适用人群:适用于红斑毛细血管扩张及丘疹脓疱型患者。

操作步骤:取局部皮损部位,碘伏消毒后,采用直径为0.25mm的1寸毫针,以酒精灯外焰烧红后迅速刺入皮损后出针,刺入深度控制在1mm以内。

注意事项:施针部位 24 小时内保持干燥,防止感染。刺入深度不宜过深,以免针刺部位形成凹陷性瘢痕,瘢痕体质禁用此法。

5. 拔罐疗法

适用人群:适用于早期红斑毛细血管扩张型、丘疹脓疱型的玫瑰痤疮患者。

辨证选穴:

①肺胃热盛

选穴:大椎、肺俞、风门、灵台等。

②热毒蕴肤

选穴:大椎、心俞、厥阴俞、肺俞等。

③气滞血瘀

选穴:血海、膈俞、魂门、至阳等。

(1)对各型玫瑰痤疮患者均可根据辨证行背部膀胱经游走罐、留罐治疗。

(2)刺血拔罐疗法:适用于各型玫瑰痤疮患者。

操作步骤:患者取坐位或俯卧位,根据辨证选穴定位后,在穴位上用小号三棱针点刺放血,闪火法拔罐,出血少许后取罐。

注意事项:面部穴位禁用,注意刺血部位消毒止血,对慢性贫血、凝血异常等基础疾病患者,或长期口服抗凝药物的患者等应详询病史后操作。

6. 耳针疗法

适用人群:适用于玫瑰痤疮各型情绪烦躁,或瘙痒、灼热明显,夜寐欠安者。

取穴:肺、心、肝、神门、肺俞、内分泌等腧穴。

方法:常规消毒耳郭,将医用胶布剪成 0.5cm×0.5cm 的小方块,用镊子把王不留行置于胶布中心,贴于穴位,并进行按压,嘱患者按压 2~3 次/天。每次 10~15 下,以耳部微热、微痛为度。3~5 天换贴 1 次,一般两侧交替取穴。

7. 刮痧疗法

适用人群:适用于玫瑰痤疮各型面部皮疹色红、灼热、刺痛感明显者。

操作步骤:患者取卧位,全身放松,以刮痧板蘸刮痧油,在患者后背部双膀胱经均匀刮拭至皮肤发红及皮下有瘀斑、瘀点为度,2 次刮痧需间隔 5 天以上,以皮肤痧退为标准。

注意事项:合并血小板减少、凝血异常的患者忌用此法,背部皮肤破损者慎用,以防皮肤感染。

【临床研究】

1. 丁小杰等观察火针疗法在玫瑰痤疮治疗中的临床疗效,选择 40 例玫瑰痤疮患者为研究对象并口服中药治疗,面部左侧皮损采用火针治疗,1 次/周,同时外用百多邦,2 次/天;面部右侧皮损单用百多邦。疗程 4 周。比较患者双侧面部治疗效果。结果火针治疗侧有效率为 100%,对照侧为 62.5%,两组比较差异具有统计学意义（$P<0.05$）。结论:火针治疗玫瑰痤疮疗效满意。

2. 罗丽娜等观察红蓝光联合中药面膜治疗玫瑰痤疮的临床治疗效果,方法:将纳入研究组的86例玫瑰痤疮患者按照完全随机分配的方法分为实验组与对照组,各43例。实验组患者给予红蓝光联合中药面膜治疗,对照组患者给予常规西药甲硝唑凝胶治疗,观察并记录实验组与对照组治疗后的临床治疗效果、临床症状积分、不良反应与复发情况。结果:治疗4周后,实验组患者的总有效率为83.7%高于对照组的53.5%,差异有统计学意义（$P<0.05$）;治疗后实验组临床症状积分(红斑、丘疹脓疱、瘙痒、毛细血管扩张、总积分)均低于治疗前和对照组（$P<0.05$）,实验组复发率低于对照组（$P<0.05$）,不良反应两组差异无统计学意义（$P>0.05$）。结论:中药面膜联合红蓝光治疗玫瑰痤疮起效快,疗效好,维持疗效时间长复发率低,不良反应少,值得临床推广。

3. 童丹丹等观察火针加放血疗法治疗丘疹脓疱期玫瑰痤疮的临床疗效,将90例患者随机分为治疗组（45例）和对照组（45例）。治疗组采取火针加放血疗法治疗,对照组用甲硝唑凝胶外擦治疗。治疗3周后观察疗效。结果:治疗组有效率为84.44%,对照组为55.56%,两组疗效差异具有统计学意义（$P<0.05$）。结论:火针加放血疗法治疗丘疹脓疱期玫瑰痤疮疗效显著。

参考文献

［1］丁小杰,蒋培,俞静,等.火针疗法在40例玫瑰痤疮治疗中的临床疗效观察［J］.上海医药,2017(19):52-54.

［2］罗丽娜,刘利红,张静,等.红蓝光联合中药面膜治疗玫瑰痤疮的临床观察［J］.湖南中医药大学学报,2017(12).

［3］童丹丹,张颜.火针加放血疗法治疗丘疹脓疱期玫瑰痤疮疗效观察［J］.四川中医,2016(8):162-164.

［4］中国医师协会皮肤科医师分会皮肤美容亚专业委员会.中国玫瑰痤疮诊疗专家共识(2016)［J］.中华皮肤科杂志,2017,50(3):156-161.

［5］李曰庆,何清湖.中医外科学［M］.北京:中国中医药出版社,2012.

［6］赵炳南,张志礼.简明中医皮肤病学［M］.北京:中国中医药出版社,2014.

［7］赵辨.中国临床皮肤病学［M］.南京:江苏科学技术出版社,2017.

［8］刘朝霞.刘红霞当代中医皮肤科临床家丛书(第三辑)［M］.北京:中国医药科技出版社:49-53.

［9］刘红霞.皮肤病中医外治技法［M］.北京:人民军医出版社:228-231.

（刘红霞　杨文皓）

第十一节　毛发疾病

一、斑秃

斑秃是一种突然发生于头部的局限性斑状脱发的疾病,病变处头皮正常,多无自觉症状,常无意中发现,本病病程缓慢,可自行缓解和复发。如整个头皮毛发迅速脱落称为全秃,严重者其他部位如眉毛、睫毛、胡须及毳毛均可脱落,称为普秃。《诸病源候论》中称本病为"鬼舔头",《外科正宗》中称本病为"油风",此后历代诸多医家认为斑秃的病因病机不外乎"血热风燥、肝郁血瘀、肝肾不足,气血亏虚"。

【病因病机】

血热生风,风火相煽,循经上窜巅顶,毛发失于阴血濡养,故成片脱落;肝主疏泄,情志不遂,肝气郁结,气血运行不畅,气滞血瘀,毛发因失去营养而脱落;忧思劳倦过度,饮食失调,损伤脾胃,或产后、病后脾胃虚弱,运化不及,则气血生化无源,血弱则不能濡养,毛根空虚,乃至成片脱落;肝肾不足,精血不化,血不养发,毛发生长无源,毛根空虚而发落。

【临床表现】

1. **进展期**　初起为1个或数个边界清楚的圆形、椭圆形或不规则形脱发区,甲盖或钱币大小,发干近端萎缩无光泽,末梢粗黑,周缘毛发疏松,搔抓易脱落,局部皮肤无炎症反应,平滑光亮。

2. **静止期**　靠近脱发斑边缘的头发不再松动,脱发区不再增多增大。

3. **恢复期**　新毛发长出,最初出现细软灰色的毳毛,继之长出黑色的终毛,并逐渐恢复正常,疾病自然痊愈。

【辨证分型】

1. **血热生风证**　青少年居多,突然脱发,常大片脱落,偶然头皮瘙痒,头皮部分烘热。伴口干、心烦、急躁。舌红,苔少,脉弦或数。

2. **肝郁血瘀证**　头皮刺痛,头发秃落,日久不生。病程较长,头发脱落前先有头痛或胸胁疼痛症,伴面色晦黯,抑郁太息,多思易虑,妇女有痛经,闭经或月经先后不定期。舌红,有瘀点、瘀斑,脉涩滞或沉细。

3. **气血两虚证**　多系病后、产后患者。脱发往往逐步加重,由小而大,由少到多,头皮松软光亮,轻拔即发落。伴面色少华,心悸气短,头昏眼花,倦怠无力,唇甲色白。舌质淡,苔薄白,脉虚弱。

4. **肝肾不足证**　发丝细软,大片状或弥漫性脱落,多见中年患者,或平素头发焦黄或花白,或平素体弱,或有脱发家族史,病程日久。伴头昏耳鸣,眩晕,腰膝酸软。舌淡、苔白或少,脉沉细。

【鉴别诊断】

1. 假性斑秃 头皮表面光滑发亮,萎缩如薄纸,略凹陷,毛囊口不清楚,脱发区边沿的头发不松动。

2. 脱发性毛囊炎 毛囊发生化脓性炎症,愈后局部出现萎缩性瘢痕,毛发不能再生长,易反复发作。

3. 梅毒性脱发 边缘不规则,虫蚀样改变,脱发不完全,数目较多,好发于枕后,有不洁性行为史,梅毒抗体检查阳性。

4. 白癣 好发于儿童,脱发区脱发不全,头发易折断,附有鳞屑,真菌检查阳性。

【特色治疗】

1. 涂擦疗法 治疗斑秃的外用中药剂型以酊剂为主,因酊剂芳香走窜,可使药力直达毛根,同时使用方便,容易清洁。酊剂制备方法:将中药打成粉末,加入 75% 乙醇 100ml,浸泡 5~7 天外涂。常用的药物有:白鲜皮、僵蚕、百部、紫草、红花、花椒、侧柏叶、干姜、生姜、何首乌、丹参、川芎、硫黄、凤凰衣、当归、补骨脂、斑蝥、穿山甲、钩藤、赤芍、旱莲草、雄黄等。

2. 针刺治疗

(1)毫针刺法

根据辨证取穴,达到滋补肝肾,益精填髓,补血活血,养血疏肝等作用。

操作方法:持不锈钢毫针,在选定的穴位处准确、快速进针,刺入常规深度后,患者感到酸麻胀痛的满意针感后留针 30 分钟。另外根据针刺的部位不同:有耳部取穴的耳针法,在皮损局部斑秃处围刺的围刺法等。

主穴:百会、膈俞、风池、太渊为主,配合阿是穴。

血虚风燥者多配足三里、气海,气滞血瘀者多加太冲、血海、内关、神门,肝肾不足者多选择肝俞、肾俞共同治疗。

(2)梅花针叩刺:梅花针叩刺斑秃部,具有祛风散邪、活血通络、调和气血的治疗作用,能够改善局部血液循环,以达到调和人体卫气营血的目的,促进毛发生长。

操作方法:操作者持消毒后的梅花针,以手腕的力量垂直向下叩击,沿脱发区域的边缘由外向内,螺旋叩刺 3~5 分钟,直至头皮潮红、轻微渗血为宜。也可以选取穴位:风池、百会、上星、率谷等治疗。

(3)火针刺法:火针点刺的治疗机制是通过皮肤—孙脉—络脉—经脉的传导,起到调整脏腑虚实、调和气血、通经活络等作用。

操作方法:火针在乙醇灯上烧至白而发亮,所刺部位消毒后,点刺穴位或者斑秃区的方法。

3. **穴位注射**　穴位注射是一种常用的辅助治疗手段,结合辨证取穴显示出其药物和穴位双重作用的特色和优势。常用的有复方丹参注射液、当归注射液等,常取穴位:风池、百会、上星、头围、合谷等。

操作方法:针尖对准穴位垂直刺入,再缓慢推进 1~1.5 寸,产生得气感应后回抽无血,即缓慢注入药物 1ml,有触电感时针体往外退出少许后注射。

4. **穴位埋线**　穴位埋线的治疗原理是"疏其血气,令其条达",包含"穴位封闭,针刺,机体组织损伤的后作用,留针(埋针)及组织疗法等"各种刺激效应。

操作方法:曝露患部即阿是穴,穴位处常规消毒,用 2% 利多卡因表皮局麻,再用无菌镊子取一段适当长度(视斑秃大小而定)的羊肠线从注射针头前端穿入后接针芯,左手按压穴旁绷紧皮肤,右手将注射针从局麻进针点成 15°~30° 角沿皮刺入,按斑秃大小掌握好深度、方向,然后边退针边推针芯,将羊肠线埋入穴位。

5. **灸法**　灸法可温通经络,活血化瘀,促进局部组织代谢。

操作方法:艾条灸的治疗多用点燃之艾条在斑秃之部位熏灸。或使用隔姜灸,将鲜生姜切成略大于患处、厚 2~3mm 的薄片,贴于患处,点燃艾条,隔姜悬灸。

【临床研究】

1. **中药外擦**　王满清等将 190 斑秃患者随机分成两组,治疗组 76 例,对照组 114 例,治疗组外擦神奇生发露(人参 10g、补骨脂 15g、桑椹子 15g、蛇蜕 3g、珍珠粉 6g,提炼出 60ml 的水溶液制冷,用樟脑 5g 加入 95% 的酒精 40ml 溶解后,再加入提炼出的 60ml 水溶液即可)每日早晚各擦一次,对照组口服养血生发胶囊及外用章光 101 等。疗程均为 1 个月,治疗组有效率 100%,痊愈率 95.61%,对照组的有效率为 82.6%,痊愈率 56.5%。

2. **针刺治疗**

(1)毫针针刺:朱启玉等将斑秃患者 86 例随机分成治疗组 43 例,对照组 35 例,治疗组体针加梅花针叩刺,体针取穴:肾俞、肝俞、太溪、三阴交、血海、膈俞、足三里、风池、百会、上星、率谷,并根据脱发部位归经配穴,额上者加内庭,头顶者加太冲,两侧者加外关,脑后者加后溪。隔日 1 次。对照组 35 例,口服胱氨酸片 0.1g,每日 3 次;维生素 B_1 20mg,每日 3 次,外用 2% 米诺地尔溶液,每日 2 次。两组均治疗 4 个月评定疗效。结果治疗组痊愈率 58.1%,总有效率 97.7%,对照组分别为 34.3%、77.1%。

(2)梅花针叩刺:林克将斑秃患者治疗组用梅花针叩击患处,3 天 1 次,同时用 10% 辣椒酊外搽患处及口服扶正女贞素片和步长脑心通胶囊,3 个月为 1 个疗程。对照组除不用梅花针治疗外,其余治疗方法同治疗组。结果治疗组在疗程结束时的有效率及疗程结束后 1 个月的有效率分别为 88.46% 及 84.62%,明显优于对照组的 69.5% 及 62.32%。

（3）火针刺法:付源鑫等将斑秃患者随机分为火针组 33 例和毫针组 34 例,施予不同疗法,每星期治疗 1 次,14 次为 1 个疗程,结果火针与毫针对斑秃均有良好效果,远期效果相当,但火针起效更快,疗程更短。

3. 穴位注射　戴红将 55 例斑秃患者随机分为两组,治疗组 30 例予丹参注射液 1.0ml 在足三里和三阴交穴位交替注射,1 次 / 周,同时外搽本院自制的生发醑制剂,2 次 / 天;对照组 25 例仅予外搽生发醑制剂,用法同治疗组,两组疗程均为 3 个月,治疗组有效率为 90%,对照组为 60%。

4. 穴位埋线　周秀莲将 60 例斑秃患者随机分为治疗组和对照组,每组 30 例。治疗组采用穴位埋线治疗,对照组采用口服西药治疗。主穴埋线视羊肠线吸收情况而定,一般 1 个月行 1 次埋线。配穴埋线治疗期 10~20 天埋线 1 次,4 次为 1 个疗程;巩固期 1 个月埋线 1 次,4 次为 1 个疗程。2 个疗程后观察疗效,治疗组总有效率为 93.5%,对照组总有效率 76.7%。

5. 灸法　文丽等将 92 例斑秃患者随机分成两组,治疗组 47 例,用梅花针叩打落发区,梅花针部叩击完毕后,再行艾条温和灸 20~30 分钟,每天 1 次,10 次为 1 疗程,疗程间隔 3~5 天。对照组内服维生素 B_1 20mg 日 3 次,外搽红椒酊每日 2 次,同样 10 次为 1 疗程。艾灸组有效率 97.87%,治愈率 55.31%,对照组有效率 62.22%,治愈率 37.78%。

【机制研究】

陈达灿等将 532 例斑秃患者,随机分成治疗组 319 例,采用中药益发制剂 A（制何首乌、女贞子、黄芪、山楂、蒲公英、崩大碗、甘草等）内服,每日三次,和益发制剂 B 外用酊（制刺五加、人参叶、花椒、侧柏叶、川芎、冰片等）外擦,每日两次。对照组 213 例,予胱氨酸 100mg、维生素 B_6 20mg、维生素 E 50mg 口服,每日三次,同时外搽 0.05 氮芥酒精。1 个月为一疗程,2 个疗程判断结果。治疗组治愈率 64.3%,总有效率 95.6%;对照组对照组治愈率 42.7%,总有效率 84.5%。实验研究结果显示:益发制剂能显著提高斑秃患者外周血抑制性 T 细胞水平,提高患者血清 IL-2 水平,调节患者体内 T 淋巴细胞亚群及其分布,增强机体免疫功能。

马平勃以生发灵酊（当归、西红花、侧柏叶、首乌、生地、赤芍、干姜）外搽治疗本病 280 例,结果痊愈 171 例,好转 92 例,总有效率 93.9%,疗效优于 2% 米诺地尔对照组,对照组 120 例,痊愈 58 例,好转 33 例,总有效率 75.8%。治疗后患者肿瘤坏死因子水平降低,抗核抗体、抗线粒体抗体等多种自身抗体得到阴转,提示生发灵酊可提高斑秃患者自身免疫功能,降低自身抗体的阳性率,从而有效治疗由自身免疫引起的斑秃。

参考文献

［1］范瑞强,邓丙成,杨志波.中医皮肤性病学［M］.北京:科学技术文献出版社,2010:607-610.

［2］王满清.神奇生发露治疗斑秃114例［J］.江西中医药,2012,43（12）:35.

［3］朱启玉,吴芳华.梅花针配合体针治疗斑秃疗效观察［J］.上海针灸杂志,2008,27(1):27-28.

［4］林克.梅花针联合内外用药治疗斑秃疗效观察［J］.中国皮肤性病学杂志,2006,20（10）:607-608.

［5］付源鑫,李岩,苑婷,等.火针治疗斑秃临床观察［J］.上海针灸杂志,2013,32(12):1032-1034.

［6］戴红.丹参穴位注射联合外用生发醑治疗斑秃疗效观察［J］.中国医学文摘(皮肤科学),2011,28(4):200-201.

［7］周秀莲,李卫东.穴位埋线治疗斑秃疗效观察［J］.上海针灸杂志,2009,28(7):397-398.

［8］文丽,何道钰.梅花针加灸治疗斑秃的临床观察［J］.针灸临床杂志,2000(5):36-37.

［9］陈达灿,胡东流.中药益发制剂治疗斑秃319例临床观察［J］.广州中医药大学学报,1996(3):41-43.

［10］马平勃.生发灵酊剂治疗斑秃280例［J］.医药导报,2003,2(6):385-386.

（单筠筠　温伟为　刘佳）

二、脂溢性脱发

脂溢性脱发即雄激素源性脱发,是临床常见的毛发疾病,多见于20~40岁男性,该病多表现为头发油腻、多屑、有明显瘙痒感,自额颞区开始,渐向顶部发展的渐进性脱发,枕区较少累及。属于中医学"发蛀脱发""蛀发癣"范畴。《黄帝内经》称之为"发堕""发落"等。

【病因病机】

脂溢性脱发属中医学"发蛀脱发"范畴。该病病程较长,多为虚实夹杂或本虚标实。本虚多为肾精亏损,精气不足,精血同源,精不化血,血不养发,发无生长之源而脱落。中医学认为"发为肾之候""发为血之余",发的生长全依赖于精和血。标实多为风、湿、热、瘀。过食肥甘厚味,损伤脾胃,脾失健运,水谷内停,湿郁化热,湿热交织,上蒸巅顶,瘀阻经脉,而致毛发失养脱落。或为素体血热,复感风邪,以致腠理不固,毛窍张开,风热之邪乘虚而入,日久化燥伤阴,阴血不能上荣巅顶荣养毛发,则毛根干涸,发焦脱落。

【临床表现】

本病主要发生于青壮年,而从事脑力劳动、长期夜间工作和活动的男性多见。女性也可罹患。初起患者多有不同程度的皮脂溢出,常伴有脱屑,或头皮瘙痒,继而头发稀疏脱落。但亦有少部分患者无上述症状而表现为毛发发黄、干枯、脱落。男性患者脱发主要是从前额及颞部两侧开始,前发线向后推移,前额变高,头顶毛发稀疏、毛发纤细、软弱、变短,脱发区头皮光亮如镜。女性患者大多以顶部脱发为主,程度较轻而缓。本病一般根据头发皮脂溢出明显、脱屑、瘙痒、头发稀疏脱落、头发变细弱、短软等可做出诊断。

【辨证分型】

1. **血虚风燥证**

主症:头发干燥,略有焦黄,稀疏脱落,搔之则有白屑叠飞,落之又生,自觉头部烘热,头皮瘙痒,口干咽燥,舌质红,苔黄,脉数。

2. **湿热熏蒸证**

主症:头发稀疏脱落,伴头发油腻或头垢明显,头皮光亮潮红,头屑较明显或伴瘙痒,口干口苦,胃纳差,烦躁易怒,舌质红,苔黄腻,脉弦滑。

3. **肝肾不足证**

主症:脱发多有家族遗传倾向,头发稀疏,脱落日久,脱发处头皮光亮或遗留少数稀疏细软短发,常伴眩晕失眠,记忆力差,腰膝软,夜尿频多,舌质淡红,苔少,脉沉细。偏阴虚者,常伴口干苦,五心烦热,梦多,遗泄,舌质红,脉细数。

【鉴别诊断】

1. **产后脱发** 约95%的女性在产后或停服避孕药后出现休止期脱发,表现为产后患者发现在枕头、衣服上脱落的头发增加。轻拉头发容易使毛干从毛囊脱离。镜检脱落毛干的近端,发现有休止期毛球(棒状发)。原因在于妊娠晚期雌性激素等增多,产后影响毛发生长周期各阶段的过渡,在分娩后4~20周,大量毛发同步地进入休止期而脱落。

2. **内分泌脱发** 其他内分泌疾患,如甲状腺功能低下或亢进,甲状旁腺或垂体功能低下、性腺功能减退症、糖尿病等均可致头发无光泽,弥漫性脱发。

3. **老年性脱发** 此种脱发是人体衰老的表现之一,看起来类似早秃,主要在额部和顶部,头皮可见萎缩变薄,腋毛和阴毛也有逐渐脱落和稀少的趋势,脱发和白发往往同时存在。一般见于55~60岁以上的中老年人。但由于遗传及个体差异,每个人发生老年性脱发的年龄不同,甚至差异很大。

【特色治疗】

1. **涂擦疗法**

(1)酊剂

1)辛香开窍,祛风止痒

常用药物:白芷25g,藁本20g,苦参20g,皂荚20g,芦荟20g,侧柏叶20g,龙葵20g,石榴皮20g,王不留行20g,当归20g,旱莲草20g。

2)清热化湿,健脾除脂

常用药物:白鲜皮20g,侧柏叶20g,生山楂20g,猪苓20g,蔓荆子20g,益母草 20g,白芥子 25g,白及 15g,白芷 15g,透骨草 10g,辛夷花 10g。

3）补肾填精,益气补血

常用药物:黄芪 30g,熟地 30g,红花 30g,何首乌 60g,当归 50g,丹参 50g,白芷 10g,白鲜皮 15g,路路通 15g,天麻 20g,桑叶 20g,侧柏叶 100g。

方法:以上中药加入 5%~15% 酒精中浸泡 21 天,用软毛刷或药棉蘸生发酊擦患处,以药液涂遍患处为度,涂药时轻轻按摩患处至局部有轻微热感为止,2~3 次 / 日。

（2）洗剂:中药外洗可以经皮肤渗透至毛囊周围及毛囊处,使气血充盛,经络通畅,毛发得以濡养,为有效的辅助治疗手段。湿热内蕴型可用龙胆泻肝汤外洗。血虚风燥型常用桑叶、麻叶、路路通、侧柏叶、透骨草、生首乌外洗。

2. 针刺治疗

（1）叩刺:可选用毫针、电针、皮肤针或梅花针叩刺穴位,激发经络功能,调整经络功能,调整脏腑气血,以达到防治疾病的目的。针灸叩刺治疗脱发主要在于疏通经络气机,进而起到行气活血化瘀,改善脱发区血液循环的功效。多选择百会、风池、上星、头维等穴位。此外,头为诸阳之汇,故毛发疾病与诸阳经关系密切。叩刺常辅以沿阳明经叩刺,多取足三里、三阴交、内庭等穴位以调脾胃,清热化湿浊。

方法:头皮微红轻度肿胀的脱发区采用轻叩手法;头皮无明显变化者采用中等刺激叩刺,使局部头皮潮红充血;头皮凹陷表面苍白光亮者采用重手法叩刺之少量渗血,每区 3~5 分钟。

（2）穴位嵌针:以清脾利湿,补肾安神,活血生发为配穴原则,常取穴位:百会、头维、三阴交、足三里、通天、上星、足窍阴。

方法:先行局部皮肤消毒,然后用镊子夹住针圈,将针尖对准穴位刺入,使环状针柄平整地留在皮肤上,用胶布固定,留置时间热天 1~2 天,冷天 3~7 天,每次中间间隔两天,一月为一疗程。

3. 穴位埋线联合艾灸　埋线是一种特殊的针刺方法,是将一种用特制的中药液浸泡过的异体蛋白植入穴位内,通过人体的排异反应及药物的吸收,形成对穴位的一种双重良性刺激,从而起到调整经络及阴阳气血的功效。

埋线常选取双侧的肾关穴、明黄穴、足三里穴,每月 1 次,3 个月为 1 个疗程;温灸盒灸选取少腹部的气海穴与关元穴区,每次 30 分钟,1 次 / 天,10 次为 1 个疗程。

【临床研究】

1. 中药外治

（1）酊剂:吕冬菊治疗脂溢性脱发采用消风生发酊（鲜侧柏叶、丹参、桂枝、干姜、葱白、生半夏、蛇床子、明矾),对照组给予采乐及 5% 硫黄软膏洗头治疗,共治疗 3 个月。经治疗后治疗组总有效率达 93.3%,疗效显著高于对照组(78.1%)。陈达灿对头屑多为主者,常选用止痒生发酊(鱼腥草、白芷、冰片、大风子、白鲜皮、甘草、薄荷等组成)外擦;以皮脂溢出明显、头发油腻者,则用祛脂生发酊(内含仙鹤草、藿香、侧柏叶、苦参、白鲜皮、花椒等)外擦患处,其效颇为显著。

(2)洗剂:杨顶权等用生发洗剂(丹参、苦参、何首乌、花椒等)治疗雄激素源性脱发 32 例,在治疗 6 个月和 12 个月后,生发洗剂组的总愈显率优于对照组。孙双等以祛风行气、养血活血为法,研制复方姜汁当归洗剂治疗 428 例脂溢性脱发。对比口服非那雄胺片组(232 例)及外用 2% 米诺地尔溶液组(231例),统计结果显示,治疗组总有效率为 78.63%,另外两组对照组平均有效率为76.25%,两组在疗程和疗效方面无显著性差异($P>0.05$),但就费用及安全性方面复方姜汁当归洗剂较低廉且安全性高。

(3)油膏:李庆勇等运用生发软膏(当归、干姜、赤芍、红花、生地、侧柏叶等药经加工制成)治疗脂溢性脱发,治疗方法为患者晚上洗干净头部后于患病头皮部擦上生发软膏适量(0.5~3g),同时配合按摩,每天 1 次。对照组为外用皮肤康洗剂洗头。按照《中药新药临床研究指导原则》制定的疗效标准,对照组有效率为 72.1%,治疗组有效率为 90.7%,两组总有效率比较差异有统计学意义($P<0.05$)。

2. 针刺治疗

(1)叩刺:杨伟群采用针刺配合梅花针治疗 12 例,头针取双风池、双头维、上星、百会,体针取双三阴交、双血海,并在针刺治疗后,顺头部的督脉、足三阳的经脉走向,从颈部向前额部行梅花针叩刺,10 例获愈,2 例显效。

(2)穴位嵌针:陈潍等选用穴位嵌针埋藏方法治疗脂溢性脱发,其中治疗组采用穴位嵌针埋藏联合口服养血生发胶囊,以清脾利湿、补肾安神、活血生发为配穴原则,取穴为百会、头维、三阴交、足三里、通天、上星、足窍阴,对照组仅口服养血生发胶囊。治疗 16 周后统计结果显示,治疗组和对照组的有效率分别为 90.7%、78%。

3. 穴位埋线联合艾灸　高建英等运用埋线结合艾灸辨证治疗 149 例脂溢性脱发患者。埋线选取双侧的肾关穴、明黄穴、足三里穴,每月 1 次,3 个月为 1 个疗程:温灸盒灸选取少腹部的气海穴区与关元穴区,每次 30 分钟,1 次 /天,10 次为 1 个疗程。以治疗前与治疗 1、3、6 个月后血清睾酮(T)、雌二醇(E2)及 T/E2 比值数值的差值减分率为观察指标。结果显示,149 例患者中,治疗 1、3、6 个月后,总有效例数分别为 53 例、53 例、82 例。表明埋线联合艾灸疗法近期及远期疗效可靠。

【机制研究】

现代药理学研究表明,丹参和黄芪都能加强毛囊营养,促进毛发再生,具有明确的促雌激素样作用,其中丹参尚有明显的抗雄激素活性作用。

哈斯其美格通过测量用药动物毛发长度观察中药"舒发康"(土荆皮、何首乌各 24g,丹参、熟地各 20g,红花 40g)对小鼠脂溢性脱发模型的影响。发现舒发康能扩张小鼠真皮浅层毛细血管,增强局部血量供应,改善局部微循环,使皮肤的毛细血管数目、管径、毛囊及棘层细胞数量得以增加,促进毛发生长和再生。

参考文献

[1] 魏武杰. 脂溢性脱发中医证治述要[J]. 职业与健康,2011,27(10):1165-1166.

[2] 吕冬菊,黄东明,黄春明. 消风生发酊治疗脂溢性脱发 105 例[J]. 陕西中医,2011,32(10):1339-1340.

[3] 刘维. 陈达灿教授论治脂溢性脱发经验集萃[J]. 中医药学刊,2004,22(1):1.

[4] 杨顶权,白彦萍,宋佩华. 生发洗剂治疗雄激素源性脱发 32 例临床研究[J]. 新中医,2008,4(3):32-33.

[5] 孙双,王育红,张芙娟,等. 复方姜汁当归洗剂的临床观察与分析[J]. 北方药学,2013,10(2):14-15.

[6] 李庆勇,李文兵. 生发软膏治疗脂溢性脱发的临床研究. 中医中药,2012,19(9):112-113.

[7] 杨伟群. 针刺配合梅花针治疗脂溢性脱发 12 例疗效观察[J]. 针灸临床杂志,1997,13(2):11-12.

[8] 陈潍. 脂溢性脱发中医外治法[J]. 中国医药导刊,2010,12(6):1082-1083.

[9] 高建英,杨阳,刘海金,等. 埋线配合艾灸及放血疗法治疗雄激素源性脱发 42 例临床观察[J]. 中医药导报,2013,19(10):55-57.

[10] 赵虹. 黄芪丹参为主治疗高雄激素血症的效果观察[J]. 现代中西医结合杂志,2005,14(4):466.

[11] 哈斯其美格. 中药"舒发康"治疗脂溢性脱发的实验研究[J]. 西北民族大学学报(自然科学版),2009,30(76):61-64.

(单筼筼　温伟为　刘佳)

第十二节　色素性皮肤病

一、黄褐斑

黄褐斑是指由于皮肤色素沉着而在面部呈现局限性褐色斑的皮肤病,以浅褐色或深褐色的色素斑点,一般对称地分布在眼周围附近、额部、颧颊部、鼻旁和口唇周围,边界清楚,未突出皮肤,无皮屑脱落,阳光照射会加深其色素,多数患者无自觉症状。中医学无黄褐斑之病名,属面尘、鼾黑斑、肝斑、蝴蝶斑、妊娠斑等范畴。"鼾黑斑"病名出自《外科正宗·女人面生鼾黑斑》,曰:"鼾黑斑者,水亏不能制火,血弱不能华肉,以致火燥结成黑斑,色枯不泽。宜朝服肾气丸,以滋化源,早晚以玉容丸洗之,兼戒忧思动火劳伤,日久减退。"

【病因病机】

本病多于肝、脾、肾三脏关系密切,气血精津不能荣养颜面为主要病机。

情志不畅导致肝郁气滞,气郁化热,熏蒸于面,灼伤阴血而生;或冲任失调,肝肾不足,水火不济,虚火上炎所致;或慢性疾病致营卫失和,气血运行不畅,气滞血瘀,面失所养而成;或饮食不节,忧思过度,损伤脾胃,脾失健运,湿热内生,熏蒸而致病。

【临床表现】

1. 男女均可发病,以青中年女性多见,皮损夏重冬轻。

2. 如发生于孕妇,多开始于孕后 2~5 个月,分娩后逐渐消失,但也有不消退者;对称发生于颜面,尤以两颊、额部、鼻、唇及颏等处为多见;皮损为淡褐色至深褐色、淡黑色斑片,大小不等,形状各异,孤立散在或融合成片,边缘较明显,一般多成蝴蝶状。

3. 无自觉症状,病程不定,慢性经过。

4. 临床分型

(1)面部中央型:最常见,皮损分布于前额、颊、上唇、鼻和下颌部。

(2)面颊型:皮损主要位于双侧颊部和鼻部。

(3)下颌型:皮损主要位于下颌,偶累及颈部 V 形区。

【辨证分型】

1. 肝郁气滞证

主症:多见于女性。斑色深褐,弥漫分布;伴有烦躁不安,胸胁胀满,经前乳房胀痛,月经不调,口苦咽干;舌质红,苔薄,脉弦细。

2. 肝肾不足证

主症:斑色褐黑,面色晦黯;伴有头晕耳鸣,腰膝酸软,失眠健忘,五心烦热;舌红,少苔,脉细。

3. 脾虚湿蕴证

主症:斑色灰褐,状如尘土附着,伴有疲乏无力,纳呆困倦,月经色淡,白带量多;舌质淡胖边有齿痕,苔白腻,脉濡或细。

4. 气滞血瘀证

主症:斑色灰褐或黑褐;多伴有慢性肝病病史,或月经色黯有血块,或痛经;舌质黯红有瘀斑,苔薄,脉涩。

【鉴别诊断】

1. **雀斑**　皮疹分散而不融合,斑点较小;夏重冬轻或消失;有家族史。

2. **阿狄森病**　色素沉着除发生于皮肤外,黏膜上也有褐黑色斑片;常伴有神疲乏力、怕冷、舌胖脉细等症状。

3. **焦油黑变病**　有长期接触煤焦油史;皮损主要在面颈部等暴露部位,呈弥漫性色素沉着;往往伴有痤疮样炎性反应。

4. **色素性化妆品皮炎**　有化妆品使用史;初期损害为淡褐色斑,以后逐渐加深,而呈深褐色、蓝黑色、黑色斑,呈弥漫状或斑片状,主要分布于颊部,严重者可扩及整个颜面。在色素斑中心往往呈网状结构。多数患者在发病初期和病程中反复致敏,出现轻度红斑、丘疹性皮疹,伴有不同程度的瘙痒。

5. **光线性扁平苔藓**　多见于热带或亚热带;皮损发生部位以前额外侧最常见,其次是手背、前臂、下口唇等,偶尔累及小腿、躯干、生殖器和口腔黏膜,头皮罕见,甲不受累;损害常不超过 10 个,呈 0.25~0.5cm 直径的环状损害,边缘略隆起,中央萎缩显紫蓝色。

【特色治疗】

1. **中药面膜疗法**

（1）用玉容散粉末搽面,早晚各 1 次。玉容散组成为白附子、密陀僧、牡蛎、茯苓、川芎。

（2）用茯苓粉,每日 1 匙,洗面或外搽,早晚各 1 次。

（3）白附子、白芷、滑石各 250g,共研细末,每日早晚蘸末搽面。

（4）赤芍、丹参、桃仁、红花、白及、僵蚕、白丁香、白附子等各等份,研成粉末,加适当基质配置成中药面膜,每次敷于面部 30 分钟,每日 1 次。

2. **中药熏蒸疗法**

常用药物:白芷、附子、茯苓、白僵蚕、密陀僧、红花、透骨草、八地金牛各等份。

方法:将患者面部洗净后用自制面部熏蒸仪进行治疗该机为一相对密封容器,治疗时将头部纳入容器内,机内设有自动控温装置,可根据患者病情、体质、耐受力等调节温度。以病人头面微汗出为佳,保持口鼻与外通气,蒸气温度控制于 35~42℃,每次治疗时间为 20 分钟,每日 1 次,30 次为 1 个疗程。

3. **面部刮痧疗法**

操作步骤:先清洁皮肤,再均匀涂抹润肤乳,按照额头、眼周、面颊、口周、鼻部、下颌的顺序,用刮痧板依次从面部中间向两侧沿肌肉纹理走向或顺应骨骼形态单方向刮拭。均以补法开始,逐渐过渡到平补平泻,在色斑、痛点处采用压力大速度慢的手法,刮致皮肤轻微发热或皮肤潮红即可,不求出痧,隔日1次,10次为1疗程,疗程间隔1周。

4. 中药喷雾加按摩疗法

常用药物:当归、川芎、丹参、熟地、柴胡、赤芍、红花、白术、茯苓、丹参、黄芪、菟丝子、生地、柏子仁、泽泻等。

方法:水煎药,取汁500ml,加入超生雾化器中,清洁面部后,中药喷雾15分钟,约350ml,然后用双手按面部经络循行路线按摩,并按压穴位。

5. 穴位注射

取穴:辨证选取肝俞、脾俞、血海、膈俞、肾俞、阴陵泉等。

方法:局部常规消毒,用5ml注射器、5号针头抽取1ml当归注射液(或者黄芪注射液),迅速刺入穴,每穴回抽无血后注入药物1ml,注射完毕稍压片刻。隔日1次,10次为一个疗程。

6. 穴位埋线

取穴:肺俞、肝俞、脾俞、血海、膈俞、肾俞、双侧三阴交、足三里以及面部皮损处。

方法:穴位皮肤用碘伏常规消毒,将羊肠线剪至1cm长置于埋线针内,根据穴位肌肉的丰厚程度决定进针深度,推针刺于穴位肌肉内,产生针感后,一边向外拔埋线针,一边向内推针芯,把羊肠线注入穴位内,出针,按压针孔,不出血后贴创可贴,12小时后揭掉创可贴,20~30天治疗1次,3次为一个疗程。

7. 针灸治疗

(1)体针

取穴:主穴:肝俞、肾俞、风池。

配穴:迎香、太阳、曲池、血海为辅穴。肝郁加内关、太冲;脾虚加足三里、气海;肾虚加三阴交、阴陵泉。

方法:毫针刺入,留针20分钟,每日一次,10次为一个疗程。

(2)耳针

取穴:主穴:面颊区、肺、内分泌、皮质下、内生殖器、肾、心、神门。

方法:毫针刺入,留针30分钟,每10分钟行针1次,两耳交替使用,隔日1次,10次为1疗程。

8. 耳尖放血

取穴:内分泌、皮质下、热穴。

方法:消毒皮肤后用三棱针尖刺破至微处血,再以消毒棉球覆盖。

9. 耳穴贴压

取穴:内分泌、肺、心、肝、脾、肾、内生殖器。

方法:以王不留行置于6mm×6mm的胶布上,贴于耳穴并按压。嘱患者按压 3~4 次 / 日,2~3 分钟 / 次,以耳部微热、微痛为度,每周更换 1 次,双耳交替,5 次为 1 疗程。

10. 耳背割治

操作步骤:按摩双耳数分钟后,用 75% 酒精或碘伏常规消毒。根据面部皮损分布情况在耳部相应穴位取穴。用采血针、三棱针或手术刀片将耳部皮肤横向划开 3mm 左右切口,每处出血 2~3 滴为宜。操作要轻、快、浅,切忌伤及软骨,术毕用 75% 酒精擦拭局部皮肤,不必盖敷料,一般切口 2~3 天即可愈合,每次只在一侧治疗,下次改在另一侧操作,两侧治疗,此疗法每周 1 次,4 次为 1 疗程,若治疗 1 疗程有效而未愈者,可继续第 2 疗程。

11. 刺血拔罐疗法

主穴:背部膀胱经、督脉的相应穴位,大椎至长强,大杼至百环俞。

方法:首先将火罐拔在大椎或大杼穴上,循经由上向下走罐,再取瘀点较大的 5~7 个用梅花针叩打,隔日 1 次,10 次为一个疗程。

【临床研究】

1. **中药面膜疗法** 李晓红等采用自制祛斑散面膜(当归、川芎、白蒺藜、白芷、白僵蚕、黄芩、白蜜、淫羊藿等)治疗黄褐斑 35 例。方法:将上述药物烘干,粉碎为细末,过 100 目筛,消毒后分装备用。用前洁面,取药粉适量,兑入蜂蜜,加少许清水,调成糊状,均匀涂于面部,约 30 分钟,用清水洗净,每天 1 次,治疗 2 个月。对照组 34 例则予维生素 E 均匀敷于皮损区。结果:总有效率治疗组为 91.43%,而对而对照组为 52.94%,两组比较,差异有统计学意义($P<0.01$)。

2. **中药熏蒸疗法** 王明跃将 60 例黄褐斑患者随机分组为对照组和实验组,对照组采用外敷(自制七子白散:白僵蚕 30g、白茯苓 30g、白术 30g、白及 30g、当归 30g、红花 15g、三七 15g)及内服中药治疗,观察组采用熏蒸、外敷、内服中药治疗,3 个月后,对照组的有效率为 48.58%,观察组的有效率为 70%,两组有效率存在统计学差异。

3. **面部刮痧疗法** 李巧颖等用面部刮痧治疗黄褐斑,将患者随机分为治疗组 40 例,对照组 36 例,均口服维生素 C 和维生素 E,治疗组加用面部刮痧。1 周 2 次,4 周为 1 个疗程,3 个疗程后总有效率治疗组为 75%,对照组为 52.8%,治疗组疗效明显优于对照组($P<0.05$)。

4. **中药喷雾加按摩疗法** 李琛等采用中药喷雾加面部经穴按摩治疗黄褐斑 30 例,中药基本方为:当归 12g、川芎 15g、丹参 12g、熟地黄 12g。肝郁气滞型加柴胡 5g、赤芍 9g、红花 9g;脾虚型加白术 9g、茯苓 12g、黄芪 15g;肾阴不足型加菟丝子 15g、生地黄 30g、柏子仁 15g、泽泻 12g。水煎,取汁 500ml,加入超声雾化器中,清洁面部后,中药喷雾 15 分钟,约 350ml,面部循经(重点为阳明经穴）按摩 15~20 分钟，每周 2 次。对照组 60 例则单独使用祛斑霜（院制剂）每天外擦 3 次，结果：总有效率治疗组为 93.33%，对照组为 75%，两组比较，差异有统计学意义（*P*<0.01）。

5. 穴位注射疗法　朱进等采用穴位注射丹参联合中药面膜及左旋维生素 C 外用治疗黄褐斑，将 100 例黄褐斑患者随机分为治疗组（A 组）、对照组（B 组）各 50 例。A 组取双侧肝俞、膈俞、肾俞、脾俞穴，嘱患者俯卧位，常规消毒皮肤后，取 1ml 注射器及 4.5 号针头抽取丹参注射液 1ml，针尖稍斜向脊柱方向刺入穴位，注射深度约 0.5~1.0cm，提插捻转至"得气"后稍抽吸，无回血再缓慢注入药液 1ml，后用棉球按压片刻。每周 2 次，疗程为 12 周。自制中药面膜按茯苓：火麻仁：杏仁 =2：1：0.5 配制。用蛋清和牛奶调匀成糊状，敷于面部色斑处，每次保留 30~45 分钟，每天 1 次。后用左旋维生素 C 肌肤修复保湿精华液涂于患处，每天 1 次，共治疗 12 周。结果显示，A 组基本治愈 36 例，显效 7 例；B 组基本治愈 23 例，显效 15 例。基本治愈率和显效率 A 组明显高于 B 组，差异有统计学意义（*P*<0.05）。

6. 穴位埋线疗法　李芳莉等采用耳穴贴压治疗黄褐斑，主穴：取内分泌、肝、脾、肾、面颊；配穴：取肺、肠、交感、神门、内生殖器；主穴均取，配穴随症选 1~2 个。方法：用酒精棉球在耳郭部脱脂，用 0.5cm × 0.5cm 大小的胶布将王不留行籽固定于穴部，1 次选 1 侧，3 天后换另一侧。嘱患者每天按压 2 次，每次 3~5 分钟。2 次为 1 个疗程，疗程间休息 3 天。经治疗后，疗效显著。

7. 针灸治疗

（1）体针疗法：江燕等采用针灸治疗黄褐斑 180 例。取穴：肝郁气滞型以足三里、三阴交、太冲、行间、阴陵泉等肝胆经络穴位为主；脾胃湿热型以上脘、中脘、下脘、足三里、胃俞、脾俞、三阴交等脾胃经络穴位为主；心肾两虚型以太溪、气海、关元、颧髎、内关、心俞、肾俞等肾经、任督二脉穴位为主。配穴：肝郁配大敦、太冲，脾虚加血海，肾虚加复溜等，每次 2 穴，交替使用。行针 15~30 分钟，每 5~10 分钟行针 1 次，每天或隔天 1 次，10 次为 1 个疗程。治疗 1~6 个月，结果显示，基本痊愈 100 例，显效 80 例，有效率达 100%。

（2）耳针针刺：陈天芳采用耳针为主治疗黄褐斑 36 例，取耳穴：面颊区、肺、内分泌、皮质下、内生殖器、肾、心、神门。每次选穴 5~6 个，消毒后，用 0.5 寸 30 号不锈钢针在选好的穴区内寻找敏感点，然后快速刺入至软骨膜得气后，留针 30 分钟，10 分钟行针 1 次，两耳交替使用，隔日 1 次，0 次为 1 疗程，同时口服维生素 E、维生素 C，1 粒 / 次，经治疗后，治愈 25 例，占 69.0%；好转 8 例，占 22.0%；无效 3 例，占 9.0%。总有效率 91.0%。

8. 耳尖放血　吴艳等对 60 例黄褐斑患者在耳部选取神门、交感、肝、脾、内分泌、外肺、子宫、面颊 8 穴，治疗前先用手指揉捏耳郭 3 分钟。然后点刺放血,出血后用力挤压,出血 10~20 滴,并配合局部阿是穴围刺。结果基本治愈 20 例,显效 26 例,好转 10 例,无效 4 例,总有效率 93.3%。

9. 耳穴贴压疗法 刘丽等采用耳穴贴压法治疗黄褐斑,取穴:肺、心、内分泌、肝、脾、肾、内生殖器。以王不留行置于 6mm×6mm 的胶布上,贴于耳穴并按。嘱患者按压 3~4 次/天,2~3 分钟/次,以耳部微热、微痛为度。每周更换 1 次,双耳交替,5 次为 1 疗程,经治疗后,疗效显著。

10. 刺血拔罐疗法 张海山采用针刺阿是穴、血海、三阴交等及背部督脉、足太阳膀胱经走罐,走罐后在大椎、肺俞、膈俞、心俞、肝俞及其附近紫较重处刺络放血治疗黄褐斑 90 例,对照组 86 例口服维生素 E 和维生素 C 治疗。3 个疗程后,针刺走罐刺络组总有效率为 96.7%,药物组总有效率为 51.2%,两组疗效有显著差异($P<0.05$),结果显示针刺走罐刺络对黄褐斑的疗效明显优于药物治疗。

11. 耳背割治敷药法 赵昱把黄褐斑分为肝气郁滞、脾胃湿热、阴虚火旺三型,根据耳穴理论辨证选取穴位,用刀片在相应穴位上划刺出血,然后敷以自制的活血化瘀的中药粉末(主要成分为熊胆、三七、大黄、白及、冰片等量),然后用胶布固定,保持 24 小时,每周 2 次,10 次为一疗程,结果治疗 40 例效果满意。

【机制研究】

梁爽等在临床研究中观察到,针刺能调节内分泌,提高人体电位能,促进局部皮肤血液循环,加强表皮细胞的新陈代谢,提高 SOD 活性,清除体内堆积的过多的 OFR,降低血清 E3 水平,抑制黑色素细胞活性,从而消除斑点和色素沉着。

沈丹丹等研究表明,通过针刺或艾灸、穴敷等刺激经络,不仅达到活血化瘀的目的,还可以提高人体 SOD 的活性,增强抗氧化及解毒消斑的能力。

参考文献

[1] 何黎,朱丽萍,顾华,涂颖. 黄褐斑诊疗研究进展[J]. 皮肤病与性病,2015,37(6):319-321.

[2] 范瑞强,邓丙戌,杨志波. 中医皮肤性病学[M]. 北京:科学技术文献出版社,2010:473-475.

[3] 张晨,张虹亚. 黄褐斑的中医药研究进展[J]. 中医药临床杂志,2015,27(6):886-889.

[4] 胡泓,马顺民,孙晓嘉. 中药熏蒸结合中药外敷及内服治疗黄褐斑疗效观察[J]. 中国医疗美容,2017,7(8):85-88.

[5] 莫励敏. 面部刮痧治疗黄褐斑 60 例[J]. 中国民间疗法,2013,21(7):18.

［6］代维维,张丽飞,罗祥,等.中医外治黄褐斑的研究进展［J］.湖南中医杂志,2017,33(2):169-171.

［7］邓澜,郑传华,吴志超.穴位注射结合面部刮痧治疗黄褐斑的临床观察［J］.湖北中医杂志,2014,36(8):65.

［8］任晓艳.穴位埋线治疗黄褐斑865例疗效观察［J］.中国针灸,2004,24(S1):94-95.

［9］常俊梅.黄褐斑中医治疗进展［J］.中国现代医生,2008(6):74-75+152.

［10］陈瑜,吴闽枫,李福伦.黄褐斑中医治法研究进展［J］.中国民族民间医药,2016,25(15):33-36.

［11］李晓红,张书军.自制祛斑散外用治疗黄褐斑69例［J］.中国中医药现代远程教育,2014,12(6):43-44.

［12］王明跃.中药熏蒸结合中药外敷及内服治疗黄褐斑疗效观察［J］.中国继续医学教育,2015,7(6):252.

［13］李巧颖,李润.面部刮痧为主治疗黄褐斑40例观察［J］.实用中医药杂志,2011,27(2):108-109.

［14］李琛,李月敏.中药喷雾加面部经穴按摩治疗黄褐斑30例［J］.山西中医,2002,18(1):42.

［15］朱进,叶伟,李宗超.穴位注射丹参联合中药面膜及左旋维生素C外用治疗黄褐斑的临床观察［J］.中国药房,2014,25(23):2162-2164.

［16］李芳莉,吴昊.耳穴贴压配合中药面膜外敷治疗黄褐斑疗效观察［J］.针灸临床杂志,2005,21(11):17.

［17］江燕,吴宁.针灸治疗黄褐斑180例临床疗效观察［J］.内蒙古中医药,2014,33(20):66-67.

［18］陈天芳.耳针为主治疗黄褐斑36例［J］.实用中医内科杂志,2006,20(3):326.

［19］吴艳,黄蜀,童丹丹,等.耳尖放血配合局部围刺治疗气滞血瘀型黄褐斑60例［J］.中医外治杂志,2010,19(3):11.

［20］刘丽,李文丽.耳穴贴压配合针刺治疗女性黄褐斑50例［J］.陕西中医,2009,30(3):331-332.

［21］张海山,高希言.针刺走罐刺络治疗黄褐斑疗效观察［J］.中国针灸,2009,29(2):119-121.

［22］梁爽,许岳亭,黄凯裕,等.滚针治疗黄褐斑相关机制的研究进展［J］.江苏中医药,2017,49(6):83-85.

［23］沈丹丹,喻治达,王万春,等.经络理论及针灸治疗黄褐斑研究进展［J］.中国医学文摘(皮肤科学),2015,32(5):551.

(闫小宁)

二、黑变病

皮肤黑变病是一组以暴露部位皮肤色素沉着为主的皮肤疾病,中医学无特定病名,属"黧黑斑""面尘""黑痒"范畴。其中,"黧黑斑"首见于《外科正宗》,其文:"黧黑斑者,水亏不能制火,血弱不能华肉,以致火燥结成黑斑,色枯不泽。"《医宗金鉴》:"此证一名黧黑斑,初起色如尘垢,日久黑似煤形。大小不一,小者如粟粒、赤豆,大者似莲子、芡实,或长或斜或圆,与皮肤相平。"《外科证治全书》云:"面尘,面色如尘垢,日久煤黑,形枯不泽。"

【病因病机】

本病与肝、脾、肾三脏关系密切,气血不能上荣于面为主要病机。

情志不畅导致肝郁气滞,气郁化热,熏蒸于面,灼伤阴血而生,或冲任失调,肝肾不足,水火不济,虚火上炎;或慢性疾病所致营卫失和,气血运行不畅,气滞血瘀,面失所养而成;或饮食不节,忧思过度,损伤脾胃,脾失健运,湿热内生,熏蒸而致病。

【临床表现】

1. **瑞尔黑变病**　使用劣质化妆品或长期营养不良,表现为毛孔周围淡褐色至紫褐色斑,排列呈网点状,逐渐融合成大小不一斑片,上覆微细的粉状鳞屑,可伴有毛囊性角化过度,初期局部潮红,常伴有瘙痒或灼热感。

2. **焦油黑变病**　是一种职业性皮肤病,表现为暴露部位的炎症性红斑水肿,偶见小水疱,伴灼热和瘙痒感,之后发展为弥漫性或网状的青灰色到黯褐色色素沉着,可伴有毛细血管扩张,毛囊性角化,苔藓样丘疹等改变。

3. **摩擦黑变病**　色素沉着局限于易受摩擦部位,呈弥漫分布的网状淡褐色至黯褐色斑,境界较清楚,形状与局部骨隆起处皮肤形状大体一致。

【辨证分型】

1. **脾虚失运证**

主症:面部及四肢褐色斑片,色灰黯少华,食少纳差,食后脘腹胀满,倦怠乏力,气弱懒言,大便溏薄。舌质淡,边有齿痕,苔白,脉沉细。

2. **肾阴虚证**

主症:斑色灰黑如煤,伴腰膝酸软乏力,头昏耳鸣,潮热盗汗,月经量少或无。舌质淡或微红,苔薄白或无苔,脉沉细。

3. **肾阳虚证**

主症:灰黑色斑片,分布于颜面、颈周、脐周、腰腹等处,皮损境界不清,伴面色晦黯、小便清长、形寒肢冷,舌淡胖,尺脉细弱。

4. **肝郁气滞证**

主症:皮损表现为额、颊、颔、颈部红褐色斑片,大小不一,多少不等,上覆细薄鳞屑,略有瘙痒感,伴心烦易怒,善太息,食欲不振,经行不畅,腹胀腹痛,舌黯红,苔薄黄,脉弦数或弦涩。

5. 外邪侵袭证

主症:由于六淫侵袭,肺气不降,宣发无力,浊滞面部而致。症见面部黑斑,以面颊为著,口干咽燥,咳嗽胸闷,咯痰色白,气短乏力,脉象浮数,舌质淡,苔薄白。

【鉴别诊断】

1. **黄褐斑**　色素沉着部位多位于双颧突出部位和前额,广泛性发展者可类似本病,但黄褐斑的黑素体仅沉着在表皮内,故为纯褐色,且境界鲜明,亦无炎症表现及全身症状。

2. **Addison 病**　色素沉着呈全身性,黏膜及皱襞处明显,无炎症表现,伴有肾上腺功能低下引起的全身症状。

3. **Civatte 皮肤异色病**　好发于更年期妇女,皮损对称分布于面部、颈侧,偶见于前胸上部、前臂,尤以耳后乳突为著,表现为青铜色或红褐色色素斑,并伴有显著毛细血管扩张和浅表轻度萎缩淡白色斑点,病情随着年龄增长而缓慢发展,无明显自觉症状,组织病理类似多形日光疹。

【特色治疗】

1. 面部刮痧

适用人群:面部黑斑较重者。面部刮痧有活血化瘀,舒筋通络,排出毒素的作用。

操作步骤:先在面部均匀搽上刮痧乳,用牛角刮痧板按顺序从额头中心至太阳穴,2~3 次;从迎香穴至下关穴,从地仓至听宫穴,2~3 次;从承浆至听会穴,2~3 次;从翳风沿胸锁乳突肌外侧至锁骨,2~3 次;一周一次,15 次一个疗程。

2. 中药面膜

适用人群:面部黑斑较重者。

常用药物:

(1)云南大理中医院皮肤科方:桃仁、红花、白芷、白薇、白术、当归、绿豆适量研末,再加入滑石粉,开水调和,温凉时再外敷面部,20 分钟后洗掉,一周一次,15 次一个疗程。

(2)白鲜皮 70g,白蒺藜 30g,白僵蚕 45g,白附子 30g,桃仁 45g,杏仁 45g,大贝 30g,白芷 30g,桑叶 10g,皂角 1 个。上药共研细粉,用蜂蜜水调敷,敷药后以面部微热感为宜。

(3)玉容散(《医宗金鉴》):甘松、山奈、香茅、白僵蚕、白及、白附子、天花粉、防风、香白芷共研细末。

（4）摩风膏方（《太平圣惠方》）：黄连、细辛、当归、杏仁去皮尖，为霜、防风、松脂各五钱，白芷、黄蜡各一两，麻油四两。

（5）天津市中医药研究院方：白芷、白及、白茯苓、当归、白附子，共研细末，过120目，加入一定量氧化锌、滑石粉、石膏粉，取5~10g调成糊状，避开眉毛、眼睛敷面、颈部要薄敷，20分钟后洗净，5天1次，4次为1疗程。

（6）美白祛斑方：白芷、丹参、红花、白僵蚕、珍珠粉等共研细末，取15g，调成糊状均匀涂于面部避开眼睛，外敷30分钟。

以上均可配合倒模技术使用。也可配合雾化治疗：先用清水洁面后拭干，将面膜糊涂于患处，然后用离子喷雾器熏蒸患处5分钟，使毛孔充分扩张，促进血液循环加速药物的吸收。30分钟后清水洗掉，隔日1次，15天为1疗程。

3. 中药涂擦及外洗

适用人群：黑斑面积较大者。

常用药物：

（1）白术醋搽剂：生白术40g（末）、陈醋250ml浸泡7天后制成白术醋剂，泡2周后患部外涂，每日2次，皮肤有破溃者禁用。

（2）祛斑洗剂：白薇10g、白附子10g、白鲜皮10g、白及10g、白僵蚕10g、白芷10g、白术10g、白蔹10g、白扁豆10g，煎汤外洗。

4. 针灸治疗

适用人群：黑斑面积较大伴全身症状者。

（1）毫针针刺

取穴：以肝经、肾经、脾经穴位为主。

方法：风池、肺俞、膈俞、肝俞、脾俞、肾俞为一个体位，百会、曲池、手三里、血海、足三里、阴陵泉、三阴交、太溪、太冲，病变部位围针为第二个体位。手法采用平补平泻。隔日1次，1个月为一疗程。

血瘀证者：主穴为肝俞、肾俞、脾俞、风池、丰隆。配穴为太冲、蠡沟、京门、足三里。

方法：为肝俞、肾俞、脾俞用补法，风池、丰隆用泻法，太冲、蠡沟、京门、命门、足三里用补法，留针15~20分钟，隔日1次。

（2）梅花针叩刺

方法：在病变区域采取隔日梅花针叩刺，强度以皮肤有血珠渗出即可，叩刺后以火罐放血。

（3）灸法

方法：在病变部位或腧穴隔药饼艾炷灸，灸至热甚即可，每周施灸2次。

（4）耳穴压豆法

主穴：心、胃、面颊、内分泌、肝。

配穴:神门、肺、肾、耳中、风溪、缘中。

方法:每次选用主穴与 2~3 个配穴,用穴位诊断治疗仪探测所选穴位敏感点进行耳穴贴压,两耳交替治疗。

(5)穴位注射治疗

主穴:肺俞、心俞、肝俞、肾俞、阿是穴等。

配穴:太阳、颊车、印堂、地仓、四白、翳风、百会等。

常用药物:当归、川芎、丹参、胎盘组织液、维丁胶性钙单味针剂,得宝松或倍他米松穴位注射。

方法:中药每支含生药 2g,每次穴注 2 对穴,每次 2 支。治疗以 10 次为一疗程,疗程间休息 2~3 天,5~6 疗程间休息 15~20 天,一般需要 20~25 个疗程。复方倍他米松注射液 1ml 稀释于 2% 利多卡因注射液 2~5ml 中制备成封闭液,依据皮损的部位、范围和就近取穴的原则选择 1~6 个穴位进行注射。选定穴位后,常规消毒皮肤,注射针头垂直刺入穴位 0.5~2 寸"得气"(患者感觉针刺部位酸困、沉胀或放射性麻木)后,抽吸无回血后,方可缓慢将封闭液注入穴位,注射完毕拔针后压迫针眼 1~2 分钟。

注意事项:得宝松用量一次不得超过 1ml,每 3~4 周一次。

(6)穴位埋线

主穴:肝俞、太冲、血海、合谷、足三里、三阴交。

方法:穴位常规消毒,按穴位深度选取 0.5~1cm 羊肠线,用无菌镊将羊肠线装入埋线针前端,将埋线针刺入穴位,有针感后埋入羊肠线,羊肠线不得露出皮肤,出针后用贴敷包扎,每隔 15 天治疗一次,6 次一疗程。

5. 中药超声波雾化

适用人群:颜面部黑斑较重者。

操作步骤:川芎、丹参提取液、清开灵注射液等用 100ml 生理盐水稀释后装入雾化机,喷涂于患处 20~30 分钟。

6. 推拿按摩治疗

适用人群:黑斑面积较大伴全身症状者。

(1)腹部按摩

方法:用腹部按摩常规手法,指腹或手掌贴紧皮肤,手掌揉脐周 3~5 分钟,至掌下微汗,用食指和中指揉按左右天枢穴,并按病人体位方向上下拨动,使指感上行至咽喉,下至会阴。时间为 2~3 分钟,以调理中气;用大指揉按梁门、中脘、巨阙、建里穴区,以宽胸降逆,调理中气。按揉点压以指下微汗和柔软为佳,时间为 2~3 分钟。

(2)腰背部推按

方法:腰背部常规手法推按,以直推和分推为主,时间为 3~5 分钟。重点推按肝俞、胆俞、肾俞、脾俞等穴区至穴区感觉酸疼为宜。

【临床研究】

1. 面膜配合面部刮痧　蒋江等曾用中药面膜配合刮痧及内服中药治疗黑变病 30 例,其中治愈 20 例,显效 6 例,有效 4 例,提示中医综合治疗疗效较佳。

2. 穴位埋线　杨斌等曾用穴位埋线配合内服中药治疗黑变病 30 例,穴位选取:肝俞、太冲、合谷、血海、足三里、三阴交。每隔 15 天治疗一次,6 次一疗程。其中治愈 9 例,显效 16 例,好转 3 例,无效 2 例,总有效率 83.3%。

3. 针刺配合穴位注射　欧阳群等应用针刺与药物针剂穴位注射的方法治疗本病 100 例,针刺选取大椎、曲池、血海、足三里、三阴交、耳穴神门、交感、肾上腺、内分泌、皮质下、子宫、肺、心、肝、肾等。穴位注射选取肺俞、心俞、肝俞、肾俞等。取得较满意疗效,治疗结果为临床治愈 16 例,显效 39 例,好转 40 例,总显效率为 55%。

4. 其他　林育辉等人采用耳穴压丸法配合梅花针叩刺治疗重症黑变病一例,取得较好疗效。曹翠忠用推拿按摩治疗全身泛发黑变病一例,疗效较佳。

参考文献

[1] 蒋江 . 面部黑变病中医综合治疗的体会[J]. 黑龙江中医药,2012,11:28.

[2] 魏武杰,余小枫 . 综合疗法治疗瑞尔氏黑变病[J]. 辽宁中医杂志,2000,27(10):462.

[3] 张瑞 . 中西医结合治疗瑞尔氏黑变病 1 例[J]. 皮肤病与性病,2005,27(2):54-55.

[4] 杨斌,杨芳芳,朱林学 . 穴位埋线联合中药方治疗黑变病临床观察[J]. 2010(37):262-263.

[5] 欧阳群 . 针刺、穴注治疗黛黑斑 100 例临床疗效报道[A]. 世界针灸学会联合会成立暨第一届世界针灸学术大会论文摘要选编,1987:106-107.

[6] 林育辉,汤祖卓,邓新霞 . 耳穴压丸法结合梅花针治疗黑变病 1 例[J]. 中国针灸,2002年增刊:207-208.

[7] 曹翠忠 . 中医按摩治疗黑变病 1 例[J]. 中医杂志,1998(5):51.

（闫小宁）

三、白癜风

白癜风是指以皮肤出现大小不同、形态各异的白斑为主要临床表现的后天性局限性色素脱失性皮肤病。临床特点为皮肤白斑可发生于任何部位、任何年龄,单侧或对称,大小不等,形态各异,与周围正常皮肤的交界处有色素沉淀圈、边界清楚;亦可泛发全身;慢性病程,易诊难治,本病深肤色人群较浅肤色者发病率高。中医属"白癜""白驳""斑白""斑驳"等范畴。"白癜"之名首见于《诸病源候论·白癜候》:"白癜者,面及颈项身体皮肤肉色变白,与肉色不同,亦不痒痛,谓之白癜。"

【病因病机】

本病总由气血失和、脉络瘀阻所致。情志内伤,肝气郁结,气机不畅,复受风邪,搏于肌脉;或素体肝肾虚弱,或亡精失血,伤及肝肾,致肝肾不足,外邪侵入,郁于肌肤;或跌打损伤,化学灼伤,络脉瘀阻,毛窍闭塞,肌肤腠理失养,酿成白斑。

【临床表现】

皮损呈白色或乳白色斑点或斑片,逐渐扩大,边界清楚,周边色素常反见增加,患处毛发亦可变白。皮损大小不等,形态各异,常融合成片。本病男女皆可罹患,可发于任何年龄、任何部位,尤以暴露及摩擦损伤部位多见,可对称或单侧分布,亦可沿神经走行呈节段性分布。泛发全身者可仅存少许正常皮肤。患处皮肤光滑,无脱屑、萎缩等变化,无明显自觉症状,有的皮损中心可出现色素岛状褐色斑点,进展期正常皮肤可出现"同形反应",病程慢性迁延,有时可自行好转或消退。

【辨证分型】

1. 肝郁气滞证

主症:白斑散在渐起,数目不定;伴有心烦易怒,胸胁胀痛,夜寐不安,女子月经不调;舌质正常或淡红,苔薄,脉弦。

2. 肝肾不足证

主症:多见于体虚或有家族史的患者。病史较长,白斑局限或泛发;伴头晕耳鸣,失眠健忘,腰膝酸软;舌质红,少苔,脉细弱。

3. 气血瘀滞证

主症:多有外伤,病史缠绵。白斑局限或泛发,边界清楚,局部可有刺痛;舌质紫黯或有瘀斑、瘀点,苔薄白,脉涩。

【鉴别诊断】

1. 单纯糠疹　皮损淡白或灰白,为局限性色素减退斑,上覆少量灰白色糠状鳞屑,边界不清;多发于面部,其他部位很少累及。

2. 花斑癣　皮损淡白或紫白色,呈边界清楚的圆形或卵圆形,上覆细碎鳞屑,病变处毛发不变白色;皮损处真菌镜检可呈阳性;多发于颈、躯干、双上肢;男性青壮年或多汗者多见。

3. 贫血痣　皮损淡白,为先天性局部血管功能缺陷,摩擦患处则周围皮肤发红而白斑不红;多发于躯干;女性出生时或幼年多见。

【特色治疗】

1. 刮痧疗法

适用人群:白癜风肝郁气滞、气血瘀滞型。

操作步骤:用刮痧片,利用其天然边缘刮白斑处,若为阳面则从下向上,阴面则从上向下,由轻到重 60 次。

2. 外洗疗法

适用人群:白癜风肝郁气滞、痰瘀互结型。

操作步骤:方选自拟疏肝养血消斑汤(药物组成:柴胡、郁金、佛手、陈皮、制半夏、三七、丹参各 10g,补骨脂、墨旱莲、女贞子、黑芝麻、当归、何首乌、菟丝子、狗脊各 20g,蜈蚣 2 条,乌梅、甘草各 5g)水煎外洗,每日 2~3 次,每次 20 分钟,同法交替使用复方补骨脂酊。

3. 水光浴法

适用人群:白癜风各分型都适合。

操作步骤:用五大连池冷矿水洗浴,每天 3~4 次,每次 15~30 分钟,浴后日光浴 20~30 分钟,同时饮矿泉水每天 5~6 次,每次 300~500ml。

4. 皮下埋线法

适用人群:多适用于青壮年人,中老年重病患者不适用。

操作步骤:在局麻下,术者行无菌操作,先用缝皮针绕白斑外围的正常皮肤做皮下埋线一圈,在圈内进行曲线型的皮下穿埋,结束后皮肤消毒,用无菌纱布覆盖,贴好胶布,次日去掉纱布,进行红外线局部照射,每次 20 分钟,每日 1 次,15 次为一个疗程。

5. 拔罐疗法

适用人群:白癜风肝郁气滞、气血瘀滞型。

操作步骤:皮肤常规消毒后,在白斑中央置一艾炷,点燃,燃至艾炷 1/2 时,将火罐吸附在艾炷上,留罐 30 分钟,每 3 天治疗 1 次,面积较大的皮损可采用走罐疗法。

【临床研究】

1. 涂擦疗法　陈建宗等用当归乌梅酊(乌梅、当归各 30g,浸泡于 75% 酒精 50ml 中,2 周后过滤去渣)外搽,每日 3~4 次,共治 31 例,痊愈 7 例,总有效率为 80.7%。吴仲安报道将白芷、补骨脂放入 95% 的酒精中浸泡 1 周后外搽患处,每天 2 次,共治 6 例。张淑芬等报道,用自制抗百灵霜(乌梅 5g,白芷 10g,甘草 40g,补骨脂粉 40g,40% 乙醇 1000ml)外涂,1 日 3 次,共治 31 例局限性白癜风,痊愈 4 例,显效 9 例,有效 16 例。范存伟用苦白酊(苦参 50g,丹参、当归尾各 25g,川芎 15g,防风 20g,研碎入 75% 酒精 500ml 中,置入深色瓶内密封 1 周过滤)外用,每日 3 次,共治 20 例,均获良效。

2. 热敷疗法 李佩赛将门诊 66 例患者随机分为两组,对照组 32 例,采用照射 NB-UVB,每周 3 次;外用 0.1% 他克莫司软膏每日 2 次;治疗组 34 例,在对照组基础上,光疗前加用中药(组成:补骨脂、沙苑子、红花等)热敷 30 分钟,每日 1 次。治疗 6 个月后,治疗组总有效率 93.94%,对照组 70.94%,治疗组有效率优于对照组。

3. 自血疗法 张小静选取 28 例白癜风患者,给予口服驱白巴布期片,每天 3 次,每次 4 片。联合自血注射治疗,每周 1 次。方法为患者采用坐卧或卧位,抽取自体静脉血 2~5ml,随即注射于白斑表皮与真皮之间,以皮损由白色转为血色为度。治疗 3 个月后,72 块皮损中,痊愈 28 块,显效 25 块,好转 14 块,无效 5 块,显效率 73.67%,说明驱白巴布期片联合自血疗法治疗局限性白癜风安全有效。

4. 埋沙疗法 帕力旦·艾比布等选取 115 例白癜风患者,进行维吾尔医药与埋沙结合临床治疗观察,治疗时间选择 6~9 个月,一天中的 9:00~15:00,此时气温可达 40℃以上。将病变局部埋于 10cm 厚的沙中,每日或隔日 1 次,每次 30~60 分钟,15~20 次为 1 个疗程,结果显示:多数患者治疗 3~5 次后,局部皮肤明显发热,发红;8~10 次后白斑部分消退或缩小,并出现大小不一黑素细胞;20~25 次后部分痊愈。上述治疗以后,痊愈 48 例,有效 14 例,总有效率 90.43%,沙疗是一种创新的综合物理疗法,应用前景广阔。

5. 穴位注射疗法 吴艳采用驱虫斑鸠菊穴位注射联合火针治疗气滞血瘀型白癜风 120 例。火针疗法为局部皮损常规消毒后,用烧红的火针迅速点刺白斑,以轻点、破皮为度,针点间距 1cm,1 周 1 次,穴位注射选用双侧足三里,注射驱虫斑鸠菊 4ml。1 周 2 次,1 周为 1 个疗程。治疗 3 个月,总有效率 94.16%。证明驱虫斑鸠菊穴位注射联合火针治疗气滞血瘀型白癜风能达到很好的疗效。

6. 针灸疗法 针灸疗法直接刺激病变局部细胞,可促进黑素细胞分裂增长,从而使白斑复色。如苏敏等采用针灸治疗白癜风 33 例,选取阿是穴(白斑区)等,常规消毒后,阿是穴围刺,其余腧穴常规针刺。得气后留针 30 分钟,隔日 1 次。配合复方白芷酊外涂,每日 2 次,涂药后日晒 10~20 分钟。经统计,治疗后观察组愈显率为 75.80%,总有效率 93.90%;对照组治愈率 67.90%,总有效率 93.90%;对照组治愈率 53.60%,总有效率 67.90。得出结论:针灸联合复方白芷酊治疗白癜风疗效,随访治疗后 3 个月后的疗效明显高于单纯外涂复方白芷酊的疗效。

7. 自体表皮移植法 蔡氏等采用自体表皮移植法治疗白癜风 800 例,一次性治愈率为 78.8%,总有效率为 99.8%。它是目前治疗白癜风较有效的一种方法,具有见效快,损伤小,无后遗症,不需长期用药,总有效率高等优点。

【机制研究】

成氏等研究了黑素再生中药对白癜风患者免疫功能的影响,结果发现,白癜风患者治疗后的免疫球蛋白 IgA、IgG 水平较治疗前有非常显著的改善($P<0.01$)。证实了黑素再生中药具有提高机体免疫力,降低体液免疫及增强细胞免疫等功能。李氏等研究发现白癜丸可以提高小鼠免疫功能低下 ANAE 阳性细胞百分率,对免疫抑制小鼠的胸腺有明显的增重作用,可显著提高地塞米松致免疫功能低下小鼠溶血素含量。

参考文献

[1] 陈建忠,陈海生.当归乌梅酊治疗白癜风 31 例[J].中医外治杂志,1998,7(3):31.

[2] 吴仲安,夏新雨,刘植玉.中药治疗白癜风疗效观察[J].中成药,1998,20(5):49.

[3] 张淑芬,闵仲生.抗白灵霜治疗局限性白癜风 31 例[J].南京中医药大学学报,1997,13(3):184.

[4] 范存伟.苦参能治白癜风[J].中国杂志,1995,36(10):83.

[5] 李佩赛.中药热敷联合窄谱中波紫外线和他克莫司治疗白癜风的临床观察[D].河北医科大学,2016.

[6] 张小静.驱白巴布斯片联合自血注射治疗局限性白癜风 28 例[J].中医研究,2012,25(8):38-39.

[7] 吴斯曼·牙生,克然木·阿布地木.浅谈维吾尔医传统埋沙疗法治疗白癜风[J].中医外治杂志,2011,20(4):60-61.

[8] 马规划.中药姜黄片治疗白癜风的疗效观察[J].中国医药导报,2006,3(26):27-28.

[9] 赵桂华,王云,刘彬,等.藜脂白癜风丸治疗白癜风的研究[J].中国药师,2002,5(6):365-366.

[10] 吴艳,黄蜀.火针配合驱虫斑鸠菊穴位注射治疗气滞血瘀型白癜风 120 例[J].中医外治杂志,2012,21(3):20-21.

[11] 何静岩.针灸围刺治疗白癜风疗效观察[J].中国中医药信息杂志,2013,7:72-74.

[12] 苏敏,孙春梅.针灸治疗白癜风的效果观察[J].广东中医,2016,37(增刊):232-233.

[13] 蔡育艳,蔡有范.表皮细胞移植治疗白癜风 800 例[J].天津中医,2002,19(5):25.

[14] 成爱华,韩梅梅.黑素再生中药对白癜风患者免疫功能的影响[J].中国中医药信息杂志,2002,9(1):24-27.

[15] 李振鲁,白慧玲,赵粤萍.白癜丸对小鼠免疫功能的影响[J].医药导报,2002,21(10):619-620.

（闫小宁）

第十三节 神经精神障碍性皮肤病

一、瘙痒症

瘙痒症是一种自觉瘙痒而无明显原发性皮肤损害,以瘙痒为主要症状的皮肤感觉异常的皮肤病。其特点是皮肤阵发性瘙痒,搔抓后常出现抓痕、血痂、色素沉着和苔藓样变等继发性损害。临床上有局限性、泛发性两种。局限性者以阴部,肛门周围最为多见,泛发性者可泛发全身。

中医称本病为痒风。如《外科证治全书·痒风》记载:"遍身瘙痒,并无疮疥,搔之不止。"

【病因病机】

禀性不耐,血热内蕴,外感之邪侵袭,则易血热生风,因而致痒;久病体弱,气血亏虚,风邪乘虚外袭,血虚易生风,肌肤失养,而致本病;饮食不节,过食辛辣、油腻、酒类,损伤脾胃,湿热内生,化热生风,内不得疏泄,外不得透达,怫郁于皮肤腠理,而发本病。

【临床表现】

好发于老年及青壮年,多见于冬季,少数也有夏季发作者。

主要表现为阵发性瘙痒,尤以夜间为重。饮酒之后,情绪变化,被褥温暖及搔抓摩擦可使瘙痒发作或加重。无原发性皮肤损害,由于剧烈搔抓,可引起条状表皮剥脱和血痂,亦可有湿疹样变,苔藓样变及色素沉着等继发性皮损。

患者常因瘙痒剧烈,影响睡眠,伴有头晕,精神忧郁及食欲不振等症状。

发生于秋末及冬季,因气温骤冷所诱发者,称冬季瘙痒症。因温热、汗液为诱因而引起瘙痒者,称夏季瘙痒症。

【辨证分型】

1. 风热血热证

主症:皮肤瘙痒剧烈,遇热更甚,皮肤抓破后有血痂;伴心烦,口渴,小便色黄,大便干燥;舌质红,苔薄黄,脉浮数。

2. 湿热内蕴证

主症:瘙痒不止,抓破后继发感染或湿疹样变;伴口干口苦,胸胁闷胀,纳谷不香,小便黄赤,大便秘结;舌质红,苔黄腻,脉滑数或弦数。

3. 血虚肝旺证

主症:一般以老年人多见,病程较久,皮肤干燥,抓破后可有少量脱屑,血痕累累;如情绪波动,可引起发作或瘙痒加剧;伴头晕眼花,失眠多梦;舌红,苔薄,脉细数或弦数。

【鉴别诊断】

1. **虱病** 虽有全身皮肤瘙痒,但主要发生在头部、阴部,并可找到成虫或虱卵,有传染性。

2. **疥疮** 好发于皮肤皱褶处,皮疹以丘疱疹为主,隧道一端可挑出疥螨。

【特色治疗】

1. **涂擦疗法**

适用人群:皮肤干燥瘙痒者。

常用药物:霜剂适用于皮损干燥瘙痒者,可选用羌月乳膏、肤舒止痒膏等。软膏适用于皮损干燥瘙痒,甚至肥厚、苔藓样变者。可选用青鹏软膏、冰黄肤乐软膏、丹皮酚软膏、除湿止痒软膏等。

2. **中药熏蒸疗法**

适用人群:各型瘙痒症患者。治疗宜在饭后 1~2 小时内进行,空腹或饱餐后不宜操作。熏蒸前后适当补充水分,防止出汗过多引起虚脱。

常用药物:苦参、黄柏、地榆、夜交藤、当归、蛇床子、地肤子、百部、川芎、蝉蜕。

3. **中药溻渍疗法**

适用人群:各型瘙痒症患者。

操作步骤:将灭菌纱布叠至 6~8 层厚度后浸于中药洗液中,使用时将其拧至不滴水为度,将其溻渍于皮损处,每日 2 次,每次 20 分钟。

常用药物:皮损搔抓后渗液结痂、局部潮湿瘙痒者,常用苦参、茵陈、马齿苋、蒲公英、地丁、黄柏、蛇床子等药物煎汤外洗,或选用复方黄柏液涂剂、皮肤康洗液等。皮损干燥瘙痒,肥厚、苔藓样变者,常用大皂角、苍术、杏仁、桃仁、当归、地肤子、白鲜皮等药物煎汤外洗。

4. **中药药浴疗法**

适用人群:各型瘙痒症患者。

可用淀粉浴或中药药浴、熏蒸、熏洗,如苦参、白鲜皮、百部、蛇床子、地肤子、地骨皮、花椒等煎汤,水温 37℃左右,1~2 次 / 周。

注意事项:年龄较大者注意避免跌伤;高血压、心脏病、皮肤感染者不宜使用。

5. **针灸治疗**

(1)火针疗法

适用于各型瘙痒症患者。

取穴:皮损局部。

方法:常规消毒,选用直径为 0.5mm 的不锈钢针,酒精灯烧红后快速刺入 1mm 深,迅速出针,7 日一次,3 次为一个疗程。

（2）毫针针刺

适用于各型瘙痒症患者。

取穴：辨证选取不同穴位，如血海、曲池、足三里等。

方法：常规皮肤消毒后用一次性毫针根据辨证选取不同穴位。留针30分钟，每日一次，10次为一个疗程。治疗3~5个疗程观察疗效。

6. 刺血拔罐疗法

适用人群：局部瘙痒剧烈的患者。

取穴：辨证选取不同穴位，如肺俞、风门、神阙。

方法：选定治疗部位后，用75%酒精棉球消毒皮肤，先用梅花针、三棱针快速点刺局部，以皮肤红润稍有渗血为好。将火罐迅速拔在刺血部位，火罐吸着后，留置时精心观察出血多少决定拔罐的时间。血少可时间稍长，血多即刻取罐。一般每次留罐10分钟。起罐后，用消毒纱布擦净血迹，每次吸出的血不可太多。

7. 穴位埋线

适用人群：各型瘙痒症患者。

取穴：辨证选取不同穴位，如血海、丰隆、脾俞等。

方法：取5ml一次性注射器针头做套管，把1.5寸针灸针剪去针尖做针芯，用弯钳钳取一段羊肠线放入针头前端，以针头前端线头不露出为标准，放置无菌碗盘中备用。常规消毒血海、脾俞、丰隆等穴，左手拇食指绷紧或捏起进针部位皮肤，右手水平持针，以防可吸收线从注射针孔漏出，针刺瞬间垂直刺入以上穴位，当出现针感后，边推针芯，边退针管，将可吸收线埋填在穴位的皮下组织或肌肉层内，无菌棉球压迫止血。6小时后可沐浴，不影响正常活动，每周治疗1次，共3次。

8. 自血疗法

适用人群：各型瘙痒症患者。

取穴：双侧足三里。

方法：抽取患者肘静脉血4ml，选取双侧足三里，给予静脉血穴位注射治疗，每周1次，以4次为1个疗程，共治疗2个疗程。

【临床研究】

1. 涂擦疗法 仇平等应用院内自制炉甘石洗剂联合湿润烧伤膏（主要成分：黄连、黄芩、黄柏、地龙、罂粟壳、芝麻油）治疗老年性皮肤瘙痒症30例，结果：有效率97.7%，且显示较好安全性。

2. 中药熏蒸疗法 李冬等应用中药（药物组成：当归30g，赤芍15g，苦参15g，白鲜皮15g，荆芥15g，麦冬15g，蒺藜15g，蝉蜕10g）全身熏蒸治疗老年性皮肤瘙痒症60例，并与对照组应用马来酸氯苯那敏片口服治疗50例对照观察。结果显示:治疗组有效率83.33%,对照组有效率60.00%,2组有效率比较差异有统计学意义($P<0.05$),治疗组疗效优于对照组。

3. 中药药浴疗法 陆静奕等应用苦参、地肤子药液擦浴治疗老年性皮肤瘙痒症40例,并与对照组应用温水擦浴治疗40例对照观察。结果显示:治疗组愈显率90%,对照组愈显率30%,2组愈显率比较差异有统计学意义($P<0.05$),治疗组疗效优于对照组。

4. 针灸治疗

(1)火针疗法:王姝采用火针配合隔姜灸治疗老年性皮肤瘙痒症62例,常规消毒皮损后将烧至通红的中粗火针垂直快速点刺有红斑、瘙痒的皮损中央,快进快出后用干棉球迅速按压针眼,火针治疗结束后行隔姜灸,对着切成薄片的鲜生姜中间用针刺几个孔,然后将捏成圆锥体的纯净艾绒放在鲜生姜片上,置于大椎及双侧肺俞、肾俞穴上点燃施灸,以局部皮肤微微发红,感到舒适温热为度,5炷/穴/次。2~3天治疗1次,2次/周,3周为1个疗程。治疗1个疗程后,总有效率为96.8%。

(2)毫针针刺:张云用针刺治疗老年性皮肤瘙痒症(血虚风燥型)60例。实验组予针刺、刺络放血结合拔罐治疗,针刺选取主穴:曲池、合谷、足三里、肺俞、肝俞、脾俞,随症加减;刺络放血选取腧穴:膈俞、委中、曲池、血海;神阙拔罐:在神阙穴拔火罐,留罐5分钟,取下再拔罐5分钟,如此3次为完成1次治疗。刺络拔罐与针刺均隔天治疗1次,每周治疗3次,4周为1个疗程。对照组采用当归饮子治疗,疗程与实验组相同。结果实验组总有效率为93.3%,对照组为80.0%,2组比较差异有统计学意义($P<0.05$)。

5. 刺血拔罐疗法 廖贵琳等应用刺络拔罐治疗老年性皮肤瘙痒症70例,并与对照组应用盐酸西替利嗪片治疗35例对照观察。结果:治疗组痊愈率77.14%,对照组痊愈率31.43%,2组痊愈率比较差异有统计学意义($P<0.05$),治疗组疗效优于对照组。

6. 自血疗法 肖会等应用传统中医特色自血疗法治疗老年性皮肤瘙痒症62例,对不同穴位(血海、曲池、足三里、肺俞、膈俞)进行自血注射治疗,并与对照组应用盐酸西替利嗪片口服治疗34例对照观察。结果显示:治疗组有效率95.2%,对照组有效率82.4%,2组有效率比较差异有统计学意义($P<0.05$),治疗组疗效优于对照组。

7. 穴位埋线 朱俊岭应用辨证取穴埋线治疗老年性皮肤瘙痒症76例,取穴:合谷、曲池、膈俞、血海,均为双侧。风热血热型加外关;湿热蕴积型加足三里;血虚风燥型加委中。结果:总有效率96.0%。

【机制研究】

杨洁等研究结果表明,持续1年以上每天9:00—16:00暴露日晒环境中多于 2 小时,可能是患老年瘙痒症的危险因素。

　　李丹等按城乡、年龄、地域分层随机抽样的方法抽取唐山市市区及农村 60 岁以上的老年人 912 名,采用自编一般情况调查表、改良皮肤瘙痒症综合评价量表进行调查,并对影响因素进行分析,以瘙痒评分为因变量,结果显示经常使用碱性洗涤物,喜欢辛辣、海鲜类饮食,经常饮用浓茶、咖啡,情绪烦躁易怒,喜欢穿紧身内衣是老年人皮肤瘙痒症发生的高危因素。

参考文献

[1] 仇平,陶连方. 炉甘石洗剂联合湿润烧伤膏治疗老年性皮肤瘙痒症 30 例[J]. 中医药导报,2014,20(1):134-135.

[2] 李冬,夏环,吴先伟,等. 中药熏蒸治疗老年性皮肤瘙痒病临床观察[J]. 中国皮肤性病学杂志,2008,22(7):433.

[3] 陆静奕,邵幸蕙,苏静,等. 中药擦浴在老年皮肤瘙痒症病人护理中的应用[J]. 护理研究,2015,29(2):600-601.

[4] 王姝. 火针配合隔姜灸治疗老年性皮肤瘙痒症 62 例[J]. 中国针灸,2016,36(7):704.

[5] 张云. 针刺治疗老年性皮肤瘙痒症(血虚风燥型)的临床研究[D]. 广西中医药大学,2014.

[6] 廖贵琳,朱明芳,张晓玲. 刺络拔罐治疗老年性皮肤瘙痒症 35 例疗效观察[J]. 湖南中医杂志,2014,30(5):82-84.

[7] 肖会,覃健,张有星. 自血疗法治疗老年性皮肤瘙痒症 62 例[J]. 中国针灸,2013,33(8):757-758.

[8] 朱俊岭. 穴位埋线治疗老年性皮肤瘙痒症 76 例[J]. 陕西中医,2011,32(8):1052-1053.

[9] 杨洁,赵华,周勇,等. 410 名男性老年瘙痒症患者危险因素病例对照研究[J]. 现代预防医学,2009.36(10):1826.

[10] 李丹,窦娜,马素慧,等. 老年皮肤瘙痒症的危险因素分析[J]. 中国全科医学,2013,16(96):3062-3063.

(张晓杰)

二、神经性皮炎

　　神经性皮炎又称慢性单纯性苔藓,是一种常见的以阵发性剧痒和皮肤苔藓样变为特征的慢性炎症性皮肤神经功能障碍性皮肤病。中医学称其为牛皮癣,因其好发于颈项部,又称“摄领疮”。《诸病源候论·摄领疮候》中说:“摄领疮如癣之类,生于颈上,痒痛,衣领拂着即剧,云是衣领揩所作,故名摄领疮也。"明《外科正宗·顽癣·第七十六》中说:"牛皮癣如牛领之皮,顽硬且坚,抓之如朽木。"

【病因病机】

初起多为风湿热之邪阻滞肌肤,或硬领等外来机械刺激所引起,或因情志不遂,郁闷不舒,肝火郁滞,或紧张劳累心火上炎,致气血运行失职,凝滞肌肤而成。病久则阴液耗伤,营血不足,血虚生风化燥,皮肤失养而成。

总之,情志内伤,风邪侵扰是本病的发病诱因,营血失和、气血凝滞则为其病机。

【临床表现】

依其受累范围的大小,本病可分为局限性和播散性。

1. **局限性**　本病多见于中青年。好发于颈部、双肘伸侧、腰骶部、股内侧、女阴、阴囊和肛周区等易搔抓部位,多局限于一处或两侧对称分布。基本皮损为针头至米粒大小的多角形扁平丘疹,淡红、淡褐色或正常肤色,质地较为坚实而有光泽,表面可覆有少量糠秕状鳞屑,久之皮损渐融合扩大,形成苔藓样变,直径可达 2~6cm 或更大,皮损边缘可见散在的扁平丘疹,境界清楚,可为圆形、类圆形或不规则形。

2. **播散性**　好发于成年及老年人。皮损广泛分布于眼睑、头皮、躯干、四肢等处,多呈苔藓样变,皮损及其周围常见抓痕或血痂,也可因外用药不当而产生接触性皮炎或者继发感染。自觉阵发性瘙痒,常于局部刺激、精神烦躁时加剧,夜间明显。本病病程慢性,常年不愈或反复发作。

【辨证分型】

1. **风湿蕴肤证**

主症:皮损淡褐色片状,粗糙肥厚,剧痒时作,夜间尤甚;舌质淡红,苔薄白或白腻,脉濡缓。

2. **肝郁化火证**

主症:皮疹色红,伴心烦易怒,失眠多梦,眩晕,心悸,口苦咽干;舌边尖红,脉弦数。

3. **血虚肝旺证**

主症:皮损色淡或灰白,状如枯木,肥厚粗糙似牛皮;心悸怔忡,失眠健忘,女子月经不调;舌质淡,苔薄,脉沉细。

【鉴别诊断】

1. **慢性湿疹**　由急性湿疹转变而来,皮损也可苔藓化,但仍有丘疹、小水疱、点状糜烂、流滋等,病变多在四肢,可呈对称性。

2. **原发性淀粉样变**　多发生在背部和小腿的伸侧。皮损为高粱米大小的的圆顶丘疹,色紫褐,质较硬,密集成群,角化粗糙。

3. **银屑病** 发于小腿伸侧的慢性局限性肥厚性银屑病,类似神经性皮炎,但银屑病皮损呈淡红色,上覆银白色鳞屑,剥去鳞屑有薄膜现象和点状出血。

【特色治疗】

1. 涂擦疗法

适用人群:局限性神经性皮炎,若皮损面积超过体表面积的 10% 应慎用。

方法:皮损局限,瘙痒剧烈时,外用羊蹄根酒、斑蝥醋浸剂、新五玉膏;皮损较薄时,外用黑油膏、皮癣膏;皮损较厚时,外用薄肤膏;皮疹泛发时,外用布帛搽剂、黑油膏等。

2. 中药熏蒸疗法

适用人群:局限性神经性皮炎,无皮损破溃及细菌或真菌感染。须排除妊娠期、哺乳期妇女及有相关食物、药物过敏史患者。熏蒸治疗可以选择 3 天或 1 周 1 次,治疗宜在饭后 1 小时进行,空腹或饱餐后不宜操作。熏蒸前后适当补充水分,防止出汗过多引起虚脱。

常用药物:宜选威灵仙 20g,蛇床子 15g,白鲜皮 15g,大风子 15g,大黄 10g,黄柏 10g,丹皮 10g,牛蒡子 15g,赤芍 10g,防风 10g,苦参 10g 等祛风止痒,清热利湿。

3. 中药封包疗法

适用人群:局限性神经性皮炎,排除局部皮肤破溃、感染及药物过敏患者。

操作步骤:取适量黑油膏、薄肤膏、蜈黛软膏等均匀涂擦患处后,外用保鲜膜进行封包,松紧适度,每日 1~2 次,封包时间为 1~2 小时,以皮肤有潮热感为宜,利于药物的吸收。

4. 中药药浴疗法

适用人群:播散性神经性皮炎患者。

常用药物:苦参汤:苦参 30g,蛇床子 30g,百部 30g,白鲜皮 20g,黄柏 15g,败酱草 15g,川花椒 12g,荆芥 12g,白矾 9g。黑豆洗方:黑豆 30g,大风子 20g,白及 30,大胡麻 15g,地骨皮 15g,桃仁 15g,红花 15g,马齿苋 30g,黄柏 30g,硼砂 15g,白鲜皮 30g,甘草 15g。水煎药浴治疗,水温 36~37℃,时间 20~30 分钟,2 天 1 次。

注意事项:年龄较大者注意避免跌伤;合并严重心脑血管、肝肾等系统疾病,精神疾病,皮肤感染者不宜使用。

5. 中药溻渍疗法

适用人群:神经性皮炎中医辨证风湿蕴肤证或肝郁化火证患者。

方法:用灭菌纱布叠至 4~8 层厚度浸于中药外洗液中,使用时将其拧至不滴水为度,将其溻渍于皮损处,每日 2 次,每次 15~20 分钟。

常用药物:马齿苋、黄柏、蒲公英、苦参、荆芥、白鲜皮、大黄、大风子、苦参、枯矾等各 15~30g。

6. 针灸治疗

（1）火针疗法：适用于局限性神经性皮炎。

取穴：皮损局部，阿是穴。

方法：根据皮损面积，选用中粗火针或细火针，点刺阿是穴，密刺法，以达到皮损基底部为度，点刺探 0.3~0.5 寸，一周 2~3 次。治疗前告知患者治疗方法及预期效果，缓解患者紧张情绪；治疗中须密切观察患者全身情况，如出现心慌、冷汗。剧烈疼痛等应暂时停止治疗。操作中针身烧至白赤，迅速点刺出针，不可过深；注意无菌操作，避免感染。

（2）毫针针刺

1）适用于局限性神经性皮炎患者。

取穴：主穴：曲池、血海。

配穴：合谷、三阴交、阿是穴（皮损区）。

方法：施平补平泻法，针刺得气后留针 30 分钟，日 1 次，10 次为 1 疗程。适用于局限性神经性皮炎。

2）适用于播散性神经性皮炎患者。

循经取穴：风池、天柱、风府、哑门、大椎、曲池、内关、合谷、委中、足三里、血海。

方法：每次选 5~6 穴，施泻法，针刺得气后留针 30 分钟，日 1 次，10 次为 1 疗程。

7. 梅花针疗法　适于各型神经性皮炎患者。

取穴：局部皮损阿是穴。

方法：局部皮疹消毒后，用梅花针叩击皮损部，开始要轻，逐渐加大幅度和用力，且用力均匀，叩刺至皮损充血、发红，但不出血为度，苔藓化明显者适当予以强刺激，以局部隐隐出血为限，每周治疗 3 次，3 周为 1 个疗程。

8. 艾灸疗法

（1）直接灸：适用于各型神经性皮炎患者，肝郁化火证慎用。

取穴：阿是穴（皮损区）。

方法：在阿是穴周围，每间隔一定距离，放置艾炷 5~7 壮，依次点燃灸之或点燃艾条后，在患处熏灸之，其温度以患者能忍耐为度。

（2）间接灸：适用于各型神经性皮炎患者，肝郁化火证慎用。

取穴：阿是穴（皮损区）。

方法：在阿是穴上放置鲜姜片或鲜蒜片，将艾炷放其上，每次灸 3~5 壮，日 1 次，10 次为 1 疗程。

9. 刺血拔罐疗法

适用人群:神经性皮炎风湿蕴肤证、肝郁化火证。

取穴:阿是穴(局部皮疹)。

方法:小号三棱针或无菌针头点刺,根据皮疹大小选择不同型号火罐紧扣局部,留罐 5~10 分钟,出污血 2~5ml,隔日 1 次,3 次 1 疗程。

10. 自血疗法

适用人群:各型神经性皮炎。

取穴:风湿蕴肤证以曲池、血海、风市为主穴,手三里、合谷、足三里、三阴交、大椎、太冲为配穴;肝郁化火证以太冲、大椎、三阴交为主穴,曲池、血海、风市、手三里、合谷、足三里为配穴;血虚肝旺证以足三里、手三里、合谷为主穴,曲池、血海、风市、三阴交、大椎、太冲为配穴。

方法:根据中医证候分型,每次取主穴 1 个,配穴 1~2 个,消毒肘部大静脉处皮肤,用无菌注射器抽取 2~3ml 静脉血,分别快速注入上述所选穴位,快速抽出针头,用干棉签按压针眼 3 分钟左右,休息片刻。

【临床研究】

1. **涂擦疗法**　沙艳将 90 例局限性神经性皮炎患者随机分为治疗组 45 例和对照组 45 例,治疗组梅花针叩刺患处后涂抹科室自制中药膏剂(冰片粉 3g、白及粉 30g、大黄粉 50g、10% 硫软膏 10g、凡士林、植物油)并配合 TPD 照射 30 分钟,对照组以复方氟米松软膏涂擦患处。结果发现治疗组总有效率达 100.00%,而对照组则为 93.33%,治疗组明显高于对照组,且未出现明显不良反应。

2. **中药熏蒸疗法**　杨磊等设置治疗组 31 例用中药熏蒸联合复方氟米松软膏封包治疗,对照组 30 例单用复方氟米松软膏封包治疗,观察 14 天。结果治疗组总有效率 96.77%、对照组 43.33%,两组比较有显著性差异($P<0.05$)。

3. **中药封包疗法**　余先华等将 120 例慢性瘙痒性肥厚性皮肤病患者按就诊顺序随机分为两组。治疗组 60 例,口服依匹斯汀胶囊联合外用苦黄霜(苦参、地肤子、蛇床子、黄芩、黄连、黄柏、大黄各等分;乳化剂为 40% 的膏剂)封包治疗;对照组 60 例,口服依匹斯汀胶囊联合外用复方樟脑乳膏治疗。连续治疗 10 天后对两组进行疗效判定。结果治疗组有效率为 86.67%,对照组为 58.33%,差异有统计学意义($P<0.05$)。结论:苦黄霜封包治疗慢性瘙痒性肥厚性皮肤病具有较好的临床疗效。

4. **中药药浴疗法**　杨先礼等用中药黄连解毒汤合五味消毒饮加减(黄连、黄芩、黄柏、栀子、蒲公英、紫花地丁、野菊花、紫背天葵、金银花)内服外洗治疗神经性皮炎 30 例,1 天 1 剂,水煎后留 1 杯外搽,其余药液分 3 次餐前口服,将药渣再煎温水洗浴,先洗后搽,1 天 2 次,10 天为 1 疗程。总有效率为

93.33%。

5. 中药湿渍疗法 赖应庭等应用中药(马齿苋、黄柏、蒲公英、苦参)煎水冷湿敷＋乐肤液外用＋冰黄肤乐软膏治疗神经性皮炎 48 例,对照组单用乐肤液外用。2 周后治疗组、对照组有效率分别为 93.75%、68.75%。3 月后治疗组、对照组复发率分别 16.67%、62.5%。且治疗组的不良反应明显少于对照组。

6. 针灸治疗

(1)火针疗法:旷秋和应用火针治疗神经性皮炎 36 例。取阿是穴(病变皮损区域)、肺俞、肝俞、脾俞。方法为局部皮疹常规消毒,取中号平顶头火针在乙醇灯上烧至白赤,然后迅速点按皮疹。若皮损已呈苔藓样改变,瘙痒剧烈者,则在皮损区内每间隔 1cm 点按一针;如病轻则在皮损区内每间隔 2cm 点按一针;背俞穴用中号火针点刺。每隔 3~5 天治疗 1 次,5 次为 1 个疗程。总有效率达 94.5%。

张晓抒等应用火针治疗神经性皮炎 27 例。方法:将火针针尖在酒精灯上烧灼呈白赤后,快速在患部以 3~5mm 的距离进行局部皮损处点刺,刺入深度控制于约 0.5mm。若患处面积较大,皮损的皮肤峰沟较深,局部较坚硬,可增加局部的点刺深度至 1mm;若为新鲜皮损,根据丘疹点进行点刺。3~4 天治疗1 次,10 次为 1 个疗程,3 个疗程后,有效率达 81%。

(2)毫针针刺:冯庆奎等针灸治疗局限性神经性皮炎患者 45 例。其中治疗组 45 例给予针灸治疗,取穴:皮损局部阿是穴、风池、曲池、血海、三阴交。操作:皮损局部取 4~6 个点毫针围刺,针尖沿病灶基底部皮下向中心平刺,行平补平泻法;余平补平泻,以患者得气为度。血虚风燥者,加膈俞、肝俞;阴虚血燥者加太冲、太溪;肝郁化火者加行间、侠溪;风热蕴阻者加合谷、外关。诸穴留针 30 分钟,每 5 分钟行针 1 次。取针后,皮损局部常规消毒后,用一次性梅花针叩刺,以局部出现红晕为度,然后以艾灸距离皮损 1~2cm 行温和灸,以患者耐受为度,灸 10~15 分钟,至皮损局部潮红。针刺治疗每天 1 次,皮肤针叩刺加温和灸每 3 天治疗 1 次,治疗 1 个月后观察疗效。对照组在局部皮损常规消毒后,用醋酸曲安西龙激素软膏,均匀涂抹患处,每日早晚各 1 次。连续治疗 1 月为 1 疗程,观察疗效。结果显示治疗组总有效率(97.78%)高于对照组(88.1%),差异有统计学意义($P<0.05$)。

7. 刺血拔罐疗法 张志萍观察刺络拔罐配合毫针刺治疗 46 例血虚风燥型神经性皮炎的临床疗效。将 46 例血虚风燥型神经性皮炎患者随机分为刺络拔罐配合毫针刺治疗组(治疗组)和中药汤剂治疗组(对照组),每组各 23 例,均连续治疗一个月,统计评价两组患者治疗前后总体疗效。治疗后,两组患者的皮损面积、皮损程度、瘙痒程度、苔藓化程度等均较治疗前显著减小和减轻($P<0.01$),症状综合积分均较治疗前显著降低($P<0.01$)且治疗组优于对照组($P<0.05$);治疗组的总有效率(100%)优于对照组(78.3%)($P<0.05$)。

8. 梅花针疗法 潘慧宜等观察梅花针结合中药治疗神经性皮炎的临床疗效。给予治疗组患者梅花针叩刺患处,3~4天1次;并口服疏肝止痒汤(柴胡、黄芩、郁金、白芍、茯苓、珍珠母、酸枣仁、柏子仁、牡丹皮、钩藤、防风、甘草),每天1剂,煎2次,早晚服用。对照组则口服异丙嗪、氨苯那敏和维生素B₁,并外搽哈西奈德乳膏,2~3次1天。结果治疗组总有效率(86.67%)高于对照组(75.00%),差异有显著意义($P<0.05$)。杨惠妮等为探讨梅花针叩刺治疗神经性皮炎的安全性和有效性,选取150例神经性皮炎患者,随机分为观察组与对照组各75例。对照组使用复方丙酸氯倍他索软膏外涂患处,一日两次;观察组使用复方丙酸氯倍他索软膏外涂患处,一日两次,另每周1次使用梅花针叩刺局部皮疹。4周后观察组的总有效率为89.3%,显著高于对照组的70.7%,差异有统计学意义($P<0.05$);两组不良反应发生率比较差异无统计学意义($P>0.05$)。说明梅花针叩刺联合复方丙酸氯倍他索软膏治疗神经性皮炎,效果显著,安全性较好。

9. 艾灸疗法 黄时燕等为观察神经性皮炎的临床疗效。将40例神经性皮炎患者随机分为两组,每组20例,治疗组用火针点刺后局部温和灸15~20分钟;对照组外用曲安奈德尿素软膏。观察结果显示治疗组总有效率(100%)高于对照组(85.00%)差异有统计学意义($P<0.05$)。

10. 自血疗法 金红梅应用穴位自血疗法治疗泛发性、顽固性神经性皮炎41例,取得良好疗效。在皮损局部取2~4点,配曲池、血海、足三里、肝俞、百虫窝、风市、三阴交、大肠俞、肺俞等穴位。使患者取仰卧位,选用一次性5ml注射器,皮肤常规消毒,抽适量取静脉血。根据皮损部位采取相应体位,局部皮肤常规消毒,在皮损局部取2点,针尖向皮损中心斜刺15~25mm,一针多个方向呈扇形在皮损下注入自身静脉血0.5ml。根据穴位采用相应体位。皮肤常规消毒,用常规针刺法,取得针感后,每穴注入静脉血1ml,以上穴位交替使用。间隔2~3天治疗1次,6次为1个疗程,疗程间休息1周,共治疗3个疗程。治疗期间嘱患者保持舒缓情志,并忌食辛辣刺激性食物。统计总有效率85.4%。

【机制研究】

吴峻等研究发现火针直接刺激病灶及反射点,能迅速消除或改善局部组织水肿、充血、渗出、粘连、钙化、挛缩、缺血等病理变化,从而加快循环,旺盛代谢,使受损组织和神经重新修复。火针点刺具有消坚散肿,促进慢性炎症吸收作用,可将病变组织破坏,激发自身对坏死组织的吸收。

　　陈映玲等通过对家兔制造动物模型,研究神经性皮炎病变组织形成的机制,观察复方斑蝥酊(斑蝥 6g,花椒 12g,徐长卿 15g,冰片 6g,大蒜头 2 个,45%酒精 500ml 浸泡 1 周)外涂后病变组织恢复情况。实验结果证实摩擦后皮损区组织病理变化与神经性皮炎病理变化相一致,皮损区外擦复方斑蝥酊后组织切片与未擦药区有显著区别。

参考文献

[1] 李领娥 . 中医外治特色疗法-火针疗法皮肤卷[M]. 北京:科学技术文献出版社,2017:187-188.

[2] 徐宜厚 . 皮肤病中医诊疗学[M]. 北京:人民卫生出版社,1997:184-185.

[3] 梁凡 . 针灸治疗神经性皮炎的临床研究进展[J]. 四川中医,2014,(1):183-185.

[4] 杨琴俊,王彩芳 . 自血放血疗法配合背部走罐治疗神经性皮炎临床观察[J]. 中外医学研究,2017,15(3):133-134.

[5] 沙艳 . 梅花针联合自制中药膏剂涂擦治疗神经性皮炎 45 例临床观察[J]. 中医临床研究,2016,8(14):98-99.

[6] 杨磊,侯栓 . 中药熏蒸联合复方氟米松软膏封包治疗神经性皮炎效果观察[J]. 实用中医药杂志,2013,(11):919.

[7] 余先华,马虎,余小光,等 . 苦黄霜封包治疗慢性瘙痒性肥厚性皮肤病的临床观察[J]. 西南军医,2017,19(3):254-256.

[8] 杨先礼 . 黄连解毒汤与五味消毒饮加减治疗播散性神经性皮炎 30 例[J]. 陕西中医,2013,(9):1175-1176.

[9] 赖应庭,郭建辉 . 中西医结合治疗局限性神经性皮炎 48 例临床分析[J]. 中国农村卫生,2012,22(6):67.

[10] 旷秋和 . 火针治疗神经性皮炎 36 例[J]. 中国民间疗法,2010,18(10):15-16.

[11] 张晓抒,丰芬 . 火针治疗神经性皮炎 27 例疗效观察[J]. 新中医,2013,(2):113-114.

[12] 冯庆奎,胥新文 . 针灸治疗局限性神经性皮炎 45 例[J]. 光明中医,2010,25(2):268-269.

[13] 张志萍,何辉,张泓 . 刺络拔罐配合毫针刺治疗血虚风燥型神经性皮炎 23 例临床疗效观察[J]. 临床医学工程,2011,18(5):732-734.

[14] 潘慧宜,廖传德 . 梅花针结合中药治疗神经性皮炎 60 例[J]. 四川中医,2009(3):107-108.

[15] 杨惠妮,李辉,陈立明,等 . 梅花针叩刺联合复方丙酸氯倍他索软膏治疗神经性皮炎的疗效和安全性观察[J]. 临床医学工程,2017,24(3):307-308.

[16] 黄时燕,赵晓广,聂巧峰 . 火针加灸法治疗神经性皮炎 40 例[J]. 中医外治杂志,

2011,20(2):28-29.

[17] 金红梅.穴位自血疗法治疗神经性皮炎41例[J].浙江中西医结合杂志,2009,19(12):762.

[18] 吴峻,沈蓉蓉,邵荣世.火针治疗慢性软组织损伤的实验研究[J].中国针灸,2002,22(1):31-33.

[19] 陈映玲,郭可清,周礼义,等.复方斑蝥酊治疗神经性皮炎的研究(摘要)[J].中国冶金工业医学杂志,1989(1):17.

（张晓杰）

三、痒疹

痒疹是一组皮损相似的急性或慢性炎症性瘙痒性皮肤病的总称。临床表现为孤立的风团样丘疹、结节,及抓痕、苔藓化、血痂、湿疹样变等继发性皮损,伴剧烈瘙痒,愈后遗留色素沉着,多见于儿童和中年妇女。

本病中医称为"血疳",又与"顽湿聚结""粟疮"相似。血疳之名首见于《医宗金鉴·外科心法要诀·卷七十四》:"血疳形如紫疥疮,痛痒时作血多伤,证因风热闭腠理,消风散服效最强。"《医宗金鉴·外科心法要诀·卷十三》中记载:"粟疮作痒,凡诸疮作痒,皆属心火,火邪内郁。表虚之人,感受风邪,袭人皮肤,风遇火化作痒,致起疮疡形如粟粒,其色红,搔之愈痒,久而不瘥,亦能消耗血液,肤如蛇色。"从内因、外因、治疗等方面进行了阐述。

【病因病机】

本病发生主要因感受风、湿、热三邪,蕴结于肌肤,发为本病;或久病不愈,内郁火热,消耗营血,血虚生风化燥,肌肤失养而成;或风湿热三邪搏结肌肤,久而未能发泄,日久成瘀,壅于肌肤,阻滞经脉而成。

【临床表现】

1. **丘疹性荨麻疹**　又称为急性单纯性痒疹、婴儿苔藓和荨麻疹样苔藓,由于昆虫叮咬所致的过敏反应,多在春夏秋季发病,皮疹为棱形的风团或丘疱疹,病程短,无淋巴结肿大。

2. **小儿痒疹（Hebra 痒疹）**　多在儿童期发病,皮损开始主要为红色丘疹,粟粒至绿豆大小,也可以是风团或丘疹样荨麻疹样皮疹。以后成为孤立结节性丘疹或小结节损害。由于搔抓可以出现抓痕、血痂或湿疹样改变。四肢伸侧为常见部位,但背部、头面部等均可发生。自觉症状瘙痒剧烈,皮疹消退后留有色素沉着。也可以反复发作。少数病人一直延续至成年。腋窝与腹股沟淋巴结可肿大。

3. **寻常性痒疹（单纯性痒疹）**　以中年男女多见,损害是孤立的圆形丘疹,绿豆至豌豆大小,丘疹顶部有微小的水疱,疱破后表面留有浆液性结痂,损害分批出现,引起剧烈瘙痒,由于长期搔抓可出现抓痕、苔藓化及色素沉着,少数病例愈后留有点状瘢痕。皮疹好发于四肢伸侧及躯干、臀部等部位。损害在短期内自然消失,但有时会复发。

4. 结节性痒疹　损害初起为淡红色或红色丘疹,很快变成为圆顶形坚实结节,由豌豆到指甲大小,一般呈灰褐色或红褐色。损害表面角化,粗糙,呈疣状,触之有坚实感。自觉剧烈瘙痒,可自行消退并遗留色素沉着或瘢痕,也可因搔抓致结节顶部出现血痂、抓痕和苔藓样变。损害常发生在四肢,尤其以小腿伸侧多见,也可以发生背部或其他部位。结节有沿着肢体排列纵列的趋向。多见成年人,以女性为多见。

5. 妊娠痒疹　常发生在第二次妊娠的妇女,损害出现在妊娠早期的第3~4个月,或妊娠期的最后两月。一般产后3~4周自行消失。好发于躯干上部及四肢近端。基本皮疹为剧痒的风团样丘疹,有时为丘疱疹,搔抓后出现抓痕、血痂及色素沉着等改变。

【辨证分型】

1. 风湿热蕴证

主症:发病早期,四肢或躯干突发淡红色风团样丘疹,瘙痒剧烈,可伴全身症状,可见抓痕、血痂,或伴有水疱、脓疱,纳差,大便稀烂不畅,小便黄;舌红,苔黄,脉数。

2. 血虚风燥证

主症:见于发病中后期,皮疹反复,皮肤干燥、粗糙、色素沉着,或苔藓样变,皮疹呈坚实的小结节,散在孤立,兼见体倦肢乏,面色不华,食欲不振,大便干结;舌红,苔薄黄或少苔,脉细数。

3. 血瘀经脉证

主症:病程较久,皮疹坚实,反复搔抓呈苔藓样变,抓痕、血痂累累,剧烈瘙痒,全身症状不明显;舌质黯红,苔薄,脉弦涩。

【鉴别诊断】

1. 疥疮　无一定发病年龄,有接触传染史,皮疹多在皮肤皱褶处,以丘疹及小水疱为主,可见灰白色或皮色隧道,隧道一端可挑出疥虫。

2. 蜘蛛疮(疱疹样皮炎)　皮疹以水疱或大疱为主的多形性损害,对称发生,多数病人有谷胶肠病,病理有特异性改变,直接免疫荧光检查真皮乳头有IgA和C_3呈颗粒状沉着。

【特色治疗】

1. 涂擦疗法　痒疹皮损表现为风团样丘疹及丘疹顶端有疱者,可选用膏剂、洗剂、霜剂或酊剂,膏剂如老鹳草软膏,洗剂如炉甘石洗剂、5%硫黄洗剂、三黄洗剂,霜剂如1%薄荷霜,酊剂如10%百部酊、1%冰片酊、10%蛇床子酊;

皮损表现为坚硬结节者,可采用膏剂,如散结止痒膏外涂,亦可直接用捣碎的鸦胆子外敷。

2. 中药溻渍疗法

适用人群:适用于痒疹的各个阶段,尤其适合于瘙痒或炎症明显者。

操作步骤:将灭菌纱布叠至 6~8 层厚度后浸于中药洗液中,使用时将其拧至不滴水为度,将其溻渍于皮损处,每日 2 次,每次 20 分钟。

常用药物:可选用如苦参、蛇床子、千里光、白鲜皮、地骨皮、黄芩、黄柏、明矾等。

3. 中药熏蒸疗法

适用人群:适用于痒疹的各个阶段,尤其适用于痒疹后期反复发作者,有严重内科疾病,或处于经期、哺乳期、孕期的妇女慎用。

常用药物:根据痒疹不同皮疹特点,选用适宜的药物。风湿热蕴证:可用药物如荆芥、防风、连翘、土茯苓、白鲜皮、炒蒺藜、大黄、栀子等;血虚风燥证:可用药物如生地黄、熟地黄、当归、天冬、麦冬、黑豆、白及、桃仁、亚麻子等;血瘀经脉证:可用药物如当归尾、赤芍、白芍、桃仁、红花、泽兰、茜草、青皮、蝉蜕、乌梢蛇、莪术等。

4. 自血疗法

适应人群:适用于痒疹的各个阶段,严重内科疾病,或处于经期、哺乳期、孕期的妇女慎用,有出血性疾病、凝血障碍、晕针患者忌用。

操作步骤:从患者的肘部取静脉血 3~5ml 后,即刻肌内注射(可选穴足三里、血海等),不加抗凝剂。

5. 刺血疗法

适用人群:适用于痒疹呈慢性结节样表现者,严重内科疾病,或处于经期、哺乳期、孕期的妇女慎用,有出血性疾病、凝血障碍、晕针患者忌用。

操作步骤:取耳尖、大椎、脾俞、膈俞等穴位,或局部选择结节的增厚处进行叩刺,病变部位常规消毒,用消毒后的梅花针在痒疹部位以中度刺激逐个叩刺,至有轻微点状渗血为止,术后用消毒棉球拭去渗血,再次常规消毒。

6. 火针疗法

适用人群:适用于痒疹呈慢性结节样表现者,严重内科疾病,或处于经期、哺乳期、孕期的妇女慎用,有出血性疾病、凝血障碍、晕针患者忌用。

操作步骤:病变部位常规消毒,火针在酒精灯上烧至通红,快速刺入皮损并迅速拔出,不予停针,深度根据皮损厚度决定,不宜超过基底部。

7. 毫针疗法

适用人群:适用于痒疹呈慢性结节样表现者,严重内科疾病,或处于经期、哺乳期、孕期的妇女慎用,有出血性疾病、凝血障碍、晕针患者忌用。

操作步骤:取阿是穴(皮损区部位),取毫针从皮损的四周各斜刺1针,针尖向中央集聚,留针30分钟。

【临床研究】

1. **涂擦疗法** 田利等观察老鹳草软膏治疗小儿痒疹93例,治疗组选用老鹳草软膏,对照组选用曲咪新软膏,治疗组总有效率77.4%,对照组总有效率58.1%,治疗组总有效率显著高于对照组($P<0.05$);张学军等观察草薢渗湿汤加味内服联合鸦胆子外敷治疗结节性痒疹60例,治疗组选用草薢渗湿汤加味内服联合鸦胆子外敷,对照组选用西替利嗪联合连翘败毒丸联合派瑞松,治疗组总有效率93.33%,对照组总有效率75%,治疗组总有效率显著高于对照组($P<0.05$)。

2. **中药溻渍疗法** 曹玉忠观察三黄洗剂治疗妊娠性痒疹53例,三黄洗剂由黄芩、黄连、黄柏、苦参、甘草制备而成,总有效率93.34%,其中风热夹湿型总有效率93.55%,血虚风燥证95.44%。

3. **中药熏蒸疗法** 蒲晓英等观察中药熏蒸治疗痒疹46例,对照组采用地氯雷他定、多塞平,外用冰霜(自制剂),治疗组在对照组基础上增加中药熏蒸(苦参、地肤子、白鲜皮、蛇床子、鹤虱、大风子仁、露蜂房、川大黄、杏仁、枯矾、黄柏),治疗组总有效率86.9%,对照组总有效率63%,治疗组总有效率显著高于对照组($P<0.05$)。

4. **中药熏浴疗法** 赵中扬等采用熏浴疗法治愈儿童痒疹5例,中药选用苦参60~90g,苍术15~30g,生地30~60g,炒蒺藜30~60g,白鲜皮15~30g,地肤子15~30g,蛇床子15~30g,百部15~30g,川椒10~15g,加水2~4kg。水煎后趁热先熏患部,待药汁温度与体温接近时,再洗病灶部位。每次熏洗20~30分钟,每日熏洗2~3次。

5. **自血疗法** 郑慕雄观察自血疗法配合口服地氯雷他定、肤疾宁治疗结节性痒疹的临床疗效及复发率,将80例患者随机分为两组,治疗组40例采用自血疗法配合口服地氯雷他定片、外用肤疾宁贴膏治疗;对照组40例采用口服地氯雷他定片、外用肤疾宁贴膏治疗;疗程均为30天。治疗组痊愈15例,有效率82.05%;对照组痊愈9例,有效率58.97%,两组有效率比较,差异有统计学意义($P<0.05$)。

6. **火针疗法** 李凤霞观察火针配合中药治疗结节性痒疹50例,均给予火针及中药内服治疗,治疗2个疗程后观察疗效,结果痊愈10例(20%),显效18例(36%),有效15例(30%),无效7例(14%),总有效率86%。王军观察中药配合火针治疗血瘀型结节性痒疹67例,临床选取符合血瘀型结节性痒疹患者,均按照中医药辨证配合火针疗法综合治疗。共67例患者,结果痊愈17例,显效23例,有效25例,无效2例,总有效率97.01%。大多数患者均2~3次治疗后,痒感明显减轻,皮损软化变平,继续治疗 8~10 次后痊愈。

7. 毫针疗法　蔡翔观察枳术赤豆饮合针刺治疗结节性痒疹 42 例,结果痊愈 10 例,占 23.8%;显效 18 例,占 42.9%;好转 11 例,占 26.2%;无效 3 例,占 7.1%;总有效率为 92.9%。

8. 局封疗法　徐琛采用药油局封治疗结节性痒疹 1 例,经治疗一个疗程后患者皮损基本变平,瘙痒完全缓解,无新发皮疹。随访半年,未见复发。

【机制研究】

卢颖州应用艾叶煎液治疗妊娠痒疹,研究表明艾叶具有免疫调节、抗过敏等作用。关于艾叶抗过敏作用有研究表明艾叶油中成分 2-萜品烯醇、葛缕醇能抑制大鼠皮肤过敏反应和 5-羟色胺引起的皮肤血管渗透性增强。

参考文献

[1] 田利 . 老鹳草软膏治疗小儿痒疹 93 例[J]. 医药导报,2008,27(8):953-954.

[2] 张学军,单鹏翼,于向慧,等 . 萆薢渗湿汤加味内服联合鸦胆子外敷治疗结节性痒疹 60 例疗效观察[J]. 河北中医,2012,34(4):514.

[3] 曹玉忠 . 三黄洗剂治疗妊娠性痒疹疗效观察[J]. 中国现代医药杂志,2008,10(2):106-107.

[4] 蒲晓英,王尚兰,陈晓霞,等 . 中药熏蒸治疗痒疹 46 例疗效观察[J].2006,27(12):1289-1290.

[5] 赵中扬,赵国梁 . 熏浴疗法治愈儿童痒疹 5 例[J]. 中国社区医师,2005,7(2):47.

[6] 郑慕雄,李瑾娴,许敏鸿 . 自血疗法配合地氯雷他定、肤疾宁治疗结节性痒疹临床观察[J]. 世界中西医结合杂志,2011,6(3):215-216.

[7] 奉凤霞,耿立东 . 火针配合中药治疗结节性痒疹 50 例[J]. 实用中医药杂志,2016,32(9):878-879.

[8] 王军,祁原婷,宋建琼,等 . 中药配合火针治疗血瘀型结节性痒疹 67 例临床观察[J]. 云南中医中药杂志,2016,37(11):53-54.

[9] 蔡翔,陈金兰 . 枳术赤豆饮合针刺治疗结节性痒疹 42 例[J]. 广西中医药,2012,35(5):25-26.

[10] 徐琛 . 药油局封治疗结节性痒疹 1 例[J]. 江西中医药,2007,38(298):29.

[11] 卢颖州,高谋 . 艾叶煎液治疗妊娠痒疹疗效观察[J]. 中国妇产科临床杂志,2013,14(5):451-452.

（张晓杰）

第十四节 代谢障碍性皮肤病

原发性皮肤淀粉样变

原发性皮肤淀粉样变是一种慢性疾病,主要指淀粉样蛋白沉积于正常皮肤而不累及其他器官。其特征为真皮内淀粉样蛋白沉积和皮肤损害。在临床上根据皮损特点主要分为苔藓样淀粉样变、斑状淀粉样变、结节或肿胀(肿瘤)型淀粉样变、皮肤异色病样淀粉样变、肛门、骶骨部皮肤淀粉样变、摩擦性皮肤淀粉样变、大疱性淀粉样变。中医称本病为"荔壳风""癣皮风",在中医古代文献中,本病属"松皮癣""顽癣"等范畴。如《医宗金鉴·外科心法要诀》记载:"松皮癣,状如苍松之皮,红白斑点相连,时时作痒。"《外科正宗·顽癣第七十六》:"顽癣,乃风、湿、虫四者为患。发之大小圆斜不一,干湿新久之殊……顽癣抓之则全然不痛……此等总皆血燥风毒克于脾、肺二经。"本病病因尚未明确,较难根除,坚持用中医药疗法治疗能取得一定的疗效。

【病因病机】

本病多由素体体虚,湿热内蕴,加之外感风热之邪,脏腑功能失常,酿生水湿,久而生顽痰瘀血,阻遏经络气血,邪毒积聚皮肤、肌肤失养而成,病位在脾肾。先天不足,邪毒积聚,则肌肤失养,起丘疹鳞屑;脾失健运,则血行不畅,久而生瘀生虚。热伤营血,肌肤失养则化燥生风,风盛则痒。临床上常将其分为风湿热聚、血虚风燥、脾肾两虚三个证型辨证施治。

【临床表现】

1. **苔藓样淀粉样变** 中年人多见,两性均可发生。好对称分布于两小腿胫前,其次在臂外侧、腰、背部和大腿,腓部、踝、足背、腹、胸壁、龟头等也可累及。初起为针头大的褐色斑疹,而后形成稍隆起的丘疹,逐渐增大,直径可达2mm左右,常表现为圆锥形、半球状或多角形扁平隆起,密集排列、质硬、不相融合,皮疹呈棕褐色、褐黑色、黄色、淡红色或近似正常肤色,表面光滑发亮似蜡样,可沿皮纹呈念珠状排列,或有少许鳞屑,或角化过度和粗糙,顶端多有黑色角栓,剥离后留下脐样凹陷。患者可自觉瘙痒,病程慢性,无自愈倾向。

2. **斑状淀粉样变** 好发于中年以上女性,背部肩胛间为好发部位,亦可发生在四肢,尤其伸侧,偶尔累及胸部和臀部。皮损为成群的1~3mm大褐色或者紫褐色斑疹,可融合形成特征性的波纹状或网状外观,自觉轻度至中度瘙痒。

斑块型和苔藓样型的皮疹可同时并存,称混合型皮肤淀粉样变,或称双相型淀粉样变。斑状型可因搔抓等慢性刺激转变为苔藓样型,而后者也可因糖皮质激素外涂而转变为前者。

3. **结节或肿胀(肿瘤)型淀粉样变** 本型罕见,好发于中年人,女性多见。可发生在面、躯干、四肢及生殖器。皮疹单发或多发,为数毫米至数厘米大坚实的结节或斑块,表面光滑,淡红色或黄褐色,互相孤立,不融合,可有毛细血管扩张或(和)淤点,结节中央的皮肤有时萎缩和松弛,类似斑状萎缩,或呈大疱样外观。病程可持续数年,部分患者以后可转变成副蛋白血症或典型的系统性淀粉样变病,有些患者伴发糖尿病、干燥综合征等。

4. **皮肤异色病样淀粉样变** 主要发生在四肢,也可累及躯干和臀部,有萎缩、毛细血管扩张、弥漫性灰褐色色素沉着和散在豆大的色素减退斑等,并有苔藓样丘疹和水疱。自觉不同程度的瘙痒或不痒。病情发展缓慢,皮疹不易消退,患者一般状况好。

5. **肛门、骶骨部皮肤淀粉样变** 发生在肛门和骶骨部,皮疹为角化过度性色素沉着斑,黯褐色,手掌大小,以肛门为中心呈放射状或扇形线条排列,类似斑马的色素性条纹。

6. **摩擦性皮肤淀粉样变** 多见于成人,好发于易受摩擦的部位,如肩胛部、肩胛间和四肢伸侧。皮疹为深褐色斑疹或斑片,表面呈波纹状,有轻度脱屑,境界不清楚,常可见抓痕和血痂。

7. **大疱性淀粉样变** 临床表现除有瘙痒性斑状色素沉着、丘疹、斑块外,还有水疱和大疱,无系统受累。

【辨证分型】

1. **风湿热聚证**

主症:小腿伸侧皮疹肥厚,瘙痒,抓后潮红,可有少量渗液和结痂;伴口苦咽干,胸腹胀满,食欲不振,小便黄。舌质红、苔黄腻,脉濡滑或数。

2. **血虚风燥证**

主症:皮疹色淡,粗糙肥厚,自觉瘙痒,面色不华,女性月经量少,可伴口干咽燥。舌质淡,苔薄白或少,脉细或缓。

3. **脾肾两虚证**

主症:病程日久,皮肤干燥,皮疹泛发,互相融合,瘙痒,双下肢伸侧有坚实的小丘疹,密集成片,呈苔藓样变,大便不干或溏泻,四肢沉重无力,舌质淡,舌苔白腻,脉象沉缓。

【鉴别诊断】

1. **继发性系统性淀粉样变** 常继发于各种慢性炎症性疾病,其淀粉样纤维与免疫球蛋白无关,临床上主要表现为脏器病变(如肝、脾、肾),一般无皮疹。

2. 慢性单纯性苔藓　好发于颈部、双肘伸侧、腰骶部、股内侧、女阴、阴囊和肛周区等易搔抓部位。皮损为针头至米粒大小的多角形扁平丘疹,淡红、淡褐色或正常肤色,质地较为坚实有光泽,表面可覆有少量糠秕状鳞屑,久之皮损渐融合扩大,形成苔藓样变。境界清楚。

3. 慢性湿疹　好发于手、足、小腿、肘窝、股部、乳房、外阴、肛门等处,多对称发病。表现为患部皮肤浸润性黯红斑上有丘疹、抓痕及鳞屑,局部皮肤肥厚、表面粗糙,有不同程度的苔藓样变、色素沉着或色素减退。自觉有明显瘙痒,常呈阵发性。病情时轻时重,延续数月或更久。

【特色治疗】

以清热解毒利湿、活血通络、疏风止痒为法。

中医分期治疗:活动期以清热解毒、活血凉血为主,采用犀角地黄汤合银翘散加减,如水牛角、生地、丹皮、知母、赤芍、银花、连翘等;静止期以活血化瘀、软坚散结为主,采用桃红四物汤加减,如桃仁、红花、熟地、赤芍、当归、川芎、炙鳖甲、苍术、夏枯草、山慈菇、牡蛎等。

1. 涂擦疗法

适用人群:原发性皮肤淀粉样变活动期及静止期,皮损少而局限者。

常用药物:多使用油剂、洗剂,如紫草油外涂以活血润肤、散瘀软坚,有利于清除皮损,控制症状。或用中药外洗(徐长卿、花椒、硫黄、白矾、苦参)。

2. 中药熏蒸疗法

适用人群:原发性皮肤淀粉样变静止期。治疗宜在饭后 1~2 小时内进行,空腹或饱餐后不宜操作。熏蒸前后适当补充水分,防止出汗过多引起虚脱。

常用药物:苦参 30g,大青叶 15g,白鲜皮 30g,白芥子 15g,露蜂房 15g,蛇床子 30g,土荆皮 30g,大风子 30g,枯矾 15g,酒大黄 20g,三棱 20g,水蛭 10g,莪术 20g,法半夏 15g,胆南星 15g,地肤子 30g。

3. 贴棉灸

适用人群:痰湿为患的肥厚性皮损。

操作步骤:患者取卧位,将阿是穴充分暴露,用 75% 的酒精常规消毒,将脱脂干棉花摊开状如蝉翼薄片,不能有空洞,大小与皮损部位相同,铺在阿是穴上,用火柴点燃棉花,令其迅速燃烧,如法再贴再灸,3 贴 / 次。1 次 / 天,10 次 1 个疗程。

4. 中药体膜疗法

适用人群:可用于原发性淀粉样变各型皮疹,尤其是瘙痒明显及皮损肥厚者。

常用药物:百部、蛇床子、苦参、生石膏、莪术。

操作步骤:患者取卧位,于患处进行负离子喷雾 10 分钟后,使局部皮肤温度升高,表皮湿润,毛孔张开,然后外敷中药膜,30 分钟后将体膜取下。每周 3 次。

5. 针灸治疗

(1) 毫针针刺:适用于原发性皮肤淀粉样变静止期。

取穴:曲池(双),合谷(双),血海(双),足三里(双),丰隆(双),三阴交(双)、太冲(双)。

方法:行捻转补泻,平补平泻。针刺得气后留针 20 分钟。隔日 1 次,1 周 3 次,10 次为 1 疗程,共治疗 3 个疗程。

(2) 穴位注射

取穴:曲池(双)、足三里(双)、三阴交(双);上肢无皮损的患者,选双侧足三里和三阴交穴。

方法:采用曲安奈德混悬液 0.5ml 加 2% 利多卡因注射液 0.5ml,选定穴位后,常规皮肤消毒,注射针头垂直刺入穴位,得气后,回抽无血,缓慢将封闭液注入穴位。每周治疗 1 次,每次曲安奈德的用量不超过 2ml。8 次后,封闭液的量减半(每个穴位曲安奈德混悬液 0.25ml,2% 利多卡因注射液 0.25ml),再注射 4 次。或采用香丹注射液 4ml 穴位注射,根据发疹部位选取双侧肺俞穴或足三里、外关、曲池,穴位局部常规消毒,用 6 号针头 5ml 注射器吸取,直接用注射器针头在穴位进针 2~3cm,有针感回抽无血时注入药液,每穴 2ml。隔日 1 次。体质虚弱者,轻刺缓慢注药,体质强者可重刺,稍快注药。

(3) 皮肤滚针治疗

适用人群:静止期属血瘀证者。

方法:分部位进行治疗,按照腹部、右上肢、左上肢顺序进行,患者取仰卧位,治疗部位常规消毒,操作者左手舒展并固定局部皮肤,右手持一次性医用皮肤滚针,腹部操作时从上向下、从内向外往返滚动,双上肢近端和前臂从下向上、从内向外往返滚动。操作时滚针下缘与操作区域垂直,轻轻推动把柄,让滚针刺入皮肤。刺激强度因人而异,以患者无刺痛感觉、局部皮肤微泛红为度。腹部、双上肢近端、前臂,每个部位滚动约 5 分钟,合计约 25 分钟左右。隔日 1 次,10 次为 1 疗程,共治疗 3 个疗程。注意事项:治疗过程中如有较强的刺痛感,应减轻刺激强度或改换治疗部位;治疗的当天治疗部分部位避免沾水;治疗部位皮肤溃疡或疮疡不宜滚针治疗。

【临床研究】

1. 中药熏蒸疗法　陈立等将 26 例该病患者随机分为两组,治疗组 14 例,予自拟解毒消风液熏蒸;对照组 12 例,予维 A 酸霜与糠酸莫米松霜外用,治疗 20 天并判断疗效。结果:总有效率治疗组为 78.6%,对照组为 63.6%,两组比较,差异有统计学意义($P<0.05$)。结论:中药熏蒸治疗原发性皮肤淀粉样变有

较好的疗效。

2. 贴棉灸　张剑等将 64 例原发性皮肤淀粉样变病患者随机分为 2 组，治疗组和对照组各 32 例。治疗组采用贴棉灸治疗；对照组采用维 A 酸霜联合卤米松乳膏封包治疗。疗程 4 周。结果提示：治疗后两组患者瘙痒积分及皮损肥厚程度比较差异均有统计学意义（$P<0.05$）。治疗组总效率为 84.38%。对照组为 56.25%（$\chi^2=6.063$，$P<0.05$），2 组比较差异有统计学意义。结论：贴棉灸治疗原发性皮肤淀粉样疗效好，值得临床推广。

3. 中药体膜疗法　刘洋等将原发性皮肤淀粉样变患者 79 例分为治疗组和对照组，其中治疗组 42 例，对照组 37 例，治疗组采用中药体膜疗法合并 10% 水杨酸软膏外擦，对照组单独采用 10% 水杨酸软膏外擦，两组治疗均连用 6 周，结果治疗组总有效率为 78.6%，对照组为 48.6%，差异有统计学意义（$P<0.05$），说明中药体膜疗法合并 10% 水杨酸软膏外擦疗效更好。

4. 针灸治疗

穴位注射：刘丽娟等将 63 例原发性皮肤淀粉样变患者随机分为治疗组（33 例）和对照组（30 例）。对照组口服阿维 A 胶囊；治疗组采用曲安奈德混悬液加 2% 利多卡因穴位注射。结果：治疗组起效时间为（7.0 ± 2.0）天，治愈 20 例，总有效率 100.0%；对照组起效时间为（17.0 ± 3.0）天，治愈 3 例，总有效率 66.7%。两组比较，差异有统计学意义（$P<0.01$）。结论：曲安奈德混悬液加 2% 利多卡因穴位注射治疗原发性皮肤淀粉样变的疗效明显优于口服阿维 A 胶囊。

叶青采用复方甘草酸苷片联合香丹穴位注射治疗本病 130 例，并设对照组对比结果：治疗组总有效率 100%；对照组有效率 58.46%，差异有显著性（$P<0.01$），两组均未见不良反应。结论：复方甘草酸苷联合香丹穴位注射治疗本病疗效较好，值得推广。

参考文献

[1] 陈立,汪继敏,库宝庆,等.中药熏蒸治疗原发性皮肤淀粉样变 26 例临床观察[J].中医药导报,2011,17(7):50-51.

[2] 张剑,邓永琼,柳研,等.贴棉灸治疗原发性皮肤淀粉样变临床疗效观察[J].泸州医学院学报,2013,36(5):476-477.

[3] 刘洋,关雅素.中药体膜与水杨酸软膏外用联合治疗原发性皮肤淀粉样变 42 例[J].中国中西医结合皮肤性病学杂志,2010,9(1):35-36.

[4] 刘丽娟,毛桂华.穴位注射治疗原发性皮肤淀粉样变的临床研究[J].社区医学杂志,2009,7(13):20.

[5]叶青.中西医结合治疗原发性皮肤淀粉样变临床观察[J].河南中医,2013,33:168-169.

（李福伦）

第十五节　结缔组织肿瘤

瘢痕疙瘩

瘢痕疙瘩是皮肤内结缔组织过度增生所引起的良性皮肤肿瘤,多继发于外伤后,中医学将瘢痕疙瘩称为黄瓜痈、肉龟疮、蟹足肿、肉蜈蚣、锯痕症等。如《中国医学大辞典》记载:"此证由心肾二经受邪所致,生于胸背两胁间,俨如龟形,头尾四足皆具,皮色不红,高起二寸,疼痛难忍。"中华人民共和国国家标准中医临床诊疗术语(GB/T 16751-1997)称蟹足肿。

【病因病机】

本病多由先天禀赋不耐,或由于金、刀、水、火之伤,余毒未净,复受外邪入侵肌肤致使湿热搏结,血瘀凝滞而成。

【临床表现】

好发于上胸及胸骨前区,也可见于颈、肩、耳、下肢等部位,多继发于感染、外伤、烫伤后,皮损初起为小而硬的红色丘疹,逐渐增大,呈圆形、卵圆形或不规则形瘢痕,高起皮面,往往超过原损伤部位,呈蟹足状向外伸展,表面光滑发亮。早期进行性皮损潮红而有触痛,呈橡皮样硬度,表面可有毛细血管扩张;静止期皮损颜色变淡,质地坚硬,多无自觉症状。继发于烧伤、烫伤者可形成大面积皮损,严重时影响受累肢体功能。

【辨证分型】

1. **余毒凝聚证**

主症:本病初起,肿块高突,状如蟹足,其色淡红,时有瘙痒,舌质红,苔薄白,脉弦滑。

2. **气滞血瘀证**

主症:病程较久,肿块超出创口范围,状如蜈蚣或树根,边缘不规则地向外扩展,其色紫黯,刺痛或瘙痒,时轻时重,舌质黯,有瘀斑,脉涩。

【鉴别诊断】

1. **肥大性瘢痕**　皮损仅在原损害范围内,生长数月后停止发展,并可消退,无蟹足状改变,病理上不易出现粗大玻璃样的胶原纤维。

2. **瘢痕性结节**　需要活检,结节病可见上皮样细胞聚集而成的结节。

【特色治疗】

1. 涂擦疗法

适用人群:可用于瘢痕疙瘩的各种皮疹。多使用膏剂和霜剂,如黑布药膏、五倍子瘢痕膏等具有活血化瘀、软坚散结和清热解毒的功效,体表直接给药,方便易行、药效发挥快。

2. 中药熏蒸疗法

适用人群:皮损较多、面积较大或位置不便涂擦药物者。

常用药物:木芙蓉叶200g或马齿苋250g等。

禁忌:心脏病、高血压、妇女妊娠期或行经期、体质虚弱者不宜采用浸浴熏蒸疗法。

3. 贴敷疗法

适用人群:可用于各型皮疹,尤其是皮损肥厚者。

常用药物:黑布药膏、鸦胆子软膏等。

4. 火针疗法

适用人群:皮损质地坚硬,表面平滑的扁平凸起,皮色呈淡红色。

方法:常规消毒,选用适宜直径的不锈钢针,点刺患处。

【临床研究】

1. 涂擦疗法 丁继存等选择瘢痕疙瘩患者39例,共82块瘢痕疙瘩,随机分为3组,分别予以五倍子瘢痕膏、黑布药膏外涂以及复方倍他米松注射液皮损内注射,五倍子瘢痕膏(五倍子300g,蜈蚣100g,地骨皮300g,白矾300g,丹参300g,威灵仙300g,黑醋1500ml)6个月后评判临床疗效。结果五倍子瘢痕膏治疗瘢痕疙瘩有效率为96.56%,疗效优于黑布药膏组($P<0.05$),与复方倍他米松注射液组相比无统计学差异,但副作用的发生率明显低于复方倍他米松注射液组($P<0.01$)。

2. 中药熏蒸疗法 索世云将200例患者,按3:1随机分为治疗组150例,对照组50例,治疗组采用中药熏洗配合穴位针灸治疗,对照组采用远红外线照射联合曲安奈德软膏治疗。熏洗中药(蛇床子、土茯苓、野菊花、青薇花、紫花地丁、鱼腥草、防风、川柏、淫羊藿、鹿衔草各30g、白芷15g、细辛15g、生蒲黄15g、三棱、莪术各30g);结果:治疗组总有效率91%,对照组总有效率30%。

3. 中药贴敷疗法 赵炳南、胡传奎等选择瘢痕疙瘩患者51例,选择25名用中医的方法来治疗,其余的是用西医方法处理的(19名,另有7名未治疗或未完成治疗)。治疗的方法是以局部上药膏为主,部分患者加小金丹内服。药膏是用黑醋五斤,五倍子一斤十二两,蜈蚣十条及蜂蜜六两(上药按比例)配制而成黑色稠膏。中药膏的疗效比其他疗法的效果为佳,患者自觉症状显著减轻,皮损变平和缩小。

冯先才等将 132 例患者随机分为点阵激光组 38 例,中药敷贴组 36 例和综合治疗组 58 例。点阵激光组采用点阵激光疗法,中药敷贴组给予中药敷贴,综合治疗组给予点阵激光联合中药敷贴治疗,中药贴敷膏[中药取田七、五倍子、金银花、丹参(按 1∶1∶1.5∶2 比例配制)];比较三组患者的临床疗效。结果显示:点阵激光组有效率为 65%,中药敷贴组有效率为 58.3%,综合治疗组有效率为 100%,三组患者临床疗效比较,差异具有统计学意义($P<0.05$)。

4. **火针疗法**　朱渝红等纳入 50 例患者采用碘离子导入加火针点刺患处治疗,经 2~3 个疗程后痊愈:瘢痕消退,自觉症状消失 24 例;好转:瘢痕缩小30% 以上或变软变平,自觉症状减轻 8 例。总有效率 100%。治疗后 1~2 年随访,无复发。

【机制研究】

黑布药药膏疗法　曹为等将 16 只实验兔随机分为 4 组,分别为正常组、模型组、实验药黑布药膏组、积雪苷软膏组。模型组、黑布药膏组、积雪苷组均接受兔耳圆形全层皮肤切除手术,直至软骨膜。手术后 28 天,黑布药膏组和积雪苷组分别外用黑布药膏、积雪苷软膏连续 28 天(均为每日 2 次)。模型组外用生理盐水 28 天(每日 2 次),正常组不外用任何药物。从手术开始,56 天后,光镜下观察瘢痕增生指数(HI)、成纤维细胞数密度(NA)(靶目标数量 / 统计场总面积)、胶原纤维的面密度(AA)。黑布药膏组与积雪苷组比较,黑布药膏组和积雪苷组瘢痕增生指数、成纤维细胞数密度、胶原纤维的面密度结果差异无统计学意义($P>0.05$),说明其疗效无明显差异。黑布药膏组和积雪苷组瘢痕增生指数、成纤维细胞数密度、胶原纤维的面密度与模型组比较均显著降低($P<0.05$),有显著性差异,说明黑布药膏和积雪苷软膏对瘢痕增生有明显抑制作用。

参考文献

[1] 马磊磊,王娟,赵波,等 . 瘢痕名词源流及规范[J]. 中国医学文摘(皮肤科学),2015,32(1):1-6,121.

[2] 徐宜厚,王保方,张赛英 . 皮肤病中医诊疗学[M]. 北京:人民卫生出版社,1997:499.

[3] 赵炳南 . 简明中医皮肤病学[M]. 北京:中国中医药出版社,2014:248-249.

[4] 张学军 . 皮肤性病学[M]. 北京:人民卫生出版社,2013:207.

[5] 丁继存,严月华,翟晓翔,等 . 五倍子瘢痕膏治疗瘢痕疙瘩的疗效观察[J]. 河北医科大学学报,2007,(5):356-359.

[6] 索世云 . 综合疗法治疗外阴瘙痒所致瘢痕疙瘩 150 例临床观察[J]. 河北医学,2014,20(3):523-525.

[7] 赵炳南,胡传奎.用中药治疗瘢痕疙瘩的初步结果[J].中华皮肤科杂志,1955,(4):247-248.

[8] 冯先才,吴雪花,王朝华,等.点阵激光联合中药敷贴治疗瘢痕疙瘩58例[J].河南中医,2016,36(11):2000-2002.

[9] 朱渝红,陈晓鸿,冯新亭.碘离子加火针治疗瘢痕疙瘩50例[J].辽宁中医杂志,1995(12):551.

[10] 曹为,王萍.黑布药膏对兔耳瘢痕疙瘩模型瘢痕增生指数及成纤维细胞数密度和胶原纤维面密度的影响[J].中国中医基础医学杂志,2010,16(12):1133-1135.

（周冬梅）

附

中医院皮肤病特色治疗简介

医院名称	开展特色治疗项目
大连市皮肤病医院	中药穴位贴敷、中药穴位导入、中药药浴、中药熏蒸、中药涂擦、中药封包、中医定向透药、针灸疗法、罐法
北京中医药大学东方医院皮肤科	中药离子导入、中药痤疮面膜、黄褐斑面膜、中药药浴、中药封包、针灸疗法、罐法、自血疗法
广东省中医院（广州中医药大学第二附属医院）皮肤科	药物外治法如围敷法、熏洗法、掺药法、吹烘法、湿敷法、敷贴法、涂擦法、点涂法、蒸汽法、针灸疗法、罐法、划痕疗法、截根疗法、自血疗法、清天河水推拿疗法
河南省中医院（河南中医药大学第二附属医院）皮肤科	中药药浴、中药穴位注射、中药涂擦、针灸疗法（如梅花针、火针)、罐法、中药面膜、中药冷喷、中药湿敷、穴位贴敷
黑龙江中医药大学附属第一医院皮肤科	针灸疗法（如至阳穴埋针法、火针）、罐法（如脐罐）、放血疗法、中药熏蒸疗法、封包疗法、刮痧疗法、刮疣疗法、乳腺推拿疗法、中药泡洗、中药溻渍、中药面膜、穴位埋线、自血疗法
杭州市第三人民医院皮肤科	中药药浴、中药湿敷、脐疗、耳穴疗法、针灸疗法、罐法、中药熏洗
首都医科大学附属北京中医医院皮肤科	中药药浴、中药熏蒸、穴位贴敷、中药面膜、针灸疗法（如火针）、罐法、放血疗法、中药化腐清创、中药面膜、黑布药膏疗法、拔膏疗法、中药湿敷、熏药疗法
山东中医药大学附属医院皮肤科	贴敷封包、针灸疗法（如刺络放血）、罐法、中药药浴、汽疗、水疗、截根挑治、穴位埋线、埋针、穴位注射、中药面膜、中药冷喷
上海中医药大学附属岳阳中西医结合医院皮肤科	针灸疗法（如揿针）、罐法、中药面膜、中药熏蒸、中药药浴、热烘疗法、中药涂擦、中药贴敷、中药封包、中药化腐清创

医院名称	开展特色治疗项目
石家庄市中医院皮肤科	中药面膜、针灸疗法(如火针)、罐法、中药药浴、中药熏蒸、中药涂擦、封包疗法
陕西省中医医院皮肤科	中药药浴、中药涂擦、中药溻渍、中药熏洗、中药封包、中药面膜、针灸疗法(如面部微针)、罐法、面部刮痧、埋线疗法
天津市中医药研究院附属医院皮肤科	中药封脐、划耳疗法、中药药浴、针灸疗法(如火针)、罐法(如神阙拔罐、挑背)、中药面膜、面部刮痧
武汉市中西医结合医院皮肤科	中药熏蒸、中药药浴、中药熏药、中药换药、针灸疗法、罐法、放血疗法、刮痧、中药倒模、耳穴压豆、中药油剂疗法、中药溻渍
新疆维吾尔自治区中医医院(新疆医科大学附属中医医院)皮肤科	中药药浴、中药熏蒸、中药溻渍、中药淋洗、热熨疗法、中药涂擦、中药封包、中药面膜、中药保留灌肠、敷脐疗法、穴位埋线疗法、熏药疗法、针灸疗法(毫针、火针、耳针、皮肤针、浮针、皮内针、埋针)、拔罐疗法(闪罐、坐罐、走罐、刺络拔罐、药罐)、刮痧疗法、穴位贴敷、穴位注射、耳穴贴压、放血疗法、足底反射治疗、三氧水疗
中日友好医院皮肤科	中药药浴、针灸疗法(如火针、皮内针)、罐法、面部刮痧、中药面膜、填脐疗法、穴位注射、穴位埋线、自血疗法

57检